**breathe**ology

Stig Åvall Severinsen

# Die geheime Kraft der Atmung

**breathe**ology

Fotos von Casper Tybjerg – Illustration von Per Diemer

**breathe**ology


Lektoren: Mark Colberg Goldsmith
Constance Kampf
Brittany Trubridge

Aus dem Englischen übertragen von Jean Lennox-Krause

Deutsches Lektorat: Annika Holtmannspötter, Deleatur-Dienst

Gutachter: Barbara Hilger

Design und Satz: TiPP 4 GmbH, Rheinbach

Druck: HMM Tim d.o.o. • Ulica Kamnisko-zasav. Odreda 7 • 1241 Kamnik Slowenien

Umschlagentwurf: Casper Tybjerg
Foto Seite 65 Quelle: Ausstellung *Körperwelten* von Gunther von Hagens
Fotos Seiten 93, 122 and 257 Morten Bjørn Larsen
Foto Seite 134 Per Hallum
Foto Seite 135 Dan Burton
Foto Seite 172 Mallar Chakravarty

Gesetzt in Calibri

3. deutsche Auflage, 2019

ISBN: 978-3-95443-114-4

Verlegt bei

max LQ
Ihre Lebensqualität ist unsere Mission

maxLQ ein Unternehmensbereich der FID Verlag GmbH,
Koblenzer Straße 99, 53177 Bonn

www.breatheology.com

# Inhaltsverzeichnis

# Anhang

Für Trine, die mir über die Jahre geholfen hat zu atmen und die Luft anzuhalten
und
für Damian, der viel zu früh zu atmen aufgehört hat.

# Vorwort

## Unbewusste Atmung

„Da formte Gott, der Herr, den Menschen aus Erde vom Ackerboden und blies in seine Nase den Lebensatem. So wurde der Mensch zu einem lebendigen Wesen."

Genesis 2:7

Ihr Leben findet zwischen zwei Atemzügen statt – dem ersten und dem letzten.

Jeden Tag atmen Sie zwischen 20.000- und 30.000-mal ein und aus. Das macht ungefähr 10 Millionen Atemzüge pro Jahr oder 1 Milliarde Atemzüge während eines ganzen Lebens. Sie können sicherlich gut atmen. Aber wahrscheinlich nutzen Sie Ihre Lungenkapazität nicht voll aus. Das ist schade, denn wenn Sie nicht jeden Atemzug nutzen, verzichten Sie auf eine Extraportion Energie in Ihrem täglichen Leben.

Die meisten Menschen atmen unbewusst. Heutzutage sind schlechte Atemgewohnheiten besonders häufig. Wann haben Sie zum letzten Mal tief und langsam durchgeatmet? Und haben Sie schon einmal über das innige Verhältnis zwischen Atem, Körper und Geist nachgedacht? Bewusste Atmung gibt uns eine einzigartige Gelegenheit, unseren Körper und unseren Geist zu stärken.

Seltsamerweise wissen die meisten Menschen nichts über eine derart natürliche Sache wie das Atmen. Sowohl Tiere als auch Kinder atmen tief in den Bauch hinein. Dabei nutzen sie ihre Lunge optimal. Aber ein solch natürlicher Atmungsprozess ist für viel beschäftigte Menschen eher die Ausnahme als die Regel. Grund für diese bedauerliche Tatsache sind vor allem soziale und kulturelle Entwicklungen: In der Hektik des Alltags verlieren wir den Bezug zu unserem Körper. Dadurch verlieren wir auch die ruhige und tiefe Atmung, die uns bei der Geburt mitgegeben wurde. Das Leben ist zu schnell und wir achten nicht mehr darauf, was uns unser Korper sagt.

Unser Organismus ist unglaublich: Er kann sich selbst modifizieren und das bis zu einem Grad, den die Wissenschaft bislang nicht für möglich gehalten hat. So zeigen zum Beispiel neue Forschungsergebnisse, dass wir unsere Lunge durch Training vergrößern können. Es ist auch bewiesen, dass positive Gedanken unser Gehirn aktivieren und verjüngen können. Wenn Sie Ihre körperlichen und geistigen Fähigkeiten steigern, verbessern Sie sowohl Ihren allgemeinen Gesundheitszustand als auch Ihre Lebenserwartung.

Nur die wenigsten Menschen können Ihren Herzrhythmus oder Ihre Verdauung bewusst steuern. Aber wir alle können lernen, unsere Atmung zu kontrollieren. Dadurch wird sich zwar weder unser Stress-Level noch unsere Arbeitsbelastung verringern, wenn Sie aber mehr und bewusst Sauerstoff aufnehmen, entspannt sich Ihr Nervensystem, sodass Sie mit dem Druck und der Unvorhersehbarkeit des Lebens besser klarkommen. Sie müssen lediglich daran denken, bewusst zu atmen.

In diesem Buch dreht sich alles um den Atem. Ich möchte Ihnen zeigen, wie Bewusstseinskontrolle und bewusste Atmung Ihnen helfen, Stress zu bewältigen und mehr Energie zu spüren. Wenn Ihre Lungen stärker geworden sind, werden Sie mehr Sauerstoff und mehr Energie aufnehmen können. Gleichzeitig wird Ihr Körper metabolische Abfallprodukte besser ausscheiden und sogar verhindern können.

### Atmen Sie bewusst!

Es gibt zwei große Bereichen, in denen Sie körperlich und geistig oft unter sehr großem Druck stehen: bei extremen sportlichen Leistungen und bei lebensbedrohlichen Erkrankungen. Wenn Sie mit Ihren Körperreaktionen in diesen Situationen umzugehen wissen, werden Sie durch eine bewusste und effiziente Atmung mehr positive Energie in Ihren Alltag bringen können.

Seit meiner Kindheit liebe ich Wasser, Natur und Sport. Kombiniert habe ich diese drei Dinge im Apnoetauchen (auch als *Freitauchen* bekannt) und es auf ein professionelles Niveau gebracht. Beim Apnoetauchen geht es darum, unter Wasser sehr lange den Atem anzuhalten. Am einfachsten geht das, wenn Sie entspannt sind. Wenn ich tauche, bin ich auf natürliche Weise entspannt. Ich halte Freitauchen für eine abenteuerliche Sportart, nicht für einen Extremsport. Ich gebe jedoch zu, dass einige Leute es extrem finden. Trotzdem habe ich in diesem Buch Atemtechniken aus der Welt des Freitauchens gewählt. Sie sind alle sicher und effizient, und ich habe sie so angepasst, dass jeder sie nutzen kann. Lernen Sie diese Atemtechniken und Sie werden die Vorteile in Ihrem Alltag sofort spüren.

Als Kind habe ich manche der Atemtechniken, die ich in diesem Buch beschreibe, spontan angewandt. Während der letzten zehn Jahre habe ich einige Techniken sehr bewusster ausgeübt – sowohl beim Training für Weltrekorde als auch in meinem Alltag. Ich habe meine Leistung durch Yoga optimiert. Das zentrale Ziel von Yoga ist den Atemfluss zu kontrollieren, dadurch den Körper zu stärken und so zu mehr innerer Ruhe zu kommen. Um also wirklich effizient atmen zu können, ist es notwendig, einige Yoga-Techniken zu beherrschen.

Im Gegensatz zu Techniken der Bewusstseinskontrolle, die von innen nach außen arbeiten, also vom Geist zum Körper, geht es in diesem Buch hauptsächlich um Techniken, die von außen nach innen wirken, also vom Körper zum Geist. Ganz gleich ob Sie alt oder jung, krank oder gesund sind: Sie können sich mühelos gute Atemtechniken zur Gewohnheit machen.

Diese Atemtechniken sind nicht neu. Sie sind vielmehr wiederbelebtes Wissen, das von alten Praktiken wie dem Yoga stammt – zum Beispiel *Pranayama*. Das Wort Pranayama setzt sich zusammen aus zwei Sanskritwörtern: *prana*, was so viel wie Lebenskraft bedeutet, und *ayama*, was sich mit Kontrolle übersetzen lässt. Wenn wir Atmung also als Lebenskraft verstehen, existiert eine Verbindung zwischen der Kontrolle der Atmung und der Kontrolle der Lebenskraft. *Pranayama* ist für die Verbindung von Körper und Geist wesentlich und bildet eine der Grundlagen dieses Buches.

Ich betrachte das Leben ganzheitlich. Ich glaube, dass sich Körper und Geist gegenseitig beeinflussen. Genauso glaube ich, dass der Mensch in einem harmonischen Verhältnis mit der Natur leben sollte, anstatt sie zu beherrschen. Lebende Organismen faszinieren mich. Ich bin neugierig und möchte mehr wissen über ihr spezifisches Aussehen und ihre Funktion. Das Wort Biologie stammt aus dem Griechischen und bedeutet „die Wissenschaft des Lebens". Biologie zu studieren war für mich selbstverständlich, denn was könnte interessanter sein als das Leben an sich? Anschließend promovierte ich in der Medizin. Ich habe also einen naturwissenschaftlichen und einen medizinischen Hintergrund. Auf dieser Grundlage beschreibe ich in diesem Buch die Vorteile von Atemübungen und Atemkontrolle für Körper und Geist.

**Atmen Sie effizient!**

In den einzelnen Kapiteln dieses Buches lernen Sie, wie und warum Sie effizienter atmen sollten. Jedes einzelne behandelt eine eigene abgeschlossene Thematik. So können Sie einzelne Kapitel auch gesondert auswählen – aber jedes wird Sie zu einer effizienteren Atmung bringen!

- Kapitel 1, **Normale Atmung**: Lesen Sie wie Atmung überhaupt funktioniert und wie sie ihren Körper beeinflusst. Wenn Sie mehr über Ihren Körper und Ihr Nervensystem wissen, wird es für Sie einfacher sein, schlechte Gewohnheiten zu ändern. In diesem Kapitel erfahren Sie, wie sich Ihre Atmung reguliert und wie Sie durch bewusste Atmung den beruhigenden Teil Ihres Nervensystems aktivieren können. Sie werden sich dadurch einfach besser fühlen und gesünder werden.

- Kapitel 2, **Rastlose Atmung**: Erkennen Sie, wie sich eine unbewusste und unruhige Atmung auf Ihren Alltag auswirken kann. Sie erfahren, wie Sie durch Atmung Stress verhindern oder unter Kontrolle bringen. Außerdem lesen Sie, wie Sie Ihr Gewicht kontrollieren können. Wir schauen auch, wie Sie Ihre physische und psychische Gesundheit durch bewusste Atmung und Ernährung beeinflussen.

- Kapitel 3, **Trainierte Atmung**: Beschäftigen Sie sich mit Yoga. Neben einer Einführung in den historischen und philosophischen Hintergrund auf ganzheitlicher Basis, finden Sie wertvolle Übungen, die Sie körperlich und seelisch ausgeglichen machen. Sobald Sie verstehen, wie Sie Körper und Geist durch Atmung miteinander verbinden können, werden Sie auch die feinen Nuancen Ihrer Atmung verstehen.

- Kapitel 4, **Angehaltene Atmung**: Werden Sie sich der vielen Vorteile des Luftanhaltens deutlich bewusst. Atempausen sind ganz natürlich und sie passieren oft spontan, auch wenn Sie sich im Alltag keine Gedanken darüber machen. Bei *Pranayama* (kontrollierte Atmung) ist das Luftanhalten besonders wichtig. Sobald Sie erkennen, wie sowohl Ihr Körper als auch Ihr Geist sich verändern und stärker werden, werden Sie auch verstehen, wie Sie bewusste Atemtechniken für Ihre Selbstentwicklung und Ihren Alltag anwenden können.

- Kapitel 5, **Kraftvolle Atmung**: Lernen Sie die vielen Vorteile des Luftanhaltens und anderer Atemtechniken im Sport – sowohl für Amateure als auch für Leistungssportler – kennen. Viele Beispiele stammen aus der Welt des Freitauchens, aber sie sind ebenso im Alltag anwendbar. Ich zeige Ihnen anhand von Herz-, Gehirn- und Lungenexperimenten, warum bewusste Atmung so wichtig ist. In diesem Kapitel lernen Sie Techniken, mit denen Sie Ihre Leistung und Fitness verbessern.

- > Kapitel 6, **Therapeutische Atmung**: Fördern Sie durch bewusste und effiziente Atmung Ihre Gesundheit. Sie finden in diesem Kapitel wertvolle Ratschläge für ein besseres Wohlbefinden. Außerdem lernen Sie, wie hilfreich effiziente Atmung bei der Vorbeugung von Krankheiten sein kann.

- > Kapitel 7, **Beruhigende Atmung**: Lernen Sie, wie Sie durch ruhige, achtsame Atmung sowie durch positive Bilder und Meditation die Verbindung zwischen Körper und Seele stärken und dadurch Schmerzen lindern können. Wenn Sie sich auf Ihren Atem fokussieren, empfinden Sie weniger Schmerzen, gleichzeitig wird Ihr Herzschlag regelmäßiger und Ihr Körper beruhigt sich.

- > Da wir alle die Grundlagen der lebensrettenden Ersten Hilfe beherrschen sollten, finden Sie noch einen kurzen Anhang über Wiederbelebung und Herzmassage.

Aber das Buch besteht nicht nur aus Theorie. Sie können sofort mit den Atemübungen beginnen, die Sie am Schluss der einzelnen Kapitel finden. Lassen Sie sich allerdings nicht durch die Einfachheit beirren: Je mehr Sie üben, desto mehr werden Sie merken, wie komplex die einzelnen Übungen in Wirklichkeit sind.

Mit unserer Atmung zu arbeiten ist sowohl sehr feinsinnig als auch aufregend, denn Sie entdecken ständig neue Schichten Ihres inneren Wesens. Jedes Mal, wenn Sie während einer Übung einen „Aha-Moment" erleben, haben Sie die Möglichkeit, etwas mehr über sich selbst und über Ihre Mitmenschen zu lernen. Genau deshalb ist die Arbeit an der Verbindung von Körper und Seele so faszinierend.

Laut einer neuen Studie kann Körper-Geist-Training, das aus einer Verbindung von Entspannung, bewusster Atmung, Visualisierung und Achtsamkeitsmeditation besteht, messbare Veränderungen hervorbringen – das nach nur 20 Minuten Training an jeweils nur fünf Tagen. Die Probanden zeigten weniger Stress-Symptome, waren besser gelaunt, waren widerstandsfähiger gegen Krankheit und hatten wesentlich weniger Stresshormone im Blut. Sie finden Beispiele dieses Körper-Geist-Trainings in diesem Buch. Und ich hoffe, dass mein Konzept der Breatheology – der Atemlehre – Sie ermutigen wird, Ihre eigene aufregende Lernerfahrung zu starten. Wenn Sie mehr wissen wollen oder kurze Videobeispiele der Übungen sehen möchten, besuchen Sie meine Homepage www.breatheology.com.

Ich kann nicht versprechen, dass Sie durch bewusste und effiziente Atmung glücklicher werden, aber ich kann Ihnen garantieren, dass Sie fröhlicher und mit mehr Energiereserven durch Ihren Alltag gehen werden.

Ich wünsche Ihnen viel Spaß dabei!

Stig Åvall Severinsen
Aarhus, Dänemark

# Teil 1

## Unbewusste Atmung

Im ersten Teil werden wir sehen, wie sich ein hektischer Alltag negativ auf unsere Atmung auswirkt, uns unruhig und gestresst macht. Außerdem untersuchen wir normale Atemmuster und definieren Kriterien, die Sie anwenden können, um Ihre eigenen guten und schlechten Gewohnheiten unter die Lupe zu nehmen. Dadurch werden Sie besser verstehen, wie Atmung funktioniert und wie sie Ihren Körper und Geist beeinflusst. Mit diesen Grundlagen wird es Ihnen möglich sein, bewusst zu atmen.

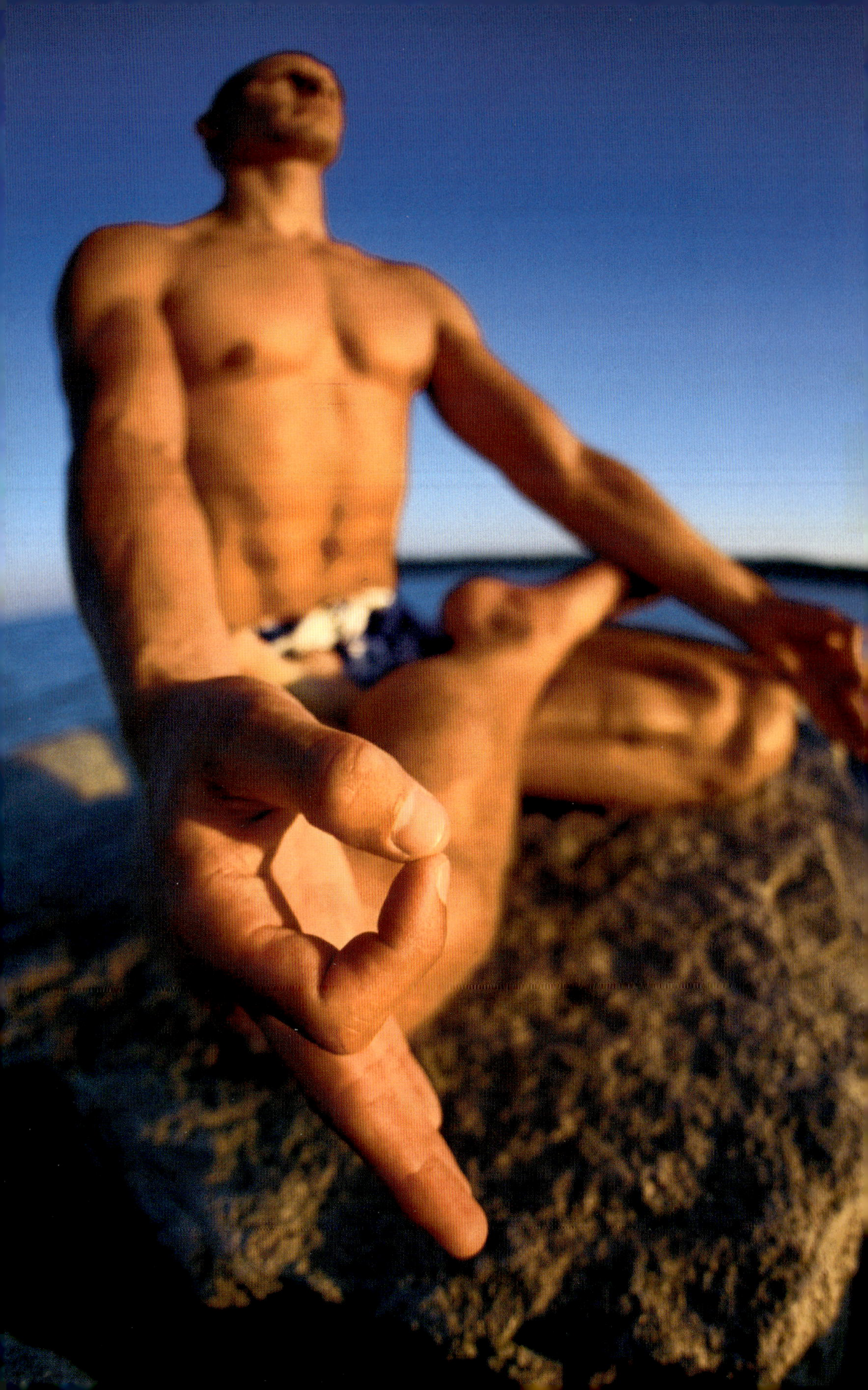

# Rastlose Atmung

# Ein hektischer Alltag

## Unsere tägliche Atmung

Ihre Atmung ist ein absolut sicherer und ehrlicher Barometer für Ihre Emotionen. Sie wissen selbst, wie Stress Ihre Atmung negativ beeinflussen kann – insbesondere Ihre Einatmung. Wenn Sie diese Spannung spüren, können Sie sich selbst beruhigen, indem Sie einfach einige Male bewusst ein- und ausatmen – sanft, tief und langsam. Sie merken, dass Sie sofort entspannter werden. Bewusste Atmung ist ganz elementar und extrem effizient. Wenn Sie sanft und tief einatmen, merken Sie sofort, wie Sie die Unruhe in Ihrem Körper und Ihre rasenden Gedanken unter Kontrolle bringen können, weil Sie Ihre Atmung unter Kontrolle gebracht haben.

„Leben Sie Ihr eigenes Leben, denn Sie werden Ihren eigenen Tod sterben!"

Römisches Sprichwort

Das großartige an der bewussten Atmung ist, dass Sie mit etwas Übung Ihr Nervensystem damit konditionieren können. Dadurch werden Sie unbewusst tiefer, ruhiger und ausgeglichener atmen. Trainieren Sie Ihre Atmung, um Ihr Nervensystem zu stärken und zu stabilisieren. Dadurch entwickeln Sie eine neue natürliche Atmung. Diese natürliche Atmung unterstützt Sie bei allem, was Sie tun: Ihre Atmung beeinflusst nämlich Ihren ganzen Körper, von den feinsten Nervenfasern bis hin zu Ihren Organen, Ihrer Hormonproduktion, ja sogar bis hin zu Ihren Gedanken. In der Nacht werden Sie die Früchte Ihrer neuen Atmung in Form vom tiefen und ruhigen Schlaf ernten.

Wenn ich mit dem Bus, der Bahn oder dem Flugzeug unterwegs bin oder auch wenn ich im Aufzug stehe, achte ich immer darauf, wie die Menschen um mich herum atmen. Ihre Atmung sagt viel darüber aus, wie sie sich gerade fühlen. Es ist auch interessant zu beobachten, wie Menschen atmen bevor sie etwas machen, das sie physisch oder psychisch herausfordert.

Indem Sie einfach beobachten und so die feinen Details der Atmung kennenlernen, werden Sie auch einiges über Ihre Mitmenschen herausfinden. Das erste, worauf ich beim Coaching achte, ist wie tief, wie oft und wie regelmäßig mein Gegenüber atmet. Danach beobachte ich tiefere und feinere Schichten ihrer Atmung. So sind zum Beispiel Gesichtsausdruck, Körperhaltung und Muskelspannung wichtige Teile des menschlichen Puzzles. Ein Puzzle, dessen Teile sich vor meinen Augen zusammensetzen.

Inzwischen kann ich intuitiv feststellen, ob jemand physisch und mental gut ausgeglichen ist. Ich behaupte nicht, dass ich bei Menschen Farben sehen oder ihre Aura wahrnehmen kann. Dennoch fühle ich eine Art Energie und ich habe einen leichten Zugang zu dem, was sie gerade bewegt, worüber sie in dem Moment nachdenken.

Je nachdem, wie sich mein Gegenüber beim Luftanhalten verhält, kann ich sagen, was sie oder er zu erreichen in der Lage ist. Sie lernen dabei auch sehr viel über sich selbst. Ein solches Training ist einfach und effektiv zugleich, und es ist eine der besten Methoden, Entspannung und Bewusstseinskontrolle zu lernen. Es ist auch einer der besten Wege zur Selbstentfaltung und Selbstbeherrschung, denn beim Luftanhalten können Sie weder sich selbst noch jemand anderen betrügen. Sie können bei diesem Training nicht schummeln!

Ich nehme auch die Gesichtsfarbe und den Hautzustand wahr. Dadurch kann ich auf die Durchblutung und den Sauerstoffgehalt des Blutes schließen. Dann schätze ich, wie lange eine Person die Luft anhalten wird. Ich schreibe meine Schätzung auf – und ich liege meistens richtig. Während des Trainings fasziniert mich, wie weit man in kurzer Zeit Menschen bringen kann. Durch winzige Veränderung sind große Veränderungen möglich und ich lasse dabei meiner Intuition und meiner Westentaschenphilosophie freien Lauf. Alles ist erlaubt! Die Herausforderung besteht darin, die richtige Methode für die jeweilige Person zu finden.

Nicht jeder muss Weltmeister oder Weltmeisterin im Freitauchen werden. Doch freue ich mich jedes Mal, wenn meine Schüler ihre eigenen Rekorde im Luftanhalten und -holen brechen. Denn ich weiß, wie sehr sie für den Rest ihres Lebens sowohl körperlich als auch seelisch davon profitieren werden.

Wenn Sie sich „auf Kommando" entspannen können, wenn Sie Stress beherrschen oder sogar ausschalten können, haben Sie Ihr Leben besser im Griff und werden zuversichtlicher. Das sind Geschenke, die Ihnen in allen Lebenslagen helfen. Das sehe ich bei meiner Arbeit mit Top-Sportlern, Führungskräften, Senioren, Kindern sowie bei behinderten und kranken Menschen ganz deutlich.

> „Durch die Atemübungen und Meditation, die ich gelernt habe, hat sich eine ganz neue Welt eröffnet. Die Kunst, äußere Einflüsse auszuschließen und ganz in mir und in meiner Atmung zu sein, ist etwas ganz Neues. Ich habe mich noch nie so ruhig und ausgeglichen gefühlt. Ich mache die Übungen auch täglich weiter, sowohl beim Sport

und beim Training, wo ich mich darauf konzentriere, Sauerstoff in die Muskelfasern zu transportieren, als auch bei der Arbeit, wenn ich schnelle Entscheidungen treffen muss, die auch mal größere finanzielle Konsequenzen nach sich ziehen können. Anstatt mit dem oberen Teil meiner Lunge zu atmen, lehne ich mich zurück und atme bis in die Beine – und dann kann ich weitermachen. Die Atmung ist ein bemerkenswertes Werkzeug, um Stress fernzuhalten."

Charlotte Eisenhardt (35)
Bauleiterin, NCC Construction Denmark A/S

## Praktischer Tipp

## Frische Luft

Wissen Sie eigentlich, wie Sie jeden Tag Ihre Atemluft brauchen und missbrauchen? Atmen Sie jetzt richtig! Öffnen Sie das Fenster und lassen Sie einige Minuten frische Luft in Ihr Büro oder Ihr Zuhause, damit frische Luft in Ihre Lungen eindringen kann.

Neue Studien aus Japan und Korea zeigen, dass frische Luft die geistige Leistung um 10 bis 20 % erhöhen kann. Mit frischer Luft können wir praktische Aufgaben einfacher lösen und unser Gedächtnis wird besser. Es lohnt sich also, auf Ihr Arbeits- und Wohnklima zu achten. Wie sieht es zum Beispiel bei Ihnen aus mit Temperatur und Luftfeuchtigkeit? Wie viele Grünpflanzen haben Sie? Ist Ihr Arbeitsplatz staubig?

Wer kennt nicht das schwere Gefühl in Körper und Geist nach einem langen Tag in einem muffigen Büro? Ihre Gesundheit, Ihr Privatleben und auch Ihre Arbeitsleistung leiden darunter. Sind Sie in leitender Position beschäftigt? Dann sollten Sie wissen, dass Sie durch einfache Änderungen am Arbeitsplatz sowohl die Gesundheit als auch die Arbeitsleistung Ihrer Mitarbeiter erhöhen können.

Dies gilt auch für Grundschulkinder, wie eine Studie der die DTU (Technische Universität, Kopenhagen) zeigt. Dänische Schüler, die in ungünstigen Räumen lernen, hinken in Ihrem Lernpensum im Durchschnitt ein ganzes Jahr hinterher. Wir zahlen also einen hohen Preis, wenn wir nicht auf Raumklima, frische Luft und richtige Atmung achten.

## Die aufschlussreiche Atmung

„Wenn die Atmung gestört ist, so ist auch das Denken gestört. Durch Bezähmen der Atmung erreicht der Yogi Beständigkeit des Denkens. Um Beständigkeit zu erlangen, muss der Yogi den Atem anhalten."

HATHA YOGA PRADIPIKA

Unsere Atmung ist so fein gestimmt, dass sie ein Spiegel unserer Lebensumstände, unserer Gefühle und unserer Gesundheit sein kann. Sie kann die Umweltfaktoren anzeigen, die unsere Gesundheit negativ beeinflussen: falsche Ernährung, Bewegungsmangel, Luftverschmutzung oder Stress. Die vielleicht wichtigste Frage lautet: Warum wurde in unserer Gesellschaft ein derart ungesunder und unnatürlicher Lebensstil zur Norm? Wir müssen verstehen, welche Missverhältnisse unseren Körper, unseren Geist und unsere Seele in die falsche Richtung lenken – und warum sie das tun. Durch die Atmung können wir bewusst in die tiefsten Ecken unserer komplexen Seele gelangen. Sie zeigt Ihnen, wie es Ihnen wirklich geht, ob Sie gedeihen oder nicht. Aber Sie müssen zuhören!

## (Un)Gesundheit in der modernen Gesellschaft

In unserer modernen Wohlstandsgesellschaft haben wir alle Voraussetzungen für ein ideales Leben. Doch irgendetwas stimmt nicht, denn wir leben uns zu Tod. Es ist ein tragikomisches Paradox: Laut Weltgesundheitsorganisation der Vereinten Nationen (WHO) sind ca. 40 % aller Krankheiten und frühzeitigen Todesfälle lebensbedingt. Schuld sind unsere schlechten Gewohnheiten wie falsche Ernährung, Rauchen, Alkohol und Bewegungsmangel. Es kommt noch schlimmer: Experten gehen davon aus, dass die Zahl der lebensbedingten Krankheiten sich bis 2020 auf 70 % erhöhen wird. Das ist eine düstere Prognose. Die Wissenschaftler prognostizieren den rapiden Anstieg von Herz- und Kreislauferkrankungen, bestimmten Krebsarten, Diabetes Typ 2, Demenz, Depression und brüchigen Knochen.

Aber es gibt Licht am Ende des Tunnels: Laut einer britischen Studie können Sie 14 Jahre länger leben, wenn Sie aufhören zu rauchen, weniger Alkohol trinken, sich gesund und abwechslungsreich ernähren und sich jeden Tag ein wenig bewegen. Sie müssen sich nur verpflichten, Ihre Gewohnheiten zu ändern und die Verantwortung für Ihr eigenes Leben und für das Ihrer Kinder zu übernehmen.

Statistiken und Analysen können irreführend sein, doch glaube ich an diese britische Studie. Die Prognose erscheint mir angemessen – besonders wenn ich an meine geliebten Großmütter denke. Sie trinken Alkohol in Maßen, essen gesunde Lebensmittel, rauchen nicht und sind kerngesund. Meine Großmutter väterlicherseits, Asta, geht jeden Tag mit Ihrem Hund lange in den Feldern spazieren. Sie ist 92 Jahre alt und kümmert sich selbst um ihren Garten und Bauernhof. Meine Großmutter mütterlicherseits, Stina, macht Morgengymnastik (samt Liegestützen) und Wasseraerobic. Sie ist 96 Jahre alt. Ich hoffe und glaube, dass beide 100 Jahre alt werden, denn sie sind beide geistig und körperlich fit.

Ich glaube auch, dass sie so gesund sind, weil es ihnen psychisch gut geht. Dazu gehört, dass sie fröhlich, dankbar und zufrieden sind. Nervenerkrankungen wie Alzheimer und andere Formen von Demenz können durch die Verbindung neuer Hirnzellen vorgebeugt werden. Neue Studien zeigen, dass hierfür nicht nur Bewegung, sondern auch ein stimulierendes Umfeld hilfreich ist.

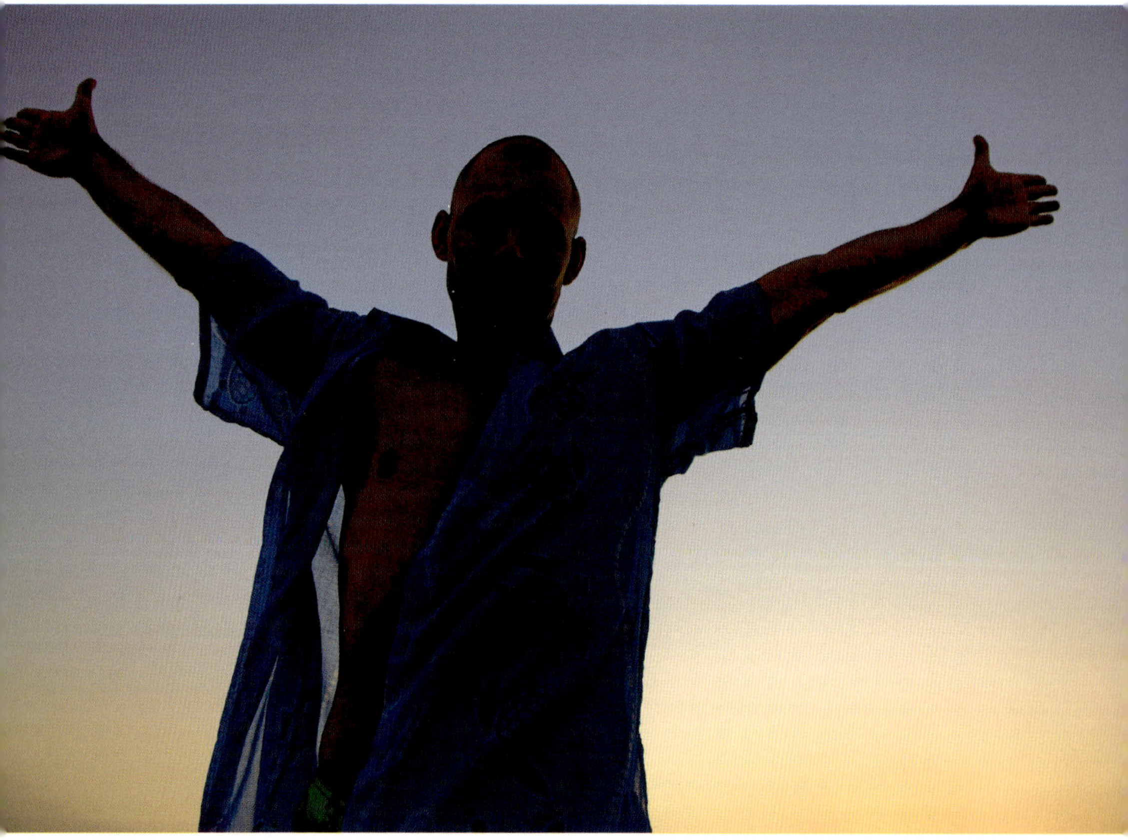

### Luftverschmutzung

Oft ist es auch mehr als angebracht, die Luft anzuhalten. Wenn ich mich hinter dem Auspuff eines Busses oder Lkws befinde, ist es die natürlichste Sache der Welt. 2007 veröffentlichte die amerikanische Clean Air Talk Force (CATF) den „No Escape"-Bericht. Demnach sterben in den USA jedes Jahr etwa 21.000 Menschen durch Dieselabgase. Weitere 70.000 sterben zu früh, weil sie durch Dieselfeinstaub vergiftet werden. Wissenschaftler machen Dieselabgase unter anderem für Asthma, Herzrhythmusstörungen, Herzinfarkte, Schlaganfälle und Krebs verantwortlich. Wir finden es seltsam, wenn wir Bilder von Japanern oder Chinesen sehen, die mit Gesichtsmasken durch die Straßen von Tokyo oder Beijing laufen. Aber vielleicht sollten wir uns ihnen anschließen und auch diese Maßnahme ergreifen, um uns vor dem gefährlichen Feinstaub zu schützen.

Am Tempel des Apoll in Delphi steht „Gnothi Seautón" – „Erkenne dich selbst". Die beste Art, Selbsterkenntnis zu erlangen, ist die bewusste Atmung. Denn unsere Atmung ist die Brücke zwischen Körper und Seele.

Viele Menschen ahnen nicht, wie weit wir unser körperliches und seelisches Wohlbefinden durch unsere Atmung beeinflussen können. Also schauen wir uns jetzt an, wie wir damit den Stress unter Kontrolle bekommen.

## Was ist Stress?

Vor 50 Jahren litt niemand unter Stress. Das nicht etwa, weil es keinen Stress gab, sondern weil der Begriff für das Gefühl, wie wir es heute kennen, fehlte. Aber was ist Stress überhaupt?

Das Wort Stress wird oft mit etwas Unangenehmem, Ungewolltem und Gefährlichem in Verbindung gebracht. Das Wort wird gewissermaßen zu einer „Black Box", die mit allerhand „Bösem" gefüllt ist. Das ist problematisch, denn es gibt eine Menge gute und positive Arten von Stress.

„Ohne Stress gäbe es kein Leben."

HANS SELYE

Die innere Balance des Menschen nennt man *Homöostase*. Das Wort stammt aus dem Griechischen (homoiostásis: gleich/ähnlich und *stasis*:

stabil) und beschreibt ein organisiertes, physiologisches Gleichgewicht in einem offenen System – also in einem Körper oder einer Körperzelle. Stress ist alles, was den Körper aus dem Gleichgewicht bringt. Gleichzeitig gibt es auch Arten von Stress, die das Gleichgewicht wiederherstellen. Man könnte also den Stress als elastischen Prozess darstellen – ein Prozess, der sich ständig ausgleicht und abstimmt. Dieser Prozess der Regulierung wird *Allostase* genannt. *Allo* ist Griechisch und heißt „variabel". Die vielen verschiedenen Zustände, die die Homöostase umgeben, werden also durch allostatische Mechanismen verursacht. Diese Mechanismen unterstützen durch ihre Wechselhaftigkeit Stabilität.

Wir schauen uns jetzt eine typische Situation an: Wenn Sie plötzlich einige Meter rennen, setzt sofort eine allostatische Reaktion ein. Sie müssen schnell atmen und Ihr Puls erhöht sich – Sie erfahren Stress. Diese Art Stress ist gleichzeitig positiv und notwendig, denn er kompensiert den erhöhten Bedarf an Sauerstoff und Blut in Ihrem Körper. Sobald Sie aufhören zu laufen, normalisiert sich Ihre Atmung, Ihr Puls und Ihr Blutdruck. Diese allostatische Reaktion stellt das Gleichgewicht wieder her, denn Ihr Körper braucht den schnellen Puls nicht mehr. So wird durch den Stress beim Laufen und durch die Ruhe danach ein Gleichgewicht wiederhergestellt.

Dieses Beispiel zeigt zwei wichtige Tatsachen: Erstens, dass mäßiger, vorübergehender und effektiver Stress an der richtigen Stelle und zur richtigen Zeit etwas Positives ist. Er setzt Ihren Körper in Alarmbereitschaft, sodass Sie sich neuen Herausforderungen stellen können. Dieser positive Effekt kann sich umkehren und wirkt sich negativ aus, wenn der Stress zu lang und zu intensiv ist. Ihr Körper ermüdet und Ihr Zustand verschlechtert sich – ein Zustand, der chronischer Stress genannt wird. Es ist wahrscheinlich diese Art nicht wünschenswerten Stress, an den Sie denken, wenn Sie das Wort hören. Chronischer Stress ist gefährlich und wird auch allostatische Überlastung genannt. Das System ist einfach zu sehr beansprucht, wie ein Gummiband, das durch übermäßiges Ziehen irgendwann zerreißt. Der allostatische Mechanismus, der Sie eigentlich schützen sollte, wird so zur Gefahr.

Die zweite wichtige Tatsache, die Sie an dem oben genannten Beispiel ablesen können: Sie können Ihr Stresslevel durch Ihre Atmung kontrollieren. Denn Ihre Atmung ist ein unglaubliches allostatisches Werkzeug, das zur Stressregulierung beiträgt. Durch ruhige, kontrollierte Atmung bringen Sie Ihren erschöpften Körper und Geist wieder zurück.

## Die Mechanismen hinter dem Stress

Sie spüren Stress, wenn Ihr inneres Gleichgewicht – aus welchen Gründen auch immer – beeinträchtigt wird. Bei positivem Stress geht es darum, sich Widerständen und Herausforderungen zu stellen, dabei zu wachsen und so den Körper zu schützen. Gleichzeitig bauen Sie Stück für Stück Muskeln auf und Trainieren Ihr Gehirn, um es fit zu halten. Negativer Stress dagegen erschöpft und zerstört Sie. Als Resultat gerät Ihr ganzer Körper sozusagen aus den Fugen.

Aber wie genau sieht Stress aus und wodurch wird er im Körper aktiviert? Stress nutzt das neuroendokrine System. Das bedeutet, dass er auf Signale reagiert, die durch unsere hormonproduzierenden Drüsen aktiviert werden. Stress kann sowohl durch innere als auch äußere Stimuli entstehen. Körper und Geist arbeiten zusammen, um auf physische und psychische Veränderungen zu reagieren.

Psychologischer Stress kann sich in verschiedenen individuellen Stadien äußern. Diese Stadien umfassen Zustände wie leichte Depression, Angst, Wut oder sogar Feindseligkeit. Andere psychologische Stressfaktoren, zum Beispiel unsere Arbeitsbedingungen, die häusliche Situation, Finanzprobleme oder Probleme im Alltag, werden als psychosozialer Stress bezeichnet und sind oft von chronischer Natur.

ॐ

Warum auch immer Sie unter Stress leiden, Ihre Reaktion wird vorwiegend durch die Ausschüttung von zwei „Überlebenshormonen“ gesteuert, und zwar *Adrenalin* und *Kortisol*. Sie helfen uns, mit der Situation klarzukommen. Adrenalin arbeitet rasend schnell. Wenn Sie zum Beispiel stolpern, etwas fallen lassen oder sich erschrecken, spüren Sie einen Adrenalinstoß. Kortisol dagegen wird erst später, also nach dem Geschehen, ausgeschüttet. Beide sind für den Körper und den Geist schädlich, wenn sie ständig und in hohen Konzentrationen ins Blut geschwemmt werden. Und wenn diese Hormonsysteme für einen längeren Zeitraum unter Druck stehen, können sie sogar völlig aus der Bahn geraten. Das kann sowohl zu psychischen Störungen – zum Beispiel zu Depressionen oder Psychosen – als auch zu körperlichen Schäden führen.

Wie viel Stress benötigt wird, um diese Systeme in Gang zu setzen, ist von Mensch zu Mensch unterschiedlich. Wenn man Tiere in einer unsicheren und unvorhersehbaren Umgebung großzieht, reagieren sie stärker auf milden Stress als Tiere, die in einer stabilen und sicheren Umgebung aufwachsen. Personen, die unter chronischem Stress leiden, reagieren unverhältnismäßig stark auf milde Auslöser. Sie neigen aufgrund ihres niedrigen Serotoninspiegels zur Depression oder Aggressivität. Das Hormon Serotonin sorgt sozusagen für gute Laune. Bei Menschen, die aufgrund von Stress depressiv sind, gibt es eine ähnliche Wirkung. In manchen Fällen werden Antidepressiva verordnet, um den Serotoninspiegel zu erhöhen.

Angesichts der sich rasch verändernden Welt ist es kein Wunder, dass so viele Menschen unter Stress leiden. Wir funktionieren in unserer schnelllebigen modernen Gesellschaft äußerst rational, analytisch und auf einem hohen intellektuellen Niveau. Aber die Komplexität und Unvorhersehbarkeit des Lebens stresst und frustriert uns. Den ganzen Tag klingelt das Handy, wir müssen auf der Arbeit, zu Hause, im Sportverein und sogar in unserem Urlaub immer mehr leisten, denn unsere eigenen Erwartungen und die Erwartungen anderer an uns sind oft unrealistisch hoch. Wenn diese psychologischen Stressfaktoren kombiniert sind mit schlechter Atemtechnik, ungesunder Ernährung und zu wenig Bewegung, resultiert daraus ein sehr verletzbares System. Das ist wie das sprichwörtliche Fass, das überzulaufen droht.

Arbeitsbelastung an sich führt nicht unbedingt zu Stress. Gefährlich aber sind plötzliche unvorhergesehene Momente, die die hormonellen Zentren unseres Gehirns aktivieren. Aber wenn Sie eine neue Bewältigungsstrategie wählen und Ihre kreativen und intuitiven Kapazitäten nutzen, werden viele Probleme zu interessanten Herausforderungen. Auf einmal erkennen Sie Lösungen, anstatt überall nur die Probleme zu finden. Das ist eine nützliche und praktische Art der Stressbewältigung und Sie können sich diese neuen Strategien antrainieren. Bevor Sie Ihre eigenen Methoden entwickeln und anwenden, müssen Sie aber erkenne, wie sich Stress überhaupt anfühlt.

### Wie fühlt sich Stress an?

Ich habe zweimal in meinem Leben unter chronischem Stress gelitten. Beide Male hing es mit großen persönlichen Herausforderungen zusammen: Filmaufnahmen rund um die Welt, während ich mich gleichzeitig auf einen Weltrekordversuch vorbereitete und an meiner Promotion arbeitete. Das Resultat war, dass ich bei zwei Weltrekordversuchen scheiterte (2002 und 2004) – und normalerweise verfehle ich meine Ziele nicht. Nach diesen beiden persönlichen Niederlagen habe ich einen neuen Weg beschritten und mich dem Stress entgegengestellt. Das Ergebnis waren nur noch erfolgreiche Weltmeisterschaften.

Die chronischen Stresssymptome waren unübersehbar: Unruhige Augen, unzusammenhängende Gedanken, Ziellosigkeit, Schlaflosigkeit, Erschöpfung, Verzagtheit, lang anhaltendes Herzklopfen am Tag und in der Nacht, Unterleibsschmerzen, Magenverstimmung, Nachtschweiß etc. Wenn auch Sie so dickköpfig sind wie ich und es ebenfalls so weit kommen lassen, ist das nicht gesund!

Zum Glück kam ich beide Male aus dieser „Stress-Spirale" wieder gesund heraus und weiß jetzt, wovor ich mich schützen muss. Ich kann jetzt viel besser „nein" sagen, was eine harte Lektion für mich war und mich einiges gekostet hat. Aber es hatte auch etwas Positives, denn ich kann jetzt viel besser den Stress meiner Mitmenschen nachempfinden. Wenn ich in einer Firma einen Vortrag über Stressbewältigung halte, weiß ich, worüber ich rede und bin froh, dass ich Stress nicht nur aus einem Buch kenne.

Stress ist ein Hilferuf Ihres Körpers, ein Signal, dass er eine Pause braucht. Es ist sehr wichtig, dass Sie darauf hören!

## Bringen Sie Ihren Stress unter Kontrolle!

Stress ist heutzutage ein überaus bekanntes Phänomen. Schätzungsweise jeder vierte Arbeitnehmer leidet darunter. Dass es so weit gekommen ist, ist schwer nachzuvollziehen. Manche Menschen leiden sogar unter Stress bloß, weil sie glauben, Formen von Stress ausgesetzt zu sein. Dieser eingebildete Stress ist grundlos und beruht auf der falschen Einschätzung der eigenen Fähigkeiten und auf unrealistischen, hohen Zielen.

Zwei zentrale Elemente der menschlichen Natur unterscheiden uns Menschen von den Tieren: zum einen unsere kognitive Fähigkeit, die es uns erlaubt, über unsere eigene Existenz und unser Selbstbild nachzudenken, sowie die Fähigkeit, im Voraus zu denken und zu planen. Leider führen diese Fähigkeiten aber auch dazu, dass wir uns – auch unbegründete – Sorgen über die Zukunft machen. Wir sorgen uns über zukünftige Ereignisse, die oft nicht eintreten.

Meiner Meinung nach ist einer der größten Stressfaktoren nicht ein großes oder unzumutbares Arbeitspensum, sondern eine Kombination aus begründeten und unbegründeten Sorgen sowie der Unvorhersehbarkeit des Lebens.

Viel wurde in den letzten zehn Jahren über Stress geredet. Das hat positive und negative Auswirkungen: Laut einer dänischen Studie haben Migräne und Schlafstörungen sich in den letzten 20 Jahren verdoppelt. Es ist daher gut, dass über Stress gesprochen wird. Aber ein negativer Effekt der ganzen Aufmerksamkeit ist, dass es auch reicht, nur an Stress zu denken, um darunter zu leiden – selbst wenn keine Gefahr bevorsteht.

Stress und auch die Faktoren, die dazu führen, sind aber ein natürlicher und unvermeidlicher Teil unseres Lebens. Unsere Lebensqualität, unsere physische Gesundheit und sogar unsere Lebenserwartung hängen damit zusammen, wie wir mit dem Stress in unserem Leben umgehen.

Die Anzahl der Stressbewältigungsseminare nimmt ständig zu – sowohl für Berufstätige als auch für Arbeitssuchende bzw. Arbeitslose. Besonders bei Arbeitslosigkeit nimmt der Stress zu, denn eine Identitätskrise und ein Gefühl der Unzulänglichkeit sind starke psychologische Stressfaktoren.

Ich gebe zu, dass ich selbst nie an einem Stressbewältigungskurs teilgenommen habe. Nachdem, was ich darüber weiß, glaube ich allerdings, dass viele Kurse sehr theoretisch sind. Meiner Meinung nach ist das nicht zielführend, denn es ist schwierig, Gedanken über Stress „wegzudenken". Damit will ich nicht sagen, dass es unmöglich ist, durch Gedanken andere Gedanken zu verdrängen, aber es ist kompliziert. Ich glaube, dass der physische Akt der bewussten Atmung nicht nur einfacher ist, sondern sogar eine viel größere Wirkung hat. Wenn Sie unter Stress leiden, brauchen Sie physische Aktivitäten, um ihren psychischen Zustand zu ändern.

ॐ

Ich kenne keine effektivere Art, etwas zu verändern, als die Verbindung von Atmung, Entspannung und Meditation. Wie Sie in diesem Buch erfahren werden, sind das die wichtigsten Punkte für die Kontrolle unseres Geistes. Denn es handelt sich um einfache, greifbare Methoden, die diejenigen Teile unseres Nervensystems aktivieren, die Ruhe hervorbringen. Gleichzeitig werden stressaktivierende Teile des Nervensystems gehemmt.

Hier ist eine kurze Liste mit Vorschlägen für Übungen zur Stressbewältigung und Erhöhung des Wohlbefindens:

1. Tägliche Entspannung: Ruhe, Meditation, Visualisierung, langsames und tiefes Ein- und Ausatmen.
2. Physische Aktivität mehrmals in der Woche: Gehen, Laufen, Schwimmen etc.
3. Musik hören: beruhigende oder fröhliche Musik mit guten Schwingungen.
4. Lachen: Lachen dehnt das Zwerchfell und die Lungen und löst Spannungen im Zwergfell – eins der Zentren für Körperspannung.
5. Machen Sie etwas, das Ihnen Spaß macht: Gehen Sie im Wald spazieren oder angeln, genießen Sie einen intimen Moment, schauen Sie sich einen guten Film an, besuchen Sie Ihre Freunde, schreiben Sie einen Brief.
6. Denken Sie positiv: Das Glas ist immer halb voll!
7. Freuen Sie sich darüber, dass Sie leben: Seien Sie dankbar!

Vor einigen Jahren wurde in den USA ein Gerät mit dem schönen Namen „StressEraser" (*„Stress-Auslöscher"*) entwickelt. Die Anwendung ist einfach: Sie berühren mit Ihrem Finger einen Pulssensor. Ein Monitor zeigt Ihnen, wie Sie atmen sollten, um sich optimal körperlich wie seelisch zu entspannen. Das Gerät misst nicht nur Ihren Puls, sondern auch feinste Details Ihres Herzens, sogenannte Herzratenvariabilität (HRV). HRV misst die Veränderungen des zeitlichen Abstandes zwischen zwei Herzschlägen.

### Das HRV-Phänomen

Das HRV-Phänomen wurde in Russland entdeckt und ist eine relativ neue wissenschaftliche Erkenntnis – die allerdings unter Yogis seit Jahrtausenden zu den Grundlagen zählt. Beim Pranayama-Yoga beispielsweise wird besonders auf kontrollierte Atmung geachtet. Im Idealfall atmen Sie vier Herzschläge lang ein und vier Herzschläge lang aus. Dieser Rhythmus ist sehr entspannend. In einer der Pranayama-Grundübungen verdoppeln Sie die Ausatmungsphase (8 Herzschläge). Dieser langsame Atemrhythmus hat eine enorm beruhigende Wirkung auf Ihr Nervensystem. Die Übung reduziert auch den hyperaktiven Teil Ihres

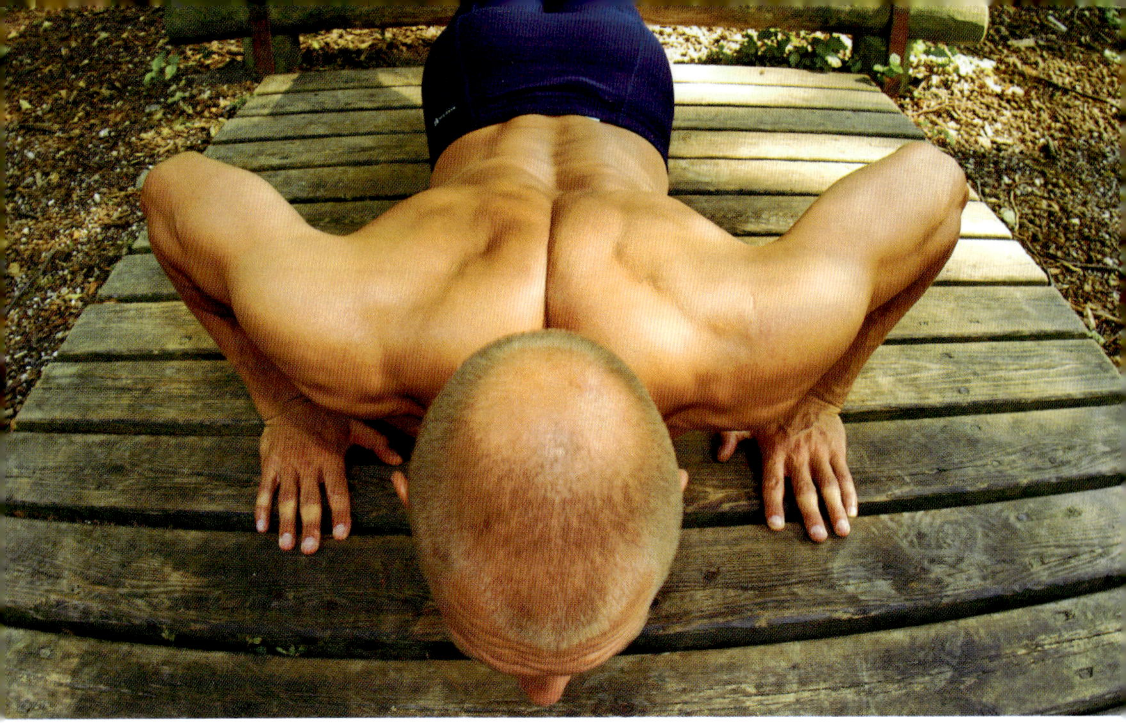

Nervensystems, der für das Stressgefühl mitverantwortlich ist. So können Sie physischen und psychischen Stress viel besser aushalten.

Der „StressEraser“ ist ein gutes und wohldurchdachtes Werkzeug. Es ist ein hervorragendes Beispiel für die Fusion jahrtausendalter östlicher Philosophie und moderner Technologie.

Ich stehe dem Gerät keinesfalls skeptisch gegenüber, doch als Apnoetaucher neige ich zu simpleren und praktischeren Methoden und ich meide komplizierte technische Geräte. Die Verbindung zwischen Atemzug und Herzschlag ist zweifelsohne praktischer – und es führt zu einem besseren Körperverständnis.

Eine weitere exzellente Methode, unseren Stress in den Griff zu bekommen, ist das Luftanhalten. Sie können auch lernen, Ihren Körper Signale zu geben, um den sogenannte Tauchreflex anzuregen. Dadurch stimulieren Sie den beruhigenden Teil Ihres Nervensystems, den „Entspannungsschalter“ des Körpers. Aus dem gleichen Grund wende ich das Luftanhalten in Stressbewältigungskursen – bei mir selbst und bei den Kursteilnehmern – an.

Neue wissenschaftliche Studien zeigen, dass, wenn Sie unter Wasser die Luft anhalten, viele Alphawellen in Ihrem Gehirn auftreten. Das ist ein Zeichen dafür, dass Sie ganz ruhig und entspannt sind, dass Sie sich in einer Art meditativen Zustand befinden. Alphawellen treten auch bei einem Zustand, der nicht nur in der Sportpsychologie als *Flow* (Fluss oder Fließen) bekannt ist. Der Flow-Zustand unterstützt die Erfolgschancen eines Sportlers und er hilft uns, wenn wir in einem stressigen Zustand geraten.

> „Ich litt sehr unter Stress im Beruf und hatte seit Monaten keine Nacht mehr durchgeschlafen. Bei unserem Seminar in meiner Firma erklärte uns Stig den Zusammenhang zwischen Atmung und Stressbewältigung. Anschließend führte er mich und meine ganzen Kollegen ins Wasser. Ich habe danach die ganze Nacht wie ein Baby geschlafen. Die Atemübungen haben mir enorm geholfen und ich mache sie immer noch jeden Tag."
>
> Jakob Christiansen (33)
> Verkaufsleiter, CityMail Denmark A/S

Die Atmung und das Luftanhalten bilden eine Brücke zwischen Körper und Geist. Sie helfen uns, Stress zu bewältigen. Sie können den Stress sogar besiegen, wenn Sie Ihre Gedanken unter Kontrolle bringen. Ich zeige Ihnen jetzt einige einfache Techniken, die Ihre Atemübungen unterstützen können.

## Gedankenkontrolle

Im Frühjahr 2006 schloss ich unter der Leitung der lebenden Legende Umberto Pelizzari meine Apnoetauch-Lehrer-Ausbildung an der Apnea Academy ab. Von alldem, was ich in der Ausbildung gelernt habe, ist mir besonders ein Satz in Erinnerung geblieben. Ein Sportpsychologe sagte: „Ihr Unterbewusstsein ist sehr klug." Je mehr man über diese Aussage nachdenkt, desto mehr Sinn macht sie. Ihr Unterbewusstsein ist wahnsinnig klug und wenn Sie Techniken lernen, die Ihr Unterbewusstsein mit Ihrem Bewusstsein in Verbindung bringen, können Sie die unglaublichsten Dinge vollbringen.

„Fantasie ist wichtiger als Wissen."

Albert Einstein

Ihre Atmung ist das perfekte Werkzeug, um Ihren rastlosen Geist zu beruhigen. Mit etwas Training wird es Ihnen auch gelingen, bestimmte Gedanken einzusetzen, um andere Gedanken in den Griff zu bekommen. In der Sportpsychologie benutzen wir unterschiedliche Gedankentechniken, um negative oder unerwünschte Gedanken zu unterdrücken oder zu ersetzen. Sie können es an diesem Beispiel ausprobieren:

Stellen Sie sich vor, Sie können an alles denken, nur nicht an einen Eisbären. Das einzige auf der Welt, woran Sie nicht denken dürfen ist ein großes, weiches, weißes Tier mit einer nassen Nase. Das ist doch einfach, oder? Nein, ist es nicht. Die Aufgabe ist eindeutig, doch das Einzige, woran Sie mit Sicherheit denken werden, ist der Eisbär. Bald lernen Sie aber, den Eisbären aus Ihren Gedanken verschwinden zu lassen.

Unsere Gedanken und unser Unterbewusstsein bilden ein unvorstellbares Durcheinander von Farben und Formen. Es ist aber schwer, wenn nicht sogar unmöglich, gleichzeitig an mehr als eine Sache zu denken. Unsere einzelnen Gedanken können so aneinanderhängen, dass sie anscheinend fließen, das ist der sogenannte Gedankenfluss. Das Festhalten an einem Gedanken ist die Konzentration. Sie können sich höchstens einige Millisekunden an einem Gedanken festhalten. Wenn Sie es schaffen, sich über mehrere Sekunden an einen einzigen Gedanken zu halten, gelangen Sie in den Zustand der Meditation. Das können Sie ausprobieren: Bevor Sie einschlafen, versuchen Sie sich an Ihren letzten Gedanken festzuhalten. Die Übung ist nicht leicht!

Aber kommen wir zum Eisbären-Experiment zurück: Denken Sie jetzt an eine Giraffe mit langen Beinen. Eine wunderschöne langbeinige Giraffe in der trockenen Savanne Afrikas. Schließen Sie das Buch für einen Moment und denken Sie an dieses majestätische Tier.

Und was ist passiert? Haben Sie die schöne Giraffe gesehen? Ja? Haben Sie auch einen Eisbären gesehen? Nein? Ihre Gedanken haben ganz eigenständig den Eisbären aufgelöst und mit etwas anderem – der Giraffe – ersetzt. So können Sie einfach Ihre Gedanken kontrollieren und negative Gedanken durch positive ersetzen.

Wenn ein negativer oder ungewollter Gedanke sich in Ihr Bewusstsein schleicht (z. B. ein Eisbär!) tauschen Sie ihn sofort mit einem anderen Gedanken aus, an den Sie sich festhalten – es könnte eine Giraffe sein, aber auch ein anderes Bild. Sie können auch „Schlüsselgedanken" oder Bilder einsetzen, wenn Sie sich gestresst fühlen. Wenn Sie geistigen Stress auflösen, werden sich auch die unangenehmen körperlichen Symptome auflösen. Es funktioniert noch besser, wenn Sie diesen Gedanken mit einer ruhigen und gleichmäßigen Atmung verbinden. Ich werde in den Kapiteln über kraftvolle und beruhigende Atmung tiefer darauf eingehen.

Das Eisbär-Giraffen-Beispiel klingt vielleicht banal, aber mit etwas Übung funktioniert es hervorragend. Mit dieser Art der Gedankenkontrolle besitzen Sie ein starkes Werkzeug, nämlich die Kraft der inneren Bilder.

In der Psychotherapie gibt es allerdings einen neuen Trend (die sogenannte „dritte Welle der kognitiven Therapie"), der sagt, dass wir unsere Gedanken nicht lenken oder bewusst verändern sollen. Bei der *Akzeptanz- und Commitmenttherapie* (ACT) geht es vielmehr darum, dass wir unsere Gedanken beobachten, ohne uns darin zu verlieren. Gedanken können verräterisch und irreführend sein und sie sind nicht unbedingt wahr. Wir können einen negativen Gedanken auflösen indem wir ihn passiv beobachten und akzeptieren. Sie kennen vielleicht schon *Achtsamkeit*, eine Methode, bei der Gedanken wahrgenommen werden wie Blätter, die im Wasser eines Stroms davon fließen. Achtsamkeitsübungen gehören auch zur ACT. Mehr darüber auf Seite 49.

## Innere Bilder und Visualisierung

Wenn das Unterbewusstsein Ihre bewussten Bilder akzeptiert, werden sie zum Teil Ihrer Realität.

> „Ich benutze meine Atemübungen, wenn ich meine Lunge ‚aufwärmen' muss. Ich fühle mich danach frisch und für das tägliche Training gut vorbereitet. Ich benutze sie auch wenn ich mich mental vorbereite, indem ich mein Rennen visualisiere. Ich benutze sie vor dem Rennen, um meinen Puls zu erhöhen, oder wenn ich meine Nerven beruhigen muss."
>
> Jakob Carstensen (31)
> Dreifacher Teilnehmer an den Olympischen Spielen
> und Weltmeister in 400 Meter Freistil

Wenn Sie in Bildern denken, benutzen Sie Teile des Gehirns, mit denen Sie Situationen global betrachten und bewerten können. Wenn Sie in Bildern oder Mustern denken, können Sie Zusammenhänge und Situationen blitzschnell verstehen. Deshalb sind auch Symbole so stark. Wenn Straßenschilder aus langen Sätzen bestehen würden, wäre es schwer, sicher durch den Verkehr zu kommen.

In der heutigen Zeit benutzen wir vorwiegend den logischen und analytischen Teil unseres Gehirns. Somit haben wir wenig Übung darin, die intuitiven sowie räumlichen Teile zu nutzen und es kommt zu einer kulturell bedingten Ungleichheit im Gehirn. Zum Glück können Sie durch Visualisierung eine größere Harmonie herstellen.

Wenn Sie in Bildern denken, kommen Sie in einen Zustand, der Stress verhindert und Entspannung fördert. Deshalb sollten Sie Ihre Fantasie mehr einsetzen.

„Wenn du es träumen kannst, kannst du es auch tun."

Walt Disney

Angeblich kann der Glaube Berge versetzen – dieser Spruch ist nicht nur metaphorisch zu verstehen.

Ihre Gedanken sind das Resultat von unfassbar schnellen Prozessen in dem am weitesten entwickelten und komplexesten System der Welt: Ihr Gehirn. Es ist allgemein bekannt, dass Sie körperliche Symptome spüren, wenn Sie seelisch instabil sind oder Sie Ihr Gehirn überanstrengen. Das sind die sogenannten psychosomatischen Erkrankungen (*psycho* ist das griechische Wort für Geist oder Seele; *soma* ist das griechische Wort für Körper). Wie Sie in diesem Kapitel gelesen haben, ist das der Mechanismus, der sich hinter Stress verbirgt. Wissenschaftler prognostizieren, dass in den nächsten Jahren Stress und die damit verbundenen Komplikationen die größten Gesundheitsgefahren der modernen Gesellschaft sein werden. Aber es geht auch anders und das wird leider nur selten wahrgenommen: Das Phänomen der Psychosomatik kann auch in eine positive, entlastende, stärkende und sogar heilende Richtung gedreht werden. Früher haben viele Menschen dabei an Heiler, Aberglaube, Hexerei oder Voodoo gedacht. Aber heute findet ein Wandel im Denken statt, auch in der Schulmedizin.

Im Bereich der Psychologie hat sich die Bewegung der „positiven Psychologie" entwickelt. Es wird nicht mehr nach Ursachen gesucht, sondern nach vorn geschaut. Dabei werden das Potenzial und die Ressourcen der menschlichen Psyche entdeckt und genutzt. Wissenschaftler haben herausgefunden, dass unser Gehirn nicht unterscheiden kann zwischen Dingen, die tatsächlich passiert sind und Dingen, die wir uns nur vorgestellt haben. Mit anderen Worten: Das Gehirn ist tatsächlich in der Lage, sich selbst zu betrügen. So können zum Beispiel verletzte Sportler trainieren, indem Sie das Training in Gedanken vollziehen. Damit sind sie genauso fit, wie vor ihrer Verletzung. Eine US-amerikanische

Studie hat außerdem gezeigt, dass Kinder, die Gedankenübungen und Visualisierung praktizieren, beim Basketball mehr Körbe erzielen.

Bevor er ins Bett geht, schreibt der dänische Autor und Erzähler Johannes Møllehave fünf Sachen auf, die ihn während des Tages glücklich gemacht haben. Das ist aus mindestens zwei Gründen eine exzellente Übung. Erstens: Die letzten Gedanken vor dem Einschlafen beeinflussen die Qualität Ihres Schlafes. Wenn Sie unruhig sind und negative Gedanken haben, werden Sie schlecht schlafen. Wenn Sie aber positiv denken, wird Ihre Nachtruhe ruhig und ausgeglichen sein.

Zweitens: Wenn Sie sich an positive Erlebnisse erinnern, werden „Gedankenspuren" in den Zellen Ihres Gehirns angelegt. Wenn Sie Ihre Psyche positiv beeinflussen, werden die sogenannten „Glückshormone" *Dopamin* und *Serotonin* ausgeschüttet. Diese stärken unser Gehirn und geben uns einfach Gefühle des Glücks und der Zufriedenheit. Gleichzeitig wird die Produktion des Stresshormons *Kortisol* gehemmt, sodass das Gehirn wach und fokussiert bleibt. Ihr Gesamtstresslevel nimmt ab, was für Ihren Gesamtgesundheitszustand gut ist. Es ist bewiesen, dass Gedankenübungen und Meditationen eine positive Auswirkung auf Blutdruck, Puls, Blutzucker – auch Typ-2-Diabetes –, Asthma, Depression und Angst haben, um nur einige Beispiele zu nennen. Die kleinen positiven Wellen, die Sie selbst in Ihrem Gehirn zum Schwingen bringen, können Ihre Körperzellen und deren Funktion verändern – eine Transformation auf der Molekularstufe, die zu einer wahren Metamorphose von Körper und Seele führt.

„Unser Leben ist das Produkt unserer Gedanken."

Marc Aurelius

Je mehr Sie an die Kraft der Gedanken glauben und je mehr Sie auf Ihre Atmung achten, desto größere Veränderungen werden Sie in Ihrem Leben spüren. Aus diesem Grund hat auch das Beten einen positiven und beruhigenden Effekt. Wenn ich meine Yogagebete aufsage, bin ich dankbar für die Gesundheit meiner Familie und Freunde und für meine eigene Gesundheit. Ich bin dankbar für das Leben. Gleichzeitig schicke ich positive und kraftgebende Energie an all diejenigen, die auf dieser Erde Not und Elend leiden. Die Energiewellen, die ich in die Welt hinausschicke, werden auf irgendeiner Art und Weise Gutes bewirken. Sie können durch Gebete auch negative in positive Gedanken verwandeln und auch anderen Menschen verzeihen. Auch dann verschwindet der Eisbär.

## Amen und Om

In dem Wort *Amen* und in dem östlichen Mantra *Om* (*Aum* – das ist das Zeichen auf dieser Seite) sind tausende von Jahren Weisheit und positive Schwingungen enthalten. Wenn Sie sie laut aussprechen, oder sogar nur daran denken, verändert sich sofort die Chemie in Ihrem Gehirn und in Ihrem Körper. In Ihrem Kopf lässt es sich jetzt besser aushalten und der Stress verschwindet.

Sie können mit der Kraft Ihrer Gedanken Wunder bewirken – wenn Sie nur daran glauben! Lassen Sie uns zusammenarbeiten, damit der Spruch „Du bist, was du denkst" genauso deutlich und natürlich wird, wie „Du bist, was du isst". Es ist nur eine Frage der inneren Einstellung!

## Wie sollten wir mit Stress umgehen?

Stress kommt uns teuer zu stehen. Sowohl jeder Einzelne als auch die Industrie und das Gesundheitswesen zahlen einen hohen Preis dafür. Manche Arbeitgeber ermutigen zwar ihre Mitarbeiter, Sport zu treiben oder bieten Stressbewältigungsseminare an, aber reicht das aus?

Stress durch körperliche Bewegung anzugehen, erscheint erst einmal logisch. Wir können den Körper anfassen und spüren. Aber es reicht bei Weitem nicht aus, wenn wir uns nur auf den Körper konzentrieren, denn ein Fitnesstraining, das sich nur auf den Körper konzentriert, ist nur begrenzt wirkungsvoll. Sie können aber mit den richtigen mentalen Methoden Quantensprünge vollbringen.

Deshalb sind eine effiziente Atmung und eine neue innere Einstellung die zwei Grundelemente meiner Firma, BlueConsult, und meines Breatheology-Konzepts. Die Herausforderung ist, diese Botschaften und die Techniken so schnell wie möglich zu verbreiten. Ich entwickle und verbreite dieses Gesundheitskonzept zusammen mit Bjarne Brynk Jensen. Bjarne ist tätig als Coach in verschiedenen Firmen und war Berater bei den Olympischen Spielen 2010 in Vancouver. Er besitzt nicht nur eine Menge Sachkenntnis über internationale Organisationen, sondern hat auch seine persönliche Erfahrung mit arbeitsbedingtem Stress und Übergewicht gesammelt. Unser Konzept stellt sowohl einen wichtigen

Wettbewerbsparameter für Arbeitnehmer als auch eine Geschäftsstrategie für Arbeitgeber vor: das physische und psychische Rating. Hierauf basierend richten wir unser Selbstentwicklungskonzept an Top-Führungskräfte und an ihre Mitarbeiter.

Wir wollen Menschen zur Ausgeglichenheit führen. Sie sollen mithilfe ihrer erhöhten emotionalen Intelligenz in die Lage versetzt werden, für sich selbst und für ihre Mitarbeiter Verantwortung zu übernehmen. Das schaffen sie mittels einer Kombination aus professionellen Management-Richtlinien und kognitiven Techniken aus dem Spitzensport sowie zusammen mit positiver Psychologie und mit Atemtechniken aus den Bereichen Yoga und Apnoetauchen. Da die meisten Menschen nur 50 bis 60 % ihrer Atemkapazität nutzen, liegt hier ein enormes, nicht ausgeschöpftes Potenzial, auf das ich hier einen besonderen Schwerpunkt lege. Wenn es gelingt, die Atemkapazität um nur 10 bis 20 % zu erhöhen, wird die freigesetzte Energie zu mehr Produktivität, einer besseren Entscheidungsfähigkeit, mehr Wohlbefinden und weniger Krankmeldungen führen.

Überall fangen Menschen an, über ihre Ernährung nachzudenken. Dieser längst fällige Wandel ist gesund und viele Firmen bieten ihren Mitarbeitern inzwischen Obst und organisches Essen an. In den Kantinen gibt es gesunde Optionen zum Standartangebot Schnitzel mit Pommes. Unsere Ernährung spielt eine zentrale Rolle in unserem Wohlbefinden. Diese Veränderungen sind gut und nötiger als viele Menschen glauben.

## Atmung und Ernährung

Ich möchte Ihnen vor Augen führen, wie gesunde Atmung und gesunde Ernährung zusammenhängen. Doch erst starte ich einen kleinen Exkurs in die Ernährungslehre, wobei ich Ihnen die magische Formel zum Abnehmen gebe.

Wir betrachten Nahrungsmittel oft bloß als Brennmaterial. Unser Essen liefert Kraftstoff für unseren Motor, damit das System läuft. Doch unsere geistige Verfassung hängt stark damit zusammen, was und wie viel wir essen. Beim Yoga wird eine naturbelassene vegetarische Ernährungsform empfohlen. Je mehr *Prana* (Lebenskraft) Ihre Nahrung enthält, desto aktiver werden Sie, sowohl körperlich als auch geistig.

## Dicke Zeiten

Ein kurzer Blick auf die „Fettsuchtstatistik“ zeigt ein furchteinflößendes Bild: In unserem Teil der Erde sterben wir an Übergewicht, während in anderen Teilen der Welt täglich Tausende umkommen, weil sie nichts zu essen haben. Dieses Ungleichgewicht ist tragisch und unfair und es muss sich etwas ändern!

In den USA leiden 60 % der Bevölkerung an Übergewicht. Als Teenager lebte ich in Florida und ich fahre heute noch oft dahin. Jedes Mal sehe ich mehr Fettsüchtige und jedes Mal bin ich überrascht, wie fett Menschen werden können. Der letzte „Fall“, der mir begegnete, war ein junger Mann, der fast 450 kg wog. An dieser Stelle möchte ich den Film „Super Size Me“ von Morgen Spurlock empfehlen. Er ist gruselig und leider auch sehr wahr!

Die Probleme Übergewicht und Fettsucht werden oft tabuisiert. Ich benutzte in diesem Buch bewusst das Wort „fettsüchtig“ und es kann sein, dass das Wort bei Ihnen Empörung hervorruft. Aber wenn wir das Problem nicht beim Namen nennen und keine praktischen Lösungen finden, dann ist das ungerecht der Menschheit im Allgemeinen und den Kindern im Besonderen gegenüber. Es sollte im Interesse aller sein, sowohl von der gesundheitlichen als auch von der volkswirtschaftlichen Seite aus gesehen, ein besseres und gesünderes Leben zu führen, anstatt an Fettsucht zu leiden und zu sterben.

### Mehr Aufmerksamkeit durch richtige Ernährung

Zum Glück verstehen immer mehr Menschen, wie wichtig die richtige Ernährung ist – und es wird auch höchste Zeit! Auch Institutionen wie Schulen bieten inzwischen oft gesündere Optionen an. Wissenschaftliche Untersuchungen mit Mäusen und mit Kindern zeigen, dass eine gesunde Ernährung sowohl die Aufmerksamkeit als auch die Konzentration fördert – und so werden die Lernfähigkeit und das Gedächtnis gesteigert.

## Eine Gesundheitsbehandlung – die magische Formel

Sich gesund zu ernähren, muss nicht schwierig sein. Ob Sie Ihr Gewicht nun halten möchten oder abnehmen oder vielleicht zunehmen wollen – das ist die magische Formel:

Energie wird oft in Kalorien (Kcal) gemessen. Kalorien werden defi-

niert als die Menge Energie, die erforderlich ist, um die Temperatur von 1 Gramm Wasser um 1 Grad zu erhöhen bei einem Atmosphärendruck von 1. Das Wort Kalorie stammt von dem lateinischen Wort *calor*, was so viel wie *Wärme* bedeutet. Oft wird die Einheit Joule (J) verwendet, was umgerechnet ungefähr so viel wie ¼ Kalorie ist. Mit Ihrer Kalorienzufuhr Schritt zu halten, kann eine Herausforderung sein, besonders dann, wenn Sie lange Berechnungen anstellen müssen.
Aber es ist gar nicht so schwer:

$E_{Aufnahme} - E_{Verbrauch} = 0$

$E_{Aufnahme}$ steht für Ihre tägliche Energieaufnahme
$E_{Verbrauch}$ steht für Ihren täglichen Energieverbrauch

Das Besondere an dieser Formel ist, dass Sie ab sofort Diäten und Schlankheitspillen und -pulver vergessen können. Sie müssen noch nicht mal Kalorien zählen und Sie brauchen weder Ihre Lebensmittel zu wiegen noch Ihren Energieverbrauch ausrechnen. Sie müssen lediglich viele verschiedene gesunde Lebensmittel essen. Dazu wiegen Sie sich einmal täglich oder wöchentlich. Wenn Sie zugenommen haben, haben Sie drei Optionen:

1. Essen Sie weniger.
2. Bewegen Sie sich mehr.
3. Essen Sie weniger und bewegen Sie sich mehr.

Oder anders (und direkter) gesagt: Wenn Sie zu viel essen, werden Sie dick und wenn Sie zu wenig essen, werden Sie dünn.

Es ist ganz wichtig, dass Sie auf Ihren Körper hören und ein Gespür für Ihr eigenes Körperbefinden entwickeln. Achten Sie darauf, wie Sie auf verschiedene Lebensmittel reagieren. Sie wissen, dass fettige Pommes Frites und zuckerhaltige Limonaden Dickmacher sind, aber wussten Sie auch, dass sie träge machen, dass sie sich negativ auf Ihre Konzentrationsfähigkeit auswirken, dass Ihr Körper dadurch überhaupt schwer und schwerfällig wird?

Wenn Sie dagegen viel Gemüse, Vollkornbrot, Hähnchen und Fisch essen und viel Wasser trinken, werden Sie schnell den Unterschied merken. Sie sind ausgeglichener, haben mehr Energie, sind aktiver, fühlen sich leichter und Ihr Gehirn funktioniert besser.

## Das Säure-Basen-Gleichgewicht des Körpers

Das Säure-Basen-Gleichgewicht ist für Ihren Körper extrem wichtig. Wenn Sie gesund leben wollen, muss Ihr Organismus stabil sein. Das nennt man *Homöostase*. Es bedeutet, dass in jeder einzelnen Körperzelle ein ökologisches Gleichgewicht herrscht. Das ist zum Beispiel für unsere Körpertemperatur und für den Säuregehalt unseres Blutes, das einen pH-Wert von 7,4 haben sollte, lebensnotwendig. Auch unsere Atmung ist in diesem Prozess zentral wichtig: Die Sauerstoffsättigung ($CO_2$) und damit die Menge an Wasserstoff-Ionen (H+-Ionen) bestimmen den pH-Wert des Blutes. Wenn wir unsere Atmung den verschiedenen äußeren Bedingungen anpassen, können wir unsere Sauerstoffsättigung regulieren. Falls uns das durch unsere Atmung alleine nicht gelingt, können die Nieren Wasserstoff aufnehmen oder abgeben, um das Gleichgewicht wiederherzustellen.

Der richtige pH-Wert ist nicht nur für das Blut wichtig. Unser gesamtes Körpergewebe und alle Knochen brauchen die richtige Balance. Ihr pH- oder Säure-Basen-Gleichgewicht wird zu einem großen Teil von Ihrer Ernährung bestimmt. Für die Schulmedizin war dieses Thema lange Zeit wenig wichtig. Dort lag der Fokus auf die Energiemenge (kcal) und das Verhältnis von Eiweiß, Fett und Kohlenhydraten. Inzwischen aber drängt der positive Effekt von basenbildenden Lebensmitteln wie Obst, Gemüse und Nüssen mehr in den Vordergrund. Demgegenüber stehen Säure bildende Nahrungsmittel wie Zucker, raffinierte Fette und Eiweiß.

## 7-mal mehr Obst und Gemüse

Die Bedeutung von Basen und Säure bildender Nahrung für unsere Gesundheit wurde erstmals vor 100 Jahren von dem schwedischen Arzt Radar Berg entdeckt. Seine Faustregel war, dass wir täglich 7-mal mehr Obst und Gemüse (einschließlich Kartoffeln) essen sollten als andere Lebensmittel. Ranar Bergs Arbeit wurde fortgesetzt von Professor Olav Lindahl. Seine Arbeit bestand unter anderem darin, mittels basischer Ernährung die Schmerzen von Patienten mit Arthritis, Ischias und Rückenproblemen zu lindern.

Die Theorie lässt sich folgendermaßen zusammenfassen: Säure bildende Nahrungsmittel wie Zucker und Fett hinterlassen saure Verbindungen im Körper. Diese sammeln sich an und schwächen das Immunsystem. Der Körper wird anfälliger für Krankheiten. Basenbildende Lebensmittel dagegen neutralisieren die negativen Nebenwirkungen von Säure. Sie sind stärkend und heilend. Diese positiven Veränderun-

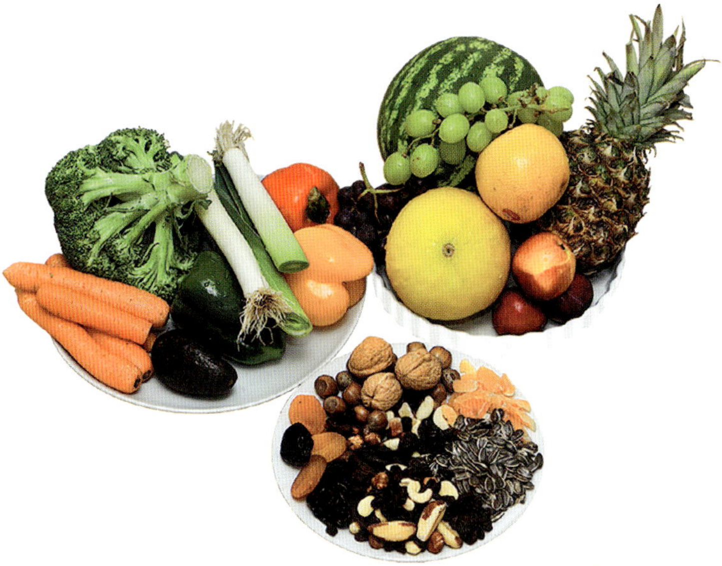

gen konnte ich bei mir in Zeiten, in denen ich große Mengen Brokkoli, Weintrauben und Nüsse gegessen habe, feststellen. Das war zum Beispiel vor meinen letzten Weltrekordversuchen.

Dennoch wird das Thema kontrovers diskutiert, was Sie leicht erkennen, wenn Sie einmal „basische Ernährung" im Internet suchen. Ich glaube aber daran, genauso wie meine Sportlerkollegen William Trubridge aus Neuseeland und Natalia Avseenko aus Russland. Die beiden Weltrekordler in Apnoetauchen schwärmen für basenbildende Lebensmittel. Für sie sind die Vorteile unter anderem starke Muskeln, ein besseres Durchhaltevermögen, eine optimale Sauerstoffaufnahme und eine verzögerte Aufnahme von Milchsäure, die eine kürzere Erholungszeit nach hartem Training bewirkt.

**Praktischer Tipp**

Versuchen Sie, eine optimale Balance von Basen (75–80 %) und Säure bildenden (20–25 %) Nahrungsmittel herzustellen. Diese Kombination ist übrigens auch eine ganz tolle Formel zum Abnehmen. Auf natürliche

Art wird das Verhältnis zwischen Fett und Eiweiß wiederhergestellt. Gleichzeitig wird die Flüssigkeit abgeführt, die mit den sauren Verbindungen im Körper gebunden ist.

Machen Sie ein kleines „wissenschaftliches Experiment“ mit Ihrem Körper: Leben Sie für eine Woche gesund. Nehmen Sie weniger Zucker und gesättigte Fettsäuren zu sich. Sie werden sich mit ziemlicher Sicherheit wohler fühlen und Sie werden auch merken, welche Mengen ungesunder Nahrungsmittel Sie sonst essen. Eine Dose Limo oder Cola enthält beispielsweise ca. 10 Teelöffel Zucker. Alles in Maßen, so finden Sie Ihre eigene Balance – die perfekte Homöostase für Ihren Körper.

### Antioxidanten und freie Radikale

Wenn Sie sich für Ernährung interessieren, haben Sie bestimmt schon einmal von Antioxidanten und freien Radikalen gehört. Freie Radikale sind Moleküle, denen ein Elektron auf der äußeren Schale fehlt. Das macht sie sehr reaktiv und sie tun ihr Bestes, Elektronen von dem erstbesten Atom, dem sie begegnen, zu stehlen. Anders gesagt: Freie Radikale ändern die Zusammensetzung anderer Atome und Moleküle, wodurch diese geschädigt werden. Antioxidanten können freie Radikale neutralisieren indem sie Elektronen spenden. Es ist daher klug, möglichst viele Antioxidanten zu sich zu nehmen. Dadurch können Sie dem Alterungsprozess und dem Verschleiß Ihrer Körperzellen entgegenwirken, was dazu führt, dass sie gesund bleiben und resistent gegenüber verschiedenen Krankheiten werden.

Hier sind zwei Rezepte für Shakes aus rohen Lebensmitteln. Sie sind basenbildend und dazu voll mit Antioxidanten, guten Vitaminen und Mineralstoffen:

**Zaubertrank 1**

1 Avocado
1 Gurke
1 Limette oder Zitrone
1–2 Handvoll frische Spinatblätter
½–1 Tasse Tofu
Sojamilch

Alles zusammen pürieren

**Zaubertrank 2**

½ Kartoffel
1 Rote Bete
1 Stange Staudensellerie
2 Möhren
3 Stücke Brokkoli mit Stange
4 Radieschen

Alles zusammen pürieren

Zu beiden Shakes können Sie gerne Eiswürfel hinzufügen, wenn sie mögen.

## Die Fettfrage

Viele Menschen glauben, dass sie Fett vermeiden sollen, um abzunehmen oder um fit zu bleiben. Das stimmt nicht. Ihr Gehirn und der Hauptteil Ihres Nervensystems bestehen aus Fett. Fett ist zudem ein Teil der Zellmembran, es ist unter anderem an der Bildung mehrerer Hormone beteiligt und wichtig für den Stoffwechsel. Ein gutes Beispiel ist die fettige Substanz Cholesterin. Cholesterin wird von vielen Menschen als grundlegend böse und schlecht angesehen, aber Ihre Leber produziert Cholesterin, weil Sie es brauchen. Der Cholesteringehalt Ihres Bluts hängt von Ihrer Ernährung, Ihrer Bewegung und Ihren Genen ab. Es gibt zwei Sorten Cholesterin: LDL (Low Density Lipoprotein) das angeblich zur Verhärtung der Arterien führt und das positive HDL (High Density Lipoprotein), das angeblich eine schützende Wirkung auf Ihr Gefäßsystem hat. An dieser Stelle rate ich Ihnen, das aufregende und bahnbrechende Buch „Mythos Cholesterin“ von dem Arzt Uffe Ravnskov zu lesen. Sie werden überrascht sein! Wenn Sie nach der „Mediterranen Diät“ essen und sich bewegen, können Sie Ihren Cholesterinspiegel günstig beeinflussen. Hier sind einige Ratschläge für eine bessere Lebensführung:

## Ernährungstipps

Probieren Sie meine Ernährungstipps aus und Sie werden merken, wie gut Sie sich danach fühlen.

- Atmen Sie langsam beim Essen. Atmen Sie durch die Nase, kauen Sie langsam, wiederholt und zermalmen Sie das Essen auf beiden Seiten Ihres Mundes gleichmäßig. Nehmen Sie so viel Nahrung wie möglich durch die Mundschleimhaut auf. Produzieren Sie mehr Speichel, um die Verdauung und die Aufnahme von Nährstoffen aus dem Darm ins Blut zu fördern. Essen Sie langsam. Schmecken und genießen Sie Ihre Nahrung.
- Nehmen Sie weniger Kaffee, schwarzen Tee, Limonaden, Kuchen und fettiges Essen zu sich. Lassen Sie raffinierte und vorgekochte Nahrungsmittel liegen. So vermeiden Sie Schwermetalle, Hormonreste, Zusatzstoffe, künstliche Süßstoffe etc.
- Essen Sie viel Obst und Gemüse, besonders dunkelgrüne Sorten, die reich an Nitrat sind. Nitrat unterstützt energetische Zellprozesse. Knoblauch ist gut für die Lungen und für das übrige Herz-Kreislauf-System.

- Essen Sie Hülsenfrüchte, Nüsse, Saaten, rote Beeren, Pampelmusen und dunkle Weintrauben. Sie alle sind basenbildend und reich an Mineralien und Vitaminen.
- Vergessen Sie nicht, genug Fett zu essen, aber von der richtigen Sorte: Omega-3-Fettsäuren, Olivenöl, Avocado etc.
- Trinken Sie genug. Wenn Ihre Flüssigkeitsbalance um nur 2 % fällt, verlieren Sie ca. 10 % Ihrer Leistungsfähigkeit. Sie sollten jedoch nicht täglich übergroße Mengen Wasser trinken, denn Wasser spült Salze aus Ihrem Körper.
- Essen Sie ein großes Frühstück, Kohlenhydrate zum Mittag und zum Abendessen viel Eiweiß. Gute Eiweißquellen sind Fisch, helles Fleisch und Tofu. Für Vegetarier sind grüne Linsen, Bohnen und Kichererbsen gute Eiweißquellen.
- Essen Sie viele verschiedene Lebensmittel und nie zu viel auf einmal. Wenn Sie sich bewegen wollen, warten Sie mindestens eine Stunde nach einer Mahlzeit, damit Ihr Körper die Nahrung verdauen kann. Falls Sie sich sehr anstrengen wollen, warten Sie zwei bis drei Stunden bis der Körper alle Nährstoffe aus dem Darm absorbiert hat und der Darm wieder leer ist. Sie können nach dem Essen problemlos ein wenig schwimmen, ohne zu ertrinken oder in sonstige Probleme zu geraten.
- Dunkle Schokolade (mit einem möglichst hohen Kakaoanteil) ist ein guter Antioxidant und enthält viele gesunde Zutaten. Das gleiche gilt für Rotwein. Er ist eisenhaltig und kann (in Maßen getrunken) die negativen Auswirkungen von LDL-Cholesterin vermindern und die guten Auswirkungen des guten HDL-Cholesterin unterstützen.
- Probieren Sie auch „Superfoods“ wie die Algen Spirulina und Chlorella. Ihnen wird nachgesagt, sie seien die beste und kompletteste Quelle von Nährstoffen.
- Achten Sie auch auf vitaminreiche Nahrung – vor allem die Vitaminen A, C und E und die Spurenelemente Selen, Mangan und Zink, die alle Antioxidanten sind, sind entscheidend. Genauso wichtig sind Mineralien wie Kalzium, Magnesium und Kalium.

Wenn Sie sich wie oben beschrieben ernähren, werden Sie ruhiger atmen und damit wird auch Ihr gesamter Körper ruhiger. Gleichzeitig werden Sie leistungsfähiger sein und jede Menge Energie fühlen. Indem Sie die Menge zuckerhaltiger, fettiger und eiweißhaltiger Säure bildender Nahrungsmittel reduzieren, reduzieren Sie auch die Elemente in Ihrem Körper, die Sauerstoff verbrauchen. Denn diese sind nicht nur sauerstoffarm, sondern benötigen auch eine erhöhte Menge davon, um zu verbrennen. In einer basischen Umgebung kann sich Sauerstoff besser auflösen als in einer säurehaltigen. Es hat also mehrere Vorteile, wenn Sie die Chemie Ihres Körpers verändern.

Sie wissen jetzt, wie wichtig Ihre Ernährung für Ihre Gesundheit und Ihr Wohlbefinden ist. Den alten Spruch, den Sie als Kind gelernt haben, stimmt: Du bist, was du isst.

### Sind Sie bereit, über den Tellerrand zu schauen?

Es gibt keine einfachen Lösungen für die Probleme der modernen Gesellschaft hinsichtlich schlechter Ernährung, Rauchen, Alkoholmissbrauch und Bewegungsmangel. Dabei gibt es natürliche Arten, etwas zu verändern, zum Beispiel, wenn wir eine bessere Selbsterkenntnis entwickeln, uns mehr als bisher auf freudige Ereignisse konzentrieren, besser auf uns selbst und auf andere achten, uns gesünder ernähren und mehr bewegen. Wir müssen nur anfangen!

Wenn Sie bereit sind, über den Tellerrand zu schauen, schlage ich einen (pro)aktiven Atemansatz vor. Eine richtige Atemtechnik ist besonders wertvoll, wenn Sie abnehmen wollen. Atemübungen sind eine fantastische Schlankheitskur.

## Sympathische Schlankheitsformel durch Atmung

Ich möchte eine kurze Geschichte über meinen Freund Umesh erzählen. Umesh ist 34 Jahre alt und promovierter atomarer und molekularer Physiker. Er ist ein engagierter Wissenschaftler und sein Lebensinhalt ist die Naturwissenschaft. Er ist einer der wissenschaftlichsten Wissenschaftler, die ich kenne. Ich habe Umeschs Ausbildung erwähnt damit klar ist, dass er kein leichtgläubiger Mensch ist. Er glaubt auch an richtige Atmung und er hat davon profitiert.

Umesh hatte vor einigen Jahren ein Gewichtsproblem. Er war ursprünglich nicht übergewichtig, doch das jahrelange Sitzen im Labor in Verbindung mit ungesunden Mahlzeiten zu unregelmäßigen Zeiten hatte Spuren hinterlassen. Er wurde häufiger krank und fühlte sich einfach unwohl. Das Übergewicht bescherte ihm Rückenschmerzen und Probleme beim Gehen. Auch litt er unter einer chronischen Nasennebenhöhlenentzündung, die mindestens einmal im Monat zu einer schweren Migräne mit klopfenden Schmerzen in den Schläfen führte. Nasenknorpel in seinem rechten Nasenloch, die seine Atmung erschwerten, machte alles noch schlimmer.

Er besuchte in Indien einem Pranayama-Kurs (Atemkontrolle), der aus Übungen zur Gewichtsreduktion bestand. Es gab keine physischen Übungen wie zum Beispiel Yogastellungen, Laufen oder Gewichte heben. Der Kurs dauerte sieben Tage und die meisten Übungen fanden im Sitzen statt. Hierbei wurden Atemübungen gemacht, die daraus bestanden langsam und abwechselnd durch das rechte und linke Nasenloch zu atmen sowie auch aus kraftvollem Ein- und Ausatmen. Gleichzeitig wurden bestimmte Handstellungen, sogenannte „Mudras", benutzt. Die Teilnehmer konnten fast alles essen und trinken, sie sollten nur auf Kaffee, Schwarztee, Limonaden, Alkohol und sehr fettiges oder stark gewürztes Essen verzichten. Die Übungen wurden zweimal täglich ausgeführt für jeweils 35 bis 40 Minuten.

Bereits am zweiten Tag verschwand sein Appetit und er verspürte keinen Hunger. Nach dem Kurs machte er die Übungen weiter und ernährte sich normal. Die Teilnehmer sollten die Übungen 40 Tage hintereinander machen. Falls sie einmal eine Übung vergaßen, sollten sie wieder von vorn anfangen und weitere 40 Tage üben.

Umesh verlor nach 14 Tagen 12 kg. Er nahm anschließend weiter ab und seitdem ist sein Gewicht normal und stabil. Seit dem Kurs macht er jeden Morgen für 30 Minuten seine Atemübungen. Aber er hat nicht nur abgenommen: Sein rechtes Nasenloch hat sich geöffnet und er leidet nicht mehr unter Kopfschmerzen und Nasennebenhöhlenentzündungen.

Wenn Bären und andere Tiere in den Winterschlaf gehen, können Sie ihren Stoffwechsel herunterfahren und den ganzen Winter lang ohne Nahrung auskommen. Wir können unseren Stoffwechsel hochfahren – insbesondere dann, wenn unsere Billionen von Körperzellen unter optimalen Bedingungen in einem gut ausgewogenen, synchronen System zusammenarbeiten. Das passiert, wenn Sie die richtigen Atem- und Denkübungen machen. Dann werden Ihr Stoffwechsel und auch die Aufnahme und Verwertung Ihrer Nahrung multipliziert. Das passiert nicht nur während Sie die Übungen ausführen, sondern auch für Stunden danach, denn das Nervensystem und die Körperorgane sind vitalisiert und verstärkt.

Sie haben schon einige Seiten dieses Buches gelesen und aufgenommen. Bisher hat Ihr Gehirn hart gearbeitet. Nun wird es Zeit, dass Sie auch Ihren Körper aktivieren. Gehen wir jetzt zu den praktischen Übungen über.

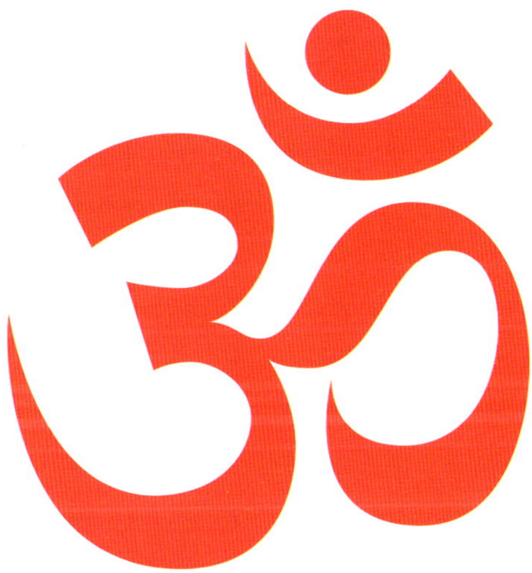

„Wir lernen, etwas zu tun, indem wir es tun.
Es gibt keinen anderen Weg."

JOHN HOLT

# Übungen

## Entspannung, Konzentration und Visualisierung

Zum Glück ist die Kunst der Entspannung einfach. Die einzige Schwierigkeit liegt darin, inmitten eines hektischen und oft chaotischen Lebens sich an die Entspannung zu erinnern. Doch wenn Sie ruhige Momente entdecken, in denen Sie sich mental oder physisch lockern, kann das Ihr Leben radikal verändern. Wenn Körper und Geist nicht im Gleichgewicht stehen, wird weder das eine noch das andere optimal funktionieren. Eine Kombination aus Entspannung, Konzentration und Visualisierung kann Ihnen helfen, sich in Richtung Balance zu bewegen, damit Ihr Körper und Ihr Geist zusammenarbeiten.

## Das beste Werkzeug zur Entspannung tragen Sie immer bei sich!

Wir sind alle atmende Wesen und durch unsere Atmung können wir entspannen und uns besser konzentrieren. Ihre Atmung hält Sie nicht nur am Leben, sie ist auch Ihr bestes Werkzeug, mit dem Sie Ihren Körper und Ihre Gedanken verändern können. Und Sie tragen dieses Werkzeug immer bei sich. Wenn Sie Ihre Atmung als etwas Physisches begreifen, können Sie Ihre Gefühle beeinflussen. Wenn Sie langsamer und tiefer atmen, werden Ihre Gedanken sich beruhigen. Atmen Sie deshalb während den Übungen so sanft und ruhig wie möglich. Nach zwei oder drei Wochen, oder vielleicht schon nach nur einigen Tagen, werden Sie sich besser entspannen und konzentrieren können, und Sie können die Früchte Ihrer Arbeit ernten.

Auf Seite 33 habe ich über Achtsamkeit und ACT (*Akzeptanz- und Commitmenttherapie*) geschrieben. Eine der Ziele von Achtsamkeit und ACT ist die bewusste Wahrnehmung des gegenwärtigen Moments. Das bedeutet, dass Sie das Hier und Jetzt erleben sowie offen und aufnahmefähig sind für das, was Sie gerade im Moment machen. Sie gelangen ins Hier und Jetzt durch aufmerksame Atmung, denn Ihre Atmung verbindet Ihr Nervensystem mit Ihren Gefühlen.

**Praktischer Tipp**

Es ist ganz normal, wenn Sie sich am Anfang des Trainings nur schwer entspannen oder konzentrieren können. Es dauert oft lange, bis Körper und Geist sich verlangsamen. Konzentrieren Sie sich auf Ihre Atmung und lassen Sie sie so natürlich wie möglich fließen. Sobald sich Geist und Körper beruhigt haben, werden Sie es einfacher finden, sich auf die aktuelle Aufgabe zu konzentrieren.

Das Schöne an dieser Art „Gehirngymnastik" ist, dass die Techniken in den verschiedensten Situationen und an vielen Orten angewendet werden können – zum Beispiel im Bus, vor einem Meeting, vor Ihrer Sporteinheit. Sobald Sie die Techniken perfekt beherrschen, werden Sie sich innerhalb von wenigen Sekunden entspannen und konzentrieren können. Mit anderen Worten: Sie werden eine „Power-Erholung" nehmen können, die viel effektiver als jeder „Powernap" ist!

## Welcher Typ sind Sie?

Wir nehmen unsere Umwelt durch unsere fünf Sinne wahr. Überlegen Sie kurz, was für ein Typ Sie sind. Wie nehmen Sie Ihre Umwelt wahr? Sind Sie ein visueller Typ? Können Sie sich gut an Sachen erinnern, die Sie gesehen haben? Oder ist Ihr Gedächtnis eher auditiv? Erinnern Sie sich eher an Sachen, die Sie gehört haben? Überlegen Sie wie Sie sich am liebsten entspannen. Hören Sie Musik? Gehen Sie ins Museum? Oder müssen Sie eher sportlich aktiv werden? Wenn Ihnen klar ist, welche Ihrer fünf Sinne Sie spontan einsetzen, wenn Sie sich im Alltag entspannen wollen, wird Ihnen klarer, welche Sinne Sie während Ihrer Entspannungsübungen einsetzen können. Der einfachste Weg, mehr Gefühl für Ihre eigene Natur zu bekommen, ist das Training Ihrer Achtsamkeit. Beginnen Sie dafür mit dem Sinn, der Ihnen am besten bzw. einfachsten liegt.

## Schaffen Sie eine ruhige Umgebung

Ruhe und Stille sind beide sehr wichtig, wenn es darum geht, auf Ihren Körper zu hören und mit Ihrem Geist zu arbeiten. Mit der Zeit werden Sie sich auch in einer lauten und unruhigen Umgebung entspannen und konzentrieren können. Am Anfang brauchen Sie aber für die Übungen einen ruhigen Ort. Stellen Sie auch sicher, dass Sie genügend Zeit haben und schaffen Sie Ihren eigenen Platz, wo Sie mit sich selbst und mit Ihrer Atmung arbeiten können. Legen Sie Ihre Armbanduhr ab, schalten Sie das Handy aus und bereiten Sie sich auf eine angenehme Aktivität vor. Falls Sie sehr beschäftigt sind, können Sie entweder die Übungen aufschieben oder Sie machen nur eine oder zwei davon. Was Sie vermeiden sollten ist, durch vier oder fünf Übungen zu hetzen, nur um sie gemacht zu haben. Das ist alles andere als produktiv!

## Die beste Position der Welt

Am besten geht Entspannung und Konzentration im Liegen. Dann wirkt die Schwerkraft gleichmäßig auf ihren Körper und Körperflüssigkeiten, wie Blut und Gewebeflüssigkeit müssen sich nicht mit oder gegen die Schwerkraft bewegen. Diese physische Balance reduziert sofort den Metabolismus Ihres Körpers, denn die Muskeln, insbesondere das Herz, müssen nicht so viel arbeiten. Dadurch werden Sie sich ruhiger fühlen.

Die Unterlage sollte nicht zu weich sein. Empfehlenswert sind eine Decke, eine Yogamatte oder eine Isomatte. Ihr Rückgrat sollte relativ grade auf dem Boden liegen. Falls Sie ein Hohlkreuz haben, können Sie ein kleines Kissen oder ein gerolltes Handtuch unter Ihre Lendenwirbel legen. Vielleicht brauchen Sie auch Unterstützung für Ihren Hals. In diesem Fall achten Sie allerdings auf eine natürliche Haltung und vermeiden Sie Spannungen im Hals. Ihr Kinn sollte leicht in Richtung Brust zeigen. Sie können auch auf Ihrem Bett oder auf dem Sofa liegen. Sie müssen für sich selbst entscheiden, ob die Unterlage hart genug ist.

Wenn Sie in dieser *Entspannungsposition* auf dem Rücken liegen, versuchen Sie sich so weit wie möglich zu entspannen. Ihre Beine sollten leicht auseinander und Ihre Füße locker nach außen liegen. Legen Sie Ihre Arme ein wenig vom Körper entfernt mit den Handflächen nach oben und die Finger leicht angewinkelt. Schließen Sie die Augen, aber schlafen Sie nicht ein. Falls Sie doch einschlafen, weil Sie sehr müde sind, machen Sie die Übungen später, wenn Sie wieder wach sind.

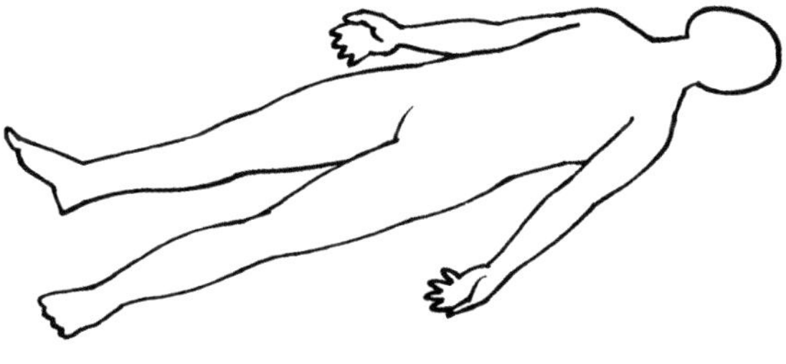

Wenn Sie die Übung beendet haben, kommen Sie zurück in die „richtige Welt“. Bewegen Sie vorsichtig Ihre Zehen, Füße und Finger und wenn Sie so weit sind, öffnen Sie Ihre Augen. Dann drehen Sie sich langsam auf die rechte Seite und setzen sich langsam hin. Ruhen Sie sich ein wenig aus und lächeln Sie für einen Moment, bevor Sie aufstehen.

Sie können die Übungen zwar allein machen, aber es ist vorteilhaft, wenn Sie mit einem Partner oder einer Partnerin üben. Er oder sie kann die Übungen vorlesen (mit einer ruhigen und angenehmen Stimme) bis Sie sie beherrschen.

Die unten stehenden Übungen helfen Ihnen in Ihrer Entspannungs-, Konzentrations- und Visualisierungsarbeit. Die Übungen funktionieren von Mensch zu Mensch unterschiedlich. Sie sollten daher diejenigen aussuchen, die für Sie am besten funktionieren.

## 5 Übungen zum Entspannen, für eine bessere Körperwahrnehmung und zum Visualisieren

1) *SCHWERKRAFT*

Achten Sie darauf, wie schwer und entspannt sich Ihr Körper anfühlt. Konzentrieren Sie sich auf die Punkte, an denen Ihr Körper mit der Unterlage in Berührung kommt – Ihre Fersen, die Unter- und Oberschenkel, Gesäß, Rücken, Schultern, Oberarme, Ellbogen und Kopf. Nehmen Sie wahr, wie ruhig Ihre Zunge im Mund liegt. Mit ein wenig Übung werden Sie sogar fühlen, wie Ihre Haut „in Richtung Boden rutscht“ – insbesondere die Haut um Ihre Augen und Wangen. Wenn Sie die ganze Spannung in Ihren Muskeln und Gedanken loslassen können und zulassen, dass nur die Schwerkraft an Ihrem Körper arbeitet, dann werden auch Ihre inneren Organe schwer und entspannt. Das Wort „schwer“ hat hier nichts mit Gewicht oder Unannehmlichkeit zu tun, sondern mit einem sanften und bequemen Druck.

2) *KLANGBILD*

Nehmen Sie die Geräusche wahr, die Sie um sich hören und versuchen Sie, daraus ein Bild zu formen. Wenn Sie genau hinhören, werden Sie feststellen, dass ihre Ohren Geräusche wahrnehmen, die Sie normalerweise nicht hören. Denken Sie darüber nach, dass blinde Menschen oft ein viel besseres Gehör als Sehende haben. Sie können sogar hören, wenn sie an einem Baum oder einer offenen Tür vorbeilaufen. Mit dieser Übung können Sie auch Ihr Gehör trainieren. Stellen Sie sich so viele Bilder wie möglich vor. Lassen Sie sich für die Übung Zeit. Wenn Sie einen Vogel singen hören, dann stellen Sie sich vor, wie dieser Vogel aussieht. Welche Farbe hat er? Welche Form? Wie groß ist der? Wo sitzt er? Hören Sie Stimmen, dann stellen Sie sich vor, wie die Menschen aussehen. Wie sind sie angezogen? Wie viele Menschen sind da? Je lebendiger Ihre Bilder werden, desto mehr trainieren Sie Ihr Gehör und Ihre Fähigkeit, zu visualisieren. Gehen Sie durch das ganze Klangspektrum und achten Sie auf Details und Worte ohne sich daran festzuhalten und ohne über ihre Bedeutung nachzudenken. Nehmen Sie die Klänge einfach als „murmeln" wahr, woraus Sie ihre eigenen Bilder kreieren können.

3) *BLAU-ROTER KÖRPER*

Stellen Sie sich vor, dass Ihr ganzer Körper blau ist. Vollständig blau. Jetzt stellen Sie sich vor, dass die Farbe sich langsam und kontrolliert in ein tiefes, klares Rot verändert. Diese Veränderung wird begleitet von einem angenehm warmen Gefühl. Es fängt bei Ihren Zehen an und bewegt sich langsam nach oben – Knöchel, Schienbein, Knie, Oberschenkel, Hüften, Kreuz, Bauch, Rücken, Brust, Schultern, Arme, Hände und zum Schluss Hals und Kopf. Seien Sie besonders gründlich, wenn Sie bei Ihrem Unterkiefer ankommen, sowie bei Ihrer Zunge, Ihren Wangen, Ihren Augen, Ihrer Stirn und Ihrem Schädel. Spüren Sie, wie sich Ihr Schädel entspannt. Lächeln Sie leicht, und spüren Sie, wie der Teil ihres Körpers an den Sie gerade denken, wärmer wird.

4) *EKSTATISCHE FREUDE*

Denken Sie an ein wichtiges und bewegendes Ereignis in Ihrem Leben. Das könnte ein fantastischer sportlicher Erfolg sein, ein Abschlussexamen oder ein anderes Ziel, das besonders wichtig für Sie ist. Es könnte sich auch um eine intensive Erfahrung wie die Geburt eines Kindes handeln oder um ein einschneidendes Erlebnis aus Ihrer Kindheit. Natürlich muss es etwas Positives sein, etwas, das Sie glücklich und entspannt macht. Versuchen Sie, diesen Moment so deutlich wie möglich wieder zu erleben. Wie haben Sie sich gefühlt? Wo in Ihrem Körper konnten Sie dieses Gefühl erleben? Versuchen Sie auch klarzustellen, warum dieses Ereignis Sie so glücklich macht. Je mehr Sie daran arbeiten, dieses positive Gefühl hervorzurufen, desto schneller wird es Ihnen gelingen in Situation, in denen Sie es benötigen. Sie können mit dieser Methode Ihr eigenes „Entspannungs-Heilmittel“ herstellen.

5) *DAS PARADIES*

Denken Sie an eine schöne, ruhige Landschaft. Es könnte ein herrlicher Berg sein, ein Bergsee, eine grüne Hügellandschaft oder der in der Sonne glänzende Ozean. Sie können auch in Ihre Kindheit zurückkehren, zu einem Ort, den Sie als Kind mochten – vielleicht der Garten Ihres Elternhauses oder Ihrer Großeltern oder vielleicht handelt es sich um einen schönen „geheimen“ Ort. Versuchen Sie nun, sich zu erinnern, wie dieser Ort gerochen hat – das hochgewachsene Gras mit dem Morgentau, die vielen bunten Blumen, die frische Luft in Ihrer Nase. Spüren Sie auch die Temperatur und die Luftfeuchtigkeit. Stellen Sie sich in gleicher Weise die Geräusche vor – das plätschernde Wasser, Vogelgezwitscher, summende Insekten, Blätter, die im Wind rascheln. Mit der Zeit wird es Ihnen gelingen, auf Abruf Ihr eigenes Paradies sofort zu betreten.

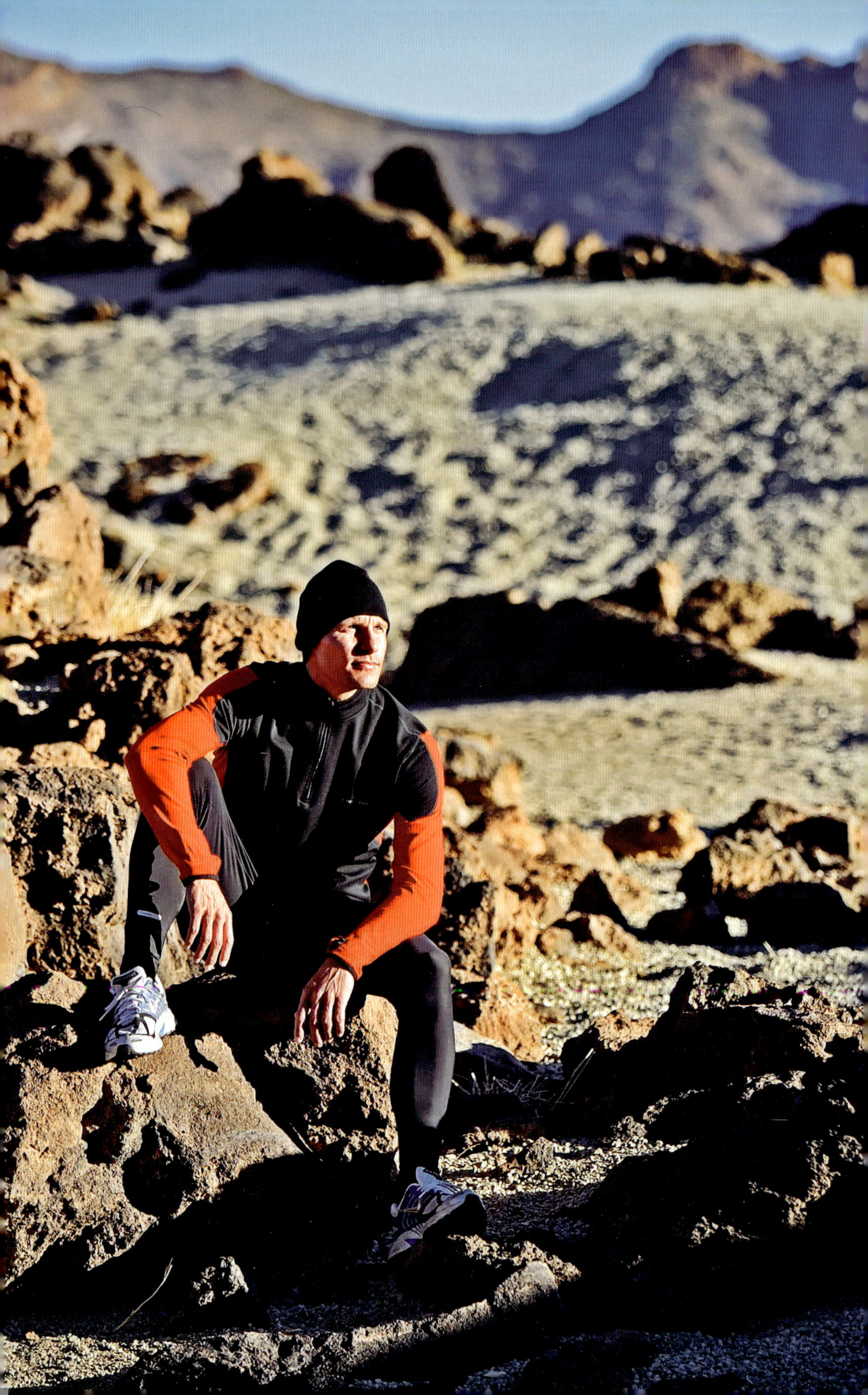

# Normale Atmung

# Gute und schlechte Gewohnheiten

### Warum atmen wir?

Wir Menschen atmen in ganz unterschiedlicher Weise. Auf welche Art und Weise Sie atmen, ist wichtig. Wir atmen, um Sauerstoff ($O_2$) aus der Luft zu entnehmen und Kohlendioxid ($CO_2$) aus dem Körper zu entfernen. Je mehr Sie diesen Prozess steuern können, desto gesünder werden Sie.

Wenn Sie einatmen und Luft in Ihre Lunge eintritt, wird Sauerstoff zusammen mit Ihrem Blut in jede Zelle Ihres Körpers transportiert. Sauerstoff wird während des sogenannten Zitronensäurezyklus, auch Citratzyklus genannt, konsumiert. Bei diesem Kreislauf biochemischer Reaktionen wird unsere Nahrung mithilfe von Wasser und Enzymen in energiegeladene Moleküle, sogenannte Adenosintriphosphat oder ATP (die Zellbatterie), umgewandelt. Je effizienter Sie atmen, desto mehr Energie werden Sie in Ihrem Körper speichern können.

Unser Blut transportiert Kohlendioxid (ein Nebenprodukt dieses Zyklus) zu unserer Lunge. Von dort aus gelangt es beim Ausatmen wieder in die Luft. Wenn Sie unkontrolliert atmen, reinigen Sie Ihren Körper nicht richtig. Das kann zu Kopfschmerzen oder Erschöpfung führen oder sogar zur Schädigung Ihrer inneren Organe.

Pflanzen arbeiten übrigens in umgekehrter Weise. Sie nehmen Kohlendioxid auf und wandeln ihn mithilfe von Sonnenenergie in einem Prozess namens Fotosynthese in Sauerstoff um. So leben Pflanzen und Tiere in einer Symbiose und sind voneinander abhängig.

Ihr Körper atmet und genauso atmet jede Zelle Ihres Körpers. Jede einzelne Zelle kann als unabhängiger Organismus betrachtet werden. Jede Zelle produziert ihre eigene Energie und besitzt ihren eigenen Reinigungsmechanismus. In der indischen Yogatradition werden Körperzellen „kleine Leben" genannt. Die Atmung beim Yoga ist so fein abgestimmt, dass sie auf dieser Ebene arbeitet.

Wenn Sie fit und gesund bleiben wollen, ist es entscheidend, dass Ihre Zellen in einer guten Balance bleiben. Eine wichtige Komponente dieser Balance ist die richtige Atmung.

## Ein- und Ausatmen

Atmung besteht aus zwei Teilen – Einatmung (Inhalation) und Ausatmung (Exhalation). Mit der richtigen Atemtechnik erreichen Sie eine optimale Balance zwischen diesen beiden Teilen. Das bedeutet nicht, dass Sie gleich lang ein- und ausatmen, sondern dass die gleiche Luftmenge ein- und ausgeatmet wird. Wenn Sie ganz langsam ausatmen, wird Ihr Körper Kohlendioxid ansammeln. Diese Art der Atmung heißt *Hypoventilation* (*hypo* ist Griechisch für „unter" oder „weniger als normal"). Dies führt zu Kopfschmerzen und anderen Unannehmlichkeiten. Wenn Sie wiederum plötzlich und kraftvoll ausatmen, wird Ihr Körper zu viel Kohlendioxid auf einmal verlieren, was bei nervösen oder unter Stress stehenden Menschen leicht zu Schwindel und einem Kribbeln in den Fingern und Lippen führen kann. Dieser Status heißt *Hyperventilation* (*hyper* bedeutet „über" oder „zu viel"). Das ist natürlich auch keine gute Art zu atmen.

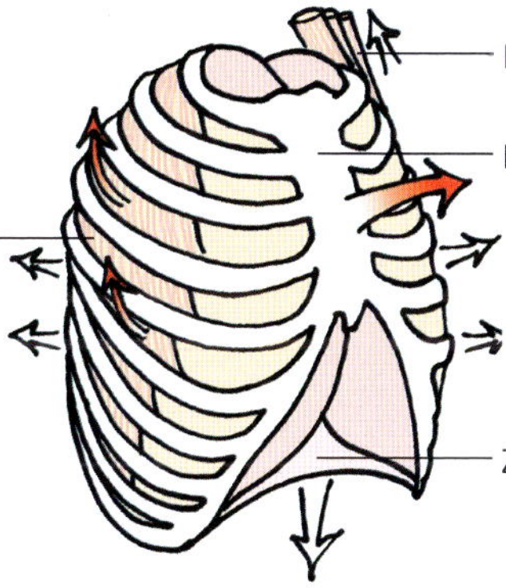


Die meisten Menschen wissen nicht, dass Sie ineffektiv atmen. Aber Sie können leicht lernen, richtig zu atmen. Letztendlich geht es nur darum, genauso viel Luft einzuatmen, wie Sie auch ausgeatmet haben. Ihre Atmung wird natürlicher und ausgeglichener, wenn Sie die Muskeln Ihres Brustkorbs stärken und biegsamer machen.

Beim Einatmen ziehen Sie zuerst die äußeren Rippenmuskeln zusammen damit die Rippen sich nach oben und außen bewegen. Hierdurch reduziert sich der Druck auf Ihre Lunge, die durch zwei Membranen direkt mit Ihrem Brustkorb verbunden sind.

Die größte Mengenerhöhung wird durch das Zwerchfell erreicht. Seine kuppelförmige Decke zieht sich zusammen, bewegt sich nach unten in Richtung Bauchhöhle und zieht dabei kolbenähnlich Luft in Ihre Lunge. Die Bewegung wird durch Muskelkontraktionen verursacht. Diese Funktion benötigt Energie und gilt daher als aktiver Prozess.

Wenn wir intensiv einatmen oder Atemnot verspüren, wird eine weitere Gruppe von Muskeln rund um den Brustkorb und in der Kehle aktiviert: die großen diagonalen Muskeln und die *Musculi scaleni.*

Durch die Elastizität die Lunge, Brusthöhle und Zwerchfell beim Einatmen erreicht haben, ist eine normale Ausatmung dagegen vollkommen passiv. Die äußeren Muskeln des Brustkorbs entspannen sich und das Zwerchfell fällt in seine natürliche, gekrümmte Position zurück. Das erhöht den Druck in der Lunge und in der Luft, die ausgeatmet wird.
Wenn Sie nervös oder gestresst sind, besteht die Gefahr, dass Sie aktiv ausatmen. Das ist eine schlechte Angewohnheit. Es bedeutet, dass Sie Energie sowohl zum Aus- als zum Einatmen benutzen, was eine unnatürliche Spannung in Ihrem Körper herstellt. Das wirkt sich mit der Zeit auf Ihre Psyche aus. Besonders dann, wenn Sie im Alltagstrubel sind, ist es ratsam, natürlich zu atmen, sodass Brust und Zwerchfell vollkommen zusammenfallen.

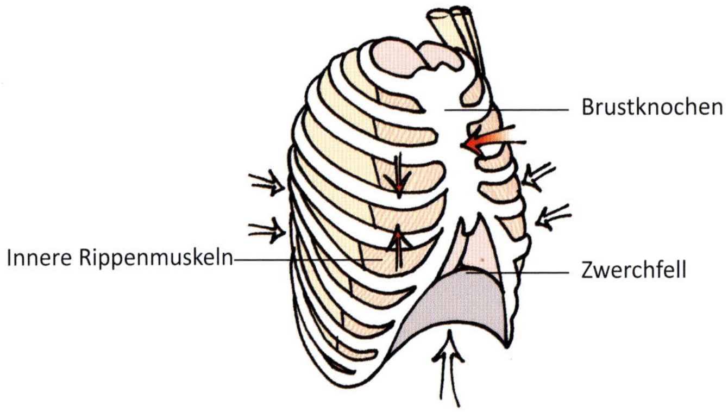


Sie können verschiedene Arten zum Atmen ausprobieren. Hierzu können Sie Ihre Hände zu Hilfe nehmen, um zu spüren, wo und wann Ihre Muskeln sich zusammenziehen und entspannen.

Ihr zentraler Atemmuskel ist Ihr großes, kuppelförmiges Zwerchfell. Es besteht aus einer Reihe von Muskeln und Sehnen. Im entspannten Zustand ist es konvex und passt wie ein Bogen in den Brustraum. Halten Sie Ihre Hände um Ihren Körper unter Ihrem Brustkorb, atmen Sie ein und spüren Sie, wie eine große Platte sich in Richtung Bauchnabel bewegt. Das ist Ihr Zwerchfell. Der medizinische Begriff, Diaphragma, stammt von dem griechischen Wort *diaphrassein,* was so viel wie „trennen" oder „dazwischen sein" heißt. Das Zwerchfell trennt unseren Brustraum mit Herz und Lunge vom Bauchraum mit den Organen Leber, Milz und Magen.

Das Zwerchfell ist vorn mit dem Brustbein, an den Seiten mit den unteren Rippen und auf der Rückseite mit der Wirbelsäule verbunden. Es bietet nur der Speiseröhre und größeren Adern Durchlass. Es ist wie ein großer Kolben im Körperinneren, der den Druck auf die Brusthöhle wie auch auf die Bauchhöhle verändern kann. Dabei werden alle inneren Organe in diesen Körperregionen beeinflusst. Das Zwerchfell erlaubt uns, ruhig und regelmäßig zu atmen und es hat zudem einen riesigen Einfluss auf den Kreislauf von Blut und Gewebeflüssigkeit – ein Bereich, der noch nicht eingehend untersucht wurde. Wir merken unser Zwerchfell im täglichen Leben zum Beispiel, wenn wir husten, uns übergeben, auf die Toilette gehen müssen oder Schluckauf haben.

Die wichtigste Funktion des Zwerchfells bleibt jedoch die Belüftung der Lungen. Allerdings nutzen nur wenige Menschen diese Funktion optimal aus und verzichten somit auf die physischen Vorteile, die die vollständige Belüftung der Lungen bietet. Aber mit nur wenigen Übungen täglich können Sie und Ihr Zwerchfell die besten Freunde werden.

## Wie Luft durch Ihren Körper reist

Um Ihr Zwerchfell zu steuern und biegsam und stark zu machen, ist es extrem wichtig, dass Sie die Luftströmung während des Ein- und Ausatmens regulieren. Um Ihre Atmung zu trainieren, müssen Sie wissen, wie das Atmen und die Lungen funktionieren. Lassen Sie uns einen genauen Blick auf den Weg der Atemluft durch unseren Körper werfen. Schließen Sie die Augen und atmen Sie einige Male tief ein. Versuchen Sie den Luftstrom in Ihrem Körper zu spüren. Wo tritt die Luft ein, wo fließt sie hin und wie fühlt sie sich an? Luft kann über zwei Stellen in Ihren Körper gelangen: durch die Nase und durch den Mund.

### Der Mund ist zum Essen da

Damit es direkt klar ist: Der Mund ist zum Essen da. Er sollte nur zum Atmen benutzt werden, wenn die Nase verstopft ist oder bereits hart arbeitet.

Es gibt viele gute Gründe, durch die Nase zu atmen: Wenn Luft in Ihre Nase dringt, filtern die feinen Härchen sofort größere Partikel heraus. Dann gelangt die gefilterte Luft auf die Nasenmuscheln, wo sie befeuchtet und erwärmt wird. Gleichzeitig werden kleinere Partikel von den Schleimhäuten herausgefiltert. Wenn wir unsere Nase richtig nutzen, werden wir dieses extrem empfindliche Organ zu schätzen wissen. Im oberen Teil der Nase befindet sich eine Reihe von feinen Sinneszellen, die verschiedene Düfte und Gerüche wahrnehmen können. Diese Informationen werden über Nervenfasern direkt an das Gehirn weitergegeben.

Trotz seiner beeindruckenden sensorischen Funktion, genießt die Nase in der westlichen Welt nicht sehr viel Aufmerksamkeit, weder kulturell noch medizinisch. Vielleicht liegt es daran, dass wir in einem Zeitalter leben, in dem Informationen schnell und überall zugänglich sein müssen, und wir deshalb visuelle Kommunikation bevorzugen. Wir „zivilisierten" Menschen haben dabei unsere eigentliche Natur vergessen. Wir beschnüffeln uns nicht mehr gegenseitig, denn das ist nicht mehr für die Erhaltung unsere Spezies notwendig.

Aber unsere Nase ist ständig im Einsatz, auch wenn wir das gar nicht mitbekommen. Sie nimmt eine Fülle von Informationen aus der Umwelt auf. Wir alle wissen, wie stark Gerüche auf uns wirken können. Sie können zurück in die Kindheit führen oder, wenn der Geruch abscheulich ist, Ihnen den Magen umdrehen. Naturvölker benutzen Ihre Nase bewusst. Sie erweitern Ihre Nasenlöcher viel mehr als wir „zivilisierten" Menschen es normalerweise tun. Doch beobachten Sie sich, wenn Sie eine Blume oder ein Parfüm riechen. Vermutlich erweitern sich Ihre Nasenlöcher und Sie ziehen die Luft hoch in Ihre Nase.

**Fazit:** Sie reinigen und erwärmen die eingeatmete Luft, wenn Sie sie über die Nase aufnehmen. Gleichzeitig erhalten Sie eine Fülle von wichtigen Informationen über Ihre Umwelt. Wenn Sie durch den Mund einatmen, gehen diese Informationen verloren.

## Bis tief hinunter in die Lunge

Wenn die Luft unsere Nase verlässt, strömt sie an der Decke des hinteren Teils der Mundhöhle vorbei, dort, wo sich der Gaumenzipfel befindet. Weiter unten im Hals strömt sie vorbei an der Kehldecke (Epiglottis), eine kleine Klappe aus Knorpelgewebe hinter der Zunge. Möchten Sie wissen, welche Aufgabe Ihre Kehldecke genau übernimmt, fassen Sie Ihre Kehle an und schlucken Sie. Sie werden merken, dass es während des Schluckens nicht möglich ist, zu atmen. Denn wenn Sie atmen, richtet sich die Kehldecke auf. Schlucken Sie, zum Beispiel beim Essen, verschließt die Kehldecke blitzschnell den Zugang zu Ihrer Luftröhre. So gelangen weder Ihre Nahrung noch Ihr Speichel in die Luftröhre oder die Lunge.

Ohne Luft könnten wir weder reden, schreien noch singen. Unmittelbar unterhalb des Kehldeckels befindet sich der Kehlkopf, unsere „Stimmbox“. Er besteht aus zwei Stimmbändern und verschiedenen knorpeligen Teilen. Wenn die Stimmbänder zusammengezogen werden und Luft aus den Lungen vorbeiströmt, vibrieren sie und erzeugen einen Klang. Hinter unserer Sprech- oder Singstimme arbeitet also eine beeindruckende Mechanik. Der Raum zwischen den Stimmbändern heißt Stimmritze. Wenn die Stimmritze vollkommen geschlossen ist, kann keine Luft zu den Lungen gelangen. Die Stimmbänder sind also nicht nur wichtig für das Sprechen, sie können sich auch schließen, um unsere Lunge zu schützen.

Unterwegs zur Lunge fließt die Luft nach unten durch die Luftröhre. Diese spaltet sich an der Unterseite und bildet ein umgekehrtes Y. Luft strömt durch die Bronchien, die wie zwei dicke Äste geformt sind, und gelangt in den rechten und linken Lungenflügel. Die Lunge sieht aus wie zwei konische, schwammartige Säcke, die die Brusthöhle fast ausfüllen. Der rechte Lungenflügel ist der größere von beiden. Er besteht aus drei Lappen. Der linke Lungenflügel besteht aus zwei Lappen und einer Mulde für das Herz. Viele Menschen stellen sich die Lungen als zwei einfache Taschen vor, die schrumpfen und sich erweitern. Aber die Lunge besteht aus einer weitverbreiteten verzweigten Struktur, die an eine große widerspenstige Koralle erinnern.

Die Bronchien teilen sich weiter in kleinere Äste (Bronchiolen), die sich in der Lunge befinden. Von hier aus gelangt die Luft schließlich an ihr Ziel: zu den Alveolen oder Herzbläschen, die wie kleine traubenartige Luftsäcke aussehen. In diesen kleinen Luftsäcken tauschen Blut und Luft Sauerstoff und Kohlendioxid aus. Die Herzbläschen sind auf diese Aufgabe besonders spezialisiert. Die Zellwand der Herzbläschen ist oft sehr dünn. Manchmal besteht sie nur aus einer Schicht von Zellen, die weniger als ein tausendstel Millimeter dick ist. Sauerstoff bewegt sich frei in Richtung der vielen kleinen Blutgefäße (Kapillaren), die jedes Herzbläschen umgeben. Dies trifft auch auf Kohlendioxid zu, das sich in die entgegengesetzte Richtung bewegt – aus dem Blutstrom zu den Herzbläschen. Außerdem wird Sauerstoff in einer seifenähnlichen Flüssigkeit gelöst, die das Innere der Alveolen bedeckt und den Sauerstoffstrom begünstigt. Dieser Flüssigkeit ist es zu verdanken, dass die Herzbläschen nicht kollabieren, wenn die Lunge sich entleert. Außerdem unterstützt sie eine optimale Erweiterung der Alveole und begünstigt den engen Kontakt mit dem Blutkreislauf. Die Lungenbläschen sind nicht zuletzt so effektiv, weil sie so zahlreich sind. Es gibt ungefähr 300 Millionen von ihnen, das wäre ausgebreitet eine ungefähre Fläche von 150 Quadratmetern.

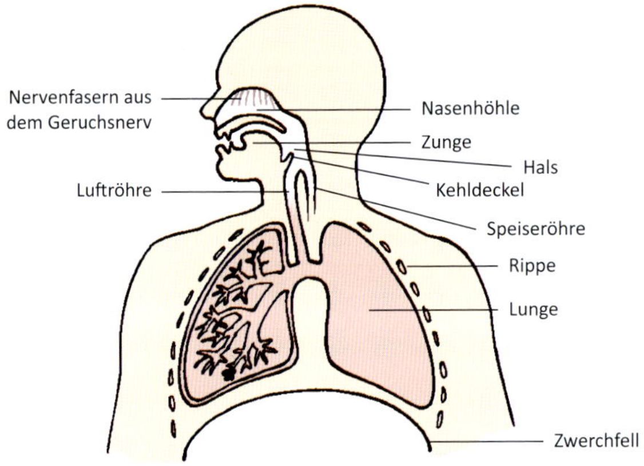


*Die oberen Luftwege und das Zwerchfell*

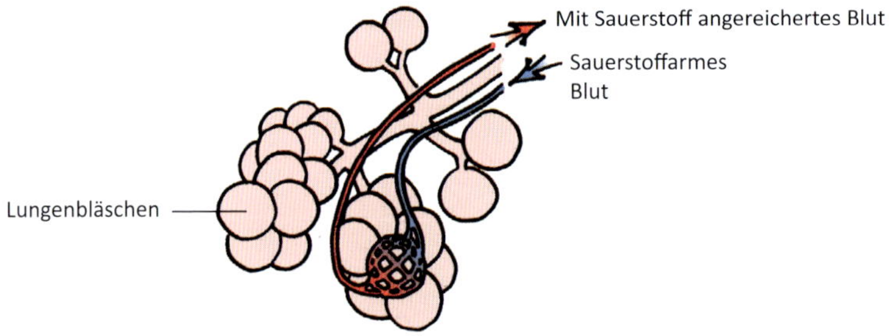


*Sauerstoffarmes Blut nimmt Sauerstoff in den feinen Blutgefäßen, die die Lungenbläschen umgeben, auf.*

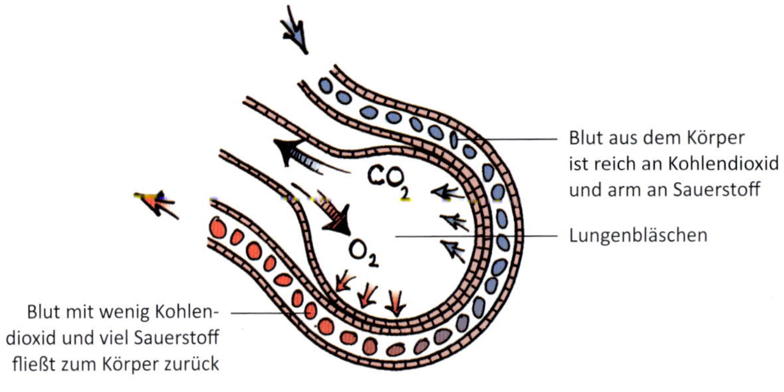


*Die Entfernung zwischen den feinen Blutgefäßen und der Luft in den Lungenbläschen ist sehr kurz. Dadurch kann Kohlendioxid sich in den Lungenbläschen verteilen und Sauerstoff in den Blutkreislauf aufgenommen werden.*

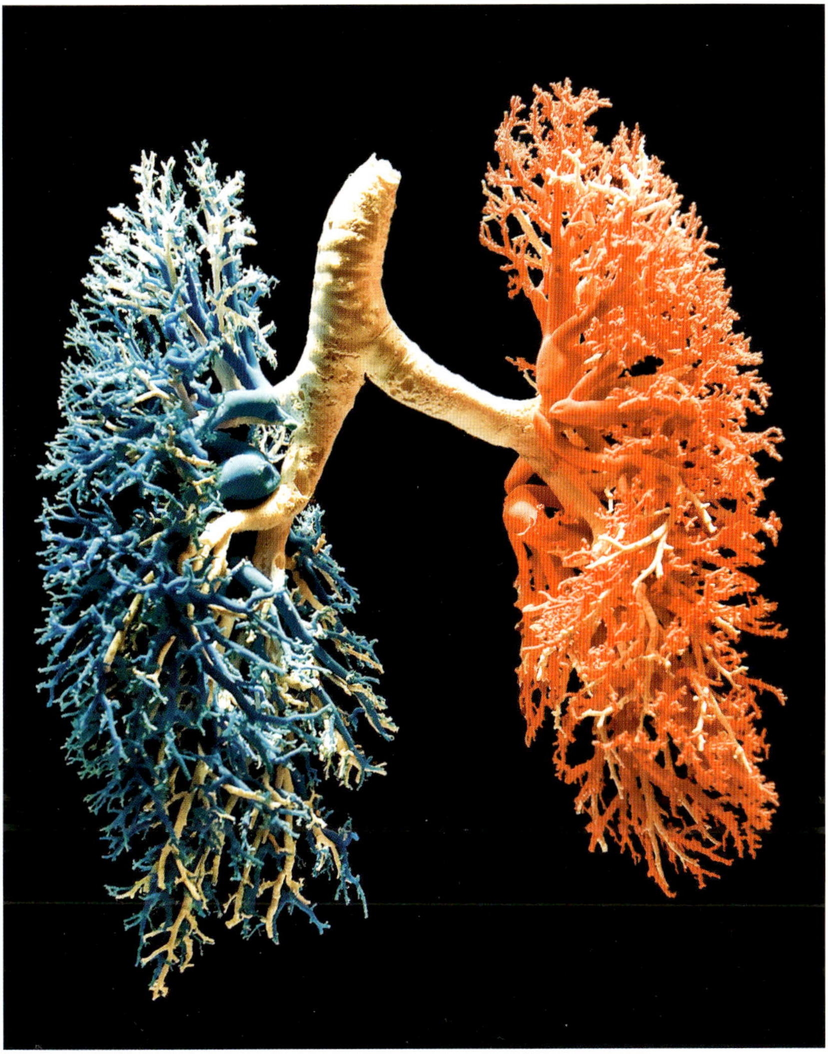

*Die menschliche Lunge ist extrem verzweigt. Der linke Lungenflügel (hier rot gefärbt) ist kleiner als der rechte Flügel (hier blau gefärbt), weil das Herz sich unterhalb des linken Lungenflügels befindet.*

ॐ

## Wie Ihr Gehirn Ihre Atmung regelt

In der Mitte Ihres Gehirns liegt ein „Kontrollturm", der kontinuierlich dafür sorgt, dass Sie Tag und Nacht atmen. Ihr Nervensystem sendet automatisch Impulse an die Muskeln in Ihrer Brust und Ihrem Zwerchfell und empfängt gleichzeitig Signale, wenn die Lungen mit Luft gefüllt sind. Die meisten von uns nehmen diese grundlegende Atmung als selbstverständlich hin, denn sie passiert automatisch. Wir dürfen aber nicht vergessen, dass in Krisensituationen Nervenimpulse unsere Atmung auf die Hälfte ihrer normalen Kapazität reduzieren. Das bedeutet, dass die Fläche der Alveolen sich auf 75 Quadratmeter reduziert. Auf der anderen Seite haben wir die Möglichkeit, den Rhythmus und die Tiefe unserer Atmung bewusst zu steuern. Dadurch können wir den natürlichen Rhythmus wiederherstellen und unsere Atmung sogar verbessern.

Die Fähigkeit, unsere Atmung bewusst zu steuern, unterscheidet uns von den Tieren. Der Delfin zum Beispiel ist uns Menschen sehr ähnlich, was Größe, Sozialverhalten und Intelligenz angeht. Aber er kann sein Bewusstsein und seine Atmung im Schlaf nicht abschalten, denn dann würde er ganz einfach ertrinken. Delfine haben dieses Problem gelöst, indem sie die beiden Hirnhälften abwechselnd schlafen lassen.

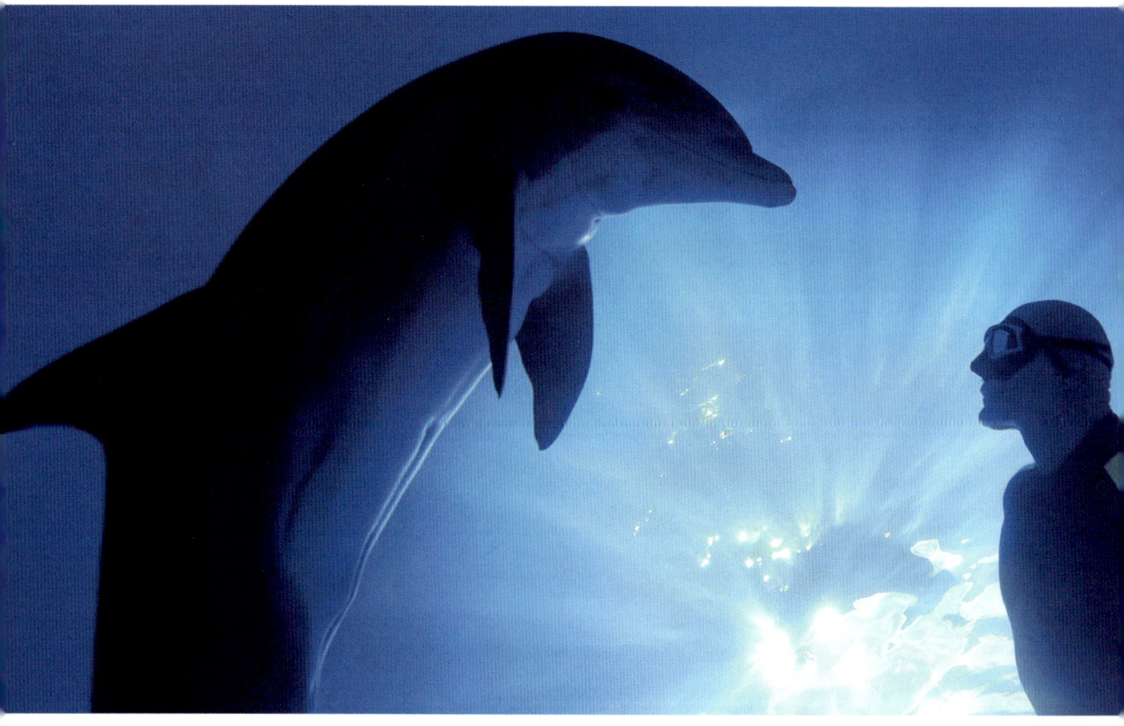

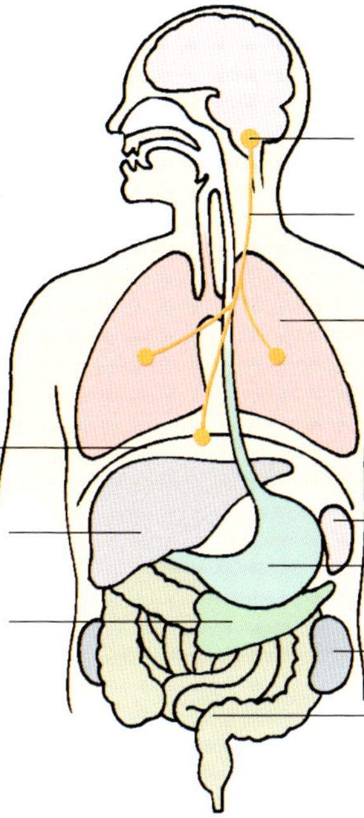


Unsere Atmung wird zentral durch unser Gehirn gesteuert. Der Hirnstamm, der sich im mittleren und unteren Teil unseres Gehirns befindet, reguliert Rhythmus und Intensität. Die wichtigste Rolle in unserem Atemrhythmus spielt eine Erhöhung der Kohlendioxidmenge und nicht (wie viele glauben) eine erhöhte Sauerstoffmenge. Kleine Rezeptoren im Hirnstamm erfassen die Erhöhung und das Gehirn leitet entsprechende Signale an Muskeln, Brustkorb und Zwerchfell weiter, damit diese ihre Aktivität erhöhen.

Wenn Sie das nächste Mal laufen gehen oder eine Tätigkeit ausüben, bei der sich Ihr Puls erhöht, oder wenn Sie gestresst sind, versuchen Sie anschließend die Luft anzuhalten. Sie werden sofort einen intensiven Atemdrang verspüren. Dieser wird nicht durch den Mangel an Sauerstoff verursacht, denn Ihre Lungen sind voll davon. Vielmehr entsteht der Drang dadurch, dass Ihr Körper Kohlendioxid produziert hat und nun versucht, dieses so schnell wie möglich loszuwerden.

Wenn Sie sich beruhigt haben und wieder ruhig und tief atmen können, bewegt sich Ihr Zwerchfell sanft auf und ab und massiert dabei sanft die inneren Organe in der Bauchhöhle. Auf dieser Weise werden Leber, Milz, Nieren, Mangen, Pankreas und Darm beeinflusst, was Ihre Verdauung und die Sekretion verschiedener Enzyme und Hormone fördert. Das wiederum wirkt anregend und reinigend und macht schlank. Das ist ein weiterer guter Grund, eine richtige Atemtechnik zu lernen.

### Das lebende Nervensystem

Es gibt einen Teil des Nervensystems, den wir nicht mit unserem Willen steuern können. Diesen Teil nennen wir das autonome Nervensystem. Es besteht aus dem Sympathikus und dem Parasympathikus. Beide regulieren die lebenswichtigen Funktionen des Körpers. Auch wenn wir diese Funktionen nicht beliebig ein- und ausschalten können, werden sie durch innere oder äußere Faktoren sowohl physischer als auch psychischer Art beeinflusst. Beide Teile des Nervensystems arbeiten ununterbrochen und zwar mehr oder weniger gegeneinander, um ein gesundes Gleichgewicht zu erhalten.

Das sympathische Nervensystem wird hauptsächlich durch Stress aktiviert. Es setzt den Körper in Kampfmodus. Mit anderen Worten, es ist ein Überlebensmechanismus. Es führt zur Erhöhung von Herzrhythmus, Blutdruck und Blutzucker und erweitert unsere Pupillen. Dieser Zustand ist als „Kampf oder Flucht"-Reaktion bekannt und evolutionär betrachtet notwendig, damit wir schnell auf eine unmittelbare Gefahr reagieren können. Aber wenn das sympathische Nervensystem durch lang anhaltenden Stress, Mobbing oder harte körperliche Arbeit überlastet wird, kann das fatale Folgen für den Organismus haben.

Der Parasympathikus dagegen hat einen beruhigenden Einfluss. Er senkt unseren Puls und Blutdruck und fördert gleichzeitig die Verdauung und die Aufnahme von Nährstoffen. Der Zustand ist bekannt als „ruhen und verdauen". Der Parasympathikus dominiert, wenn wir ruhen, essen oder schlafen. Er koordiniert die Ruhe und Regeneration des Körpers und es ist empfehlenswert, vor allem diesen Teil des Nervensystems durch Atemübungen zu aktivieren.

Betrachten wir nun eines der fundamentalsten Elemente des Parasympathikus: den Vagusnerv. Er ist der komplexeste aller unserer Nerven. Im Lateinischen bedeutet Vagus „wandern". Der Vagusnerv wird so benannt, weil von seinem Ursprung im Hirnstamm sich Nervenfasern über Hals und Oberkörper ausbreiten, durch die Signale zwischen Körper und Gehirn hin und her wandern. Kurz gesagt: Der Vagusnerv verbindet das Gehirn mit dem Rest des Körpers über Zunge, Rache, Stimmbänder, Lunge, Herz, Magen und Darm bis hin zu verschiedenen Drüsen, Enzymen und Hormonen, die unsere Verdauung, Stoffwechsel und vieles andere mehr beeinflussen.

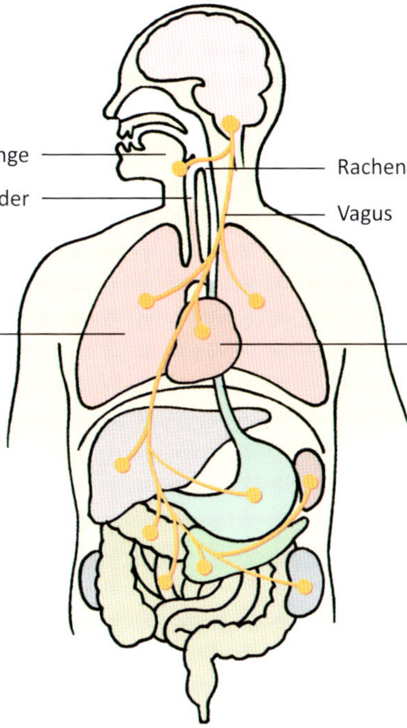


Das lebendige Nervensystem zu stärken, kann sich also auszahlen. Das beste Werkzeug dafür ist richtig zu atmen und das können Sie allein mit Atemübungen aus dem Yoga meistern.

Der große Einfluss des Vagusnervs auf Lunge und Herz sowie seine Anbindung an das Gehirn sind recht interessant. Ihr Körper und Geist werden durch die Dreifaltigkeit Herz-Hirn-Lungen beherrscht und geregelt. Der Schlüssel zur Beherrschung Ihres Geisteszustands und zur Regelung des Stress-Levels liegt in Ihrer Fähigkeit, die beruhigenden parasympathischen Pfade Ihres Nervensystems auf Befehl aktivieren zu können, auch wenn – wie oben schon erwähnt – wir diesen Teil des Nervensystems normalerweise nicht bewusst steuern können. Aber wenn Sie Ihren Atem für einen kurzen Moment anhalten und dann langsam ausatmen, können Sie Ihren Vagusnerv stimulieren und Ruhe in Ihren Körper und Geist bringen.

ॐ

# Übungen

Entspannung ist untrennbar mit dem parasympathischen Teil des Nervensystems, dem sogenannten „Ruhen und verdauen"-System verbunden. Es gehört zu den autonomen, selbststeuernden Nervensystemen. Aber wenn Sie bewusst atmen und sich auf die Bewegungen Ihres Zwerchfells konzentrieren, können Sie mithilfe des Vagusnervs, der sich von Ihrem Gehirn aus bis in die Lunge, das Herz und andere Organe ausbreitet, das System enorm beeinflussen.

Sie aktivieren insbesondere dann den Vagusnerv, wenn Sie langsamer als üblich ausatmen oder tiefer einatmen. Schließen Sie die Augen und atmen Sie ein- oder zweimal tief ein und atmen Sie anschließend mit einem hörbaren, tiefen, zufriedenen Seufzer aus. Ihre Lunge und Ihre ganze Brust werden sich weiten und der Vagusnerv wird ein Signal geben, damit sich Ihr Gehirn entspannt. Sie werden sich mit Sicherheit wohler fühlen. Es könnte sogar sein, dass Sie sich müde und schläfrig fühlen. Und spätestens jetzt werden Sie gähnen – ausgiebig, schön und faul gähnen. Achten Sie darauf, wie der untere Teil Ihrer Lunge und die Seite des Halses beim Gähnen aktiviert werden. Es ist ein purer Elektroschock auf den Vagusnerv – natürlich positiv gesehen!

Falls Sie jetzt denken, dass die Verbindung zwischen Atmung und Geist sehr einfach oder sogar banal klingt, liegen Sie ganz richtig. Gleichzeitig ist es eine Tatsache, dass diese Verbindung meistens übersehen und selten ausgenutzt wird. Falls Sie immer noch gähnen, atmen Sie viermal schnell und kräftig ein und aus. Das wird Sie wieder wach machen.

Die folgenden Entspannungsübungen können Sie in der gleichen Position wie die fünf Übungen im vorherigen Kapitel ausführen – an einem ruhigen Ort auf dem Rücken liegend (siehe dazu Seite 52). Diese Übungen sind ähnlich wie die im vorhergehenden Kapitel, aber sie konzentrieren sich mehr auf Herz, Körper und Atmung.

1) *SPÜREN SIE IHR HERZ*
Spüren Sie Ihr Herz – in der Kehle, in Ihren Ohren, Schläfen und Zwerchfell, in Ihren Fingern. Stellen Sie sich vor, dass Sie Kraft Ihrer Gedanken Ihren Puls senken können – das ist nämlich tatsächlich möglich!

2) *SCHÖNES SELBSTBILD*

Versuchen Sie, sich von außen und von oben zu betrachten. Beobachten Sie, wie sich Ihre Brust harmonisch auf und ab bewegt. Beobachten Sie, wie ruhig und entspannt Sie aussehen, insbesondere wie sanft und ruhig Ihre Atmung ist. Falls Ihre Atmung etwas schnell oder auch angespannt ist, dann nehmen Sie sich ein wenig Zeit bis Sie elegant, effektiv und mühelos atmen. Wenn Sie wollen, können Sie sich auch filmen, während Sie atmen. Dadurch gewinnen Sie ein starkes, plastisches Bild Ihre Atmung und Sie können Ihrer eigene Entwicklung folgen und sich über Ihre Fortschritte freuen.
Sobald Sie gelernt haben, sich zu entspannen und geistig und körperlich mehr Bewusstsein erreicht haben, besitzen Sie die grundlegenden Fähigkeiten, um mit Ihrer Atmung sinnvoll zu arbeiten.

## Die natürliche Atmung

Atemübungen können Sie jederzeit und überall durchführen. Sie werden auch keinen damit stören, denn normalerweise merkt niemand, dass Sie gerade üben oder etwas ausprobieren. Sie werden durch Atemübungen schnell mit Ihrem Körper in Kontakt treten, ihn beruhigen und gleichzeitig Ihre Fähigkeit zu visualisieren stärken.

Die meisten Yoga- und Atemübungen werden am besten auf nüchternen Magen durchgeführt. Sie können leichte Übungen aber auch nach einer Mahlzeit machen. Es kann sogar sehr schön sein, sich nach einer Mahlzeit zu entspannen, den Körper mit Sauerstoff zu füllen und dabei die Verdauung zu unterstützen. Beachten Sie jedoch, dass sich Ihr Puls und Ihr Stoffwechsel nach dem Essen meistens erhöhen, da das Essen zerlegt und aufgenommen werden muss. Das ist aber nicht wichtig, denn bei den Übungen geht es darum, sich bewusst auf Ihre Atmung zu konzentrieren. Schließen Sie also die Augen, hören, fühlen und begrüßen Sie ihre eigene Atmung.

Ich zeige Ihnen jetzt eine Übung in vier Schritten, die Ihnen hilft, bewusst zu atmen. Damit wird Ihre Atmung natürlicher und harmonischer. Sie können die Übung in der entspannten, liegenden Position durchführen.

Lesen Sie sich erst die vier Schritte durch und beginnen Sie erst danach. Alternativ können Sie sich auch die Anweisung von jemandem vorlesen lassen, während Sie sie ausführen.

1. Schritt *NEUTRAL*

Atmen Sie durch die Nase ein. Wenn Sie das Gefühl haben, durch den Mund einatmen zu müssen, oder durch den Mund auszuatmen, ist es in Ordnung. Es ist in diesem Schritt wichtig, dass Sie natürlich atmen und den Rhythmus nicht durch zu viel Nachdenken ändern.

2. Schritt *AUFMERKSAMKEIT*

Im nächsten Schritt beobachten Sie Ihre Atmung, um sie besser zu verstehen. Atmen Sie, wie oben beschrieben, aber achten Sie darauf, wie es sich anfühlt, wenn die Luft bis zur Lunge einströmt: Fühlt sich die Luft trocken an? Wie tief dringt sie in die Nase? Bewegen sich die Härchen in Ihrer Nase? Wie fühlt sich die Luft im Hals an? Kratzt es im Hals oder ist es ein beruhigendes Gefühl? Schließen Sie Ihre Augen und achten Sie auf Ihre Atmung: Wie hört es sich an? Woher kommen die Geräusche? Gibt es unterschiedliche Geräusche beim Ein- und Ausatmen? Wenn Sie ausatmen, ist die Luft kälter, wärmer oder feuchter? Berührt die Luft Ihre Oberlippe? Versuchen Sie, durch den Mund zu atmen: Fühlt es sich natürlich an? Ist es entspannter oder anstrengender? Können Sie einen ruhigen und natürlichen Atemrhythmus besser kontrollieren, wenn Sie durch die Nase oder durch den Mund atmen? Wie können Sie am besten „in den Bauch" atmen?

Bei dieser Übung geht es hauptsächlich darum, jede Kleinigkeit Ihrer Atmung wahrzunehmen. Je besser Sie Ihre Atmung kennen, desto besser werden Sie sie verändern und optimieren können. Die Herausforderung bei dieser Übung ist es, alles wahrzunehmen und zu beobachten, ohne den natürlichen Rhythmus zu verändern. Werden Sie nicht ungeduldig, wenn Sie zu atmen vergessen oder wenn Ihr Atemrhythmus unterbrochen wird. Sie werden schnell wieder im Rhythmus sein. Wenn Sie diese Übung einige Tage lang ausführen, werden Sie Ihre Atmung für einen längeren Zeitraum beobachten können, ohne ihn bewusst zu verändern, und Sie werden feststellen, dass Sie ruhiger und dynamischer atmen.

3. Schritt *RHYTHMUS UND PULS*

Sie haben nun ein besseres Verständnis für Ihre Atmung. Es ist jetzt Zeit, Ihren natürlichen Atemrhythmus zu bestimmen. Versuchen Sie zuerst,

Ihren eigenen Rhythmus zu verstehen. Dazu zählen Sie, wie oft Sie in einer Minute atmen. Falls Sie Schwierigkeiten beim Zählen haben, bitten Sie einen Freund um Hilfe oder filmen Sie sich selbst. Jetzt messen Sie Ihren Puls, am besten mit einer Uhr, die Ihren Puls überwacht. Sie können sonst Ihren Finger an Ihre Pulsschlagader halten. Diese befindet sich zwischen Unterkiefer und Ohrläppchen. Eventuell müssen Sie auf der Seite liegen, damit Sie Ihre Uhr besser sehen können. Falls Sie Ihren Puls mit dem Finger nicht finden können, legen Sie sich auf die Seite und horchen in Ihr Kopfkissen hinein. Vielleicht hören Sie dann Ihren Pulsschlag. Spielen Sie mit der Tiefe der Atmung. Wenn Sie beispielsweise tief oder schnell einatmen wird sich Ihre Pulsfrequenz erhöhen. Achten Sie darauf, wie Ihr Puls direkt damit zusammenhängt, wie Sie ein- und ausatmen. Während Sie einatmen, erhöht sich sofort die Pulsfrequenz. Während Sie ausatmen, wird der Puls langsamer. Ihr Puls könnte sogar unterhalb Ihres natürlichen Ruhepulses fallen (Schläge pro Minute).

4. Schritt *NATÜRLICHE ATMUNG*

Jetzt bestimmen Sie Ihren natürlichen Rhythmus. Schauen Sie dazu auf das Muster der Atemkurve, das mehrere Atemzyklen zeigt – wobei ein Zyklus aus einmal einatmen und einmal ausatmen besteht. Bestimmen Sie jetzt Ihren eigenen Atemzyklus indem Sie feststellen, wie lange Sie benötigen, um 10-mal ein- und auszuatmen in dem Tempo, in dem Sie gerade atmen. Teilen Sie diese Zeit durch 10 und Sie haben bestimmt, wie lang ein Atemzyklus ist. Wenn Ihr Atemzyklus 5 Sekunden dauert, befinden Sie sich auf der rechten Seite der Kurve und Sie sind in einem relativ entspannten Zustand. Wenn Ihr Atemzyklus 1 bis 2 Sekunden dauert, sind Sie vielleicht gestresst oder Sie haben sich ein wenig bewegt. Dieser Schätzwert ist der natürliche Rhythmus des Tages. Im Laufe der Zeit werden Sie eine tiefere, ruhigere, sanftere und dynamische Atmung erreichen. Sie bewegen sich dann weiter nach rechts auf der Kurve. Wenn dieser Zustand zum dauerhaften und natürlichen Bestandteil Ihrer „neuen" Atmung wird, werden Sie die vielen physischen und psychischen Vorteile einer effizienten Atmung erfahren. Sie können Ihren täglichen Rhythmus im Kalender notieren und sich über den Fortschritt freuen, den Sie in den folgenden Wochen und Monaten durch mehr Bewusstsein und Atemübungen machen. Falls Sie erkrankt sind oder unter Stress stehen, werden Sie auf der Kurve mehr nach links rücken. Sie werden unkontrollierter atmen, was natürlich nicht optimal ist.

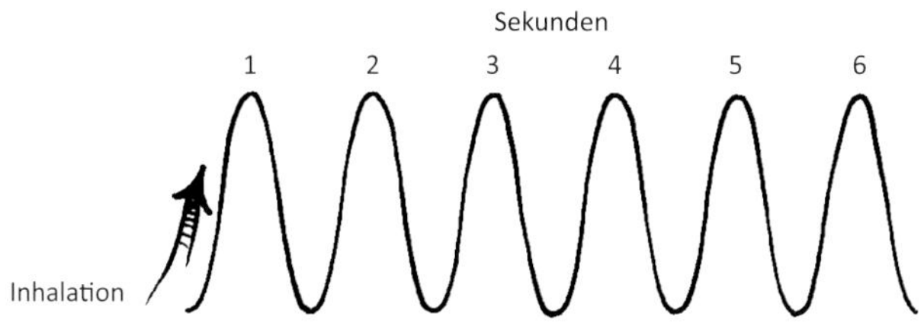


*Atemkurve in Sekunden. Wenn Sie gestresst sind, kann es sein, dass Sie nur eine Sekunde lang einatmen – oder noch kürzer. Wenn Sie ruhig und entspannt sind, kann die Einatmung einige Sekunden dauern.*

# Teil 2

## Bewusste Atmung

Im zweiten Teil führe ich Sie durch verschiedene Aspekte einer bewussten Atmung. Sie lernen, wie Sie Ihre Atmung effektiver machen, um eine starke Verbindung zwischen Körper und Geist herzustellen.

Durch Yoga werden Sie Ihre Sinne stärker wahrnehmen und Sie lernen die Schlüsselelemente von Pranayama (Atemkontolle). Sie lernen auch die Grundlagen des Atemanhaltens, wie es von Apnoetauchern praktiziert wird. Die Luft anzuhalten kann eine Herausforderung sein, aber es ist nicht gefährlich, und es hilft Ihnen, Ihre Sinne besser unter Kontrolle zu halten. Bewusste Atmung hilft Ihnen auch in Ihren täglichen Aktivitäten und Sie werden damit Topleistungen im Sport erzielen. Verstehen und nutzen Sie Ihren Körper und Ihre Atmung besser, werden Sie auch gesünder leben. Wenn Sie krank sind, kann eine bewusste Atmung den Heilungsprozess fördern und Schmerzen lindern, ob diese nun krankheitsbedingt sind oder in der Schwangerschaft oder während des Geburtsprozesses auftreten.

Das Konzept der Breatheology ist so aufgebaut, dass Sie am Ende der einzelnen Kapitel Übungen finden. Führen Sie diese aus, werden Sie Ihre Atemgewohnheiten langsam und natürlich verbessern. Die Übungen stärken Ihre Atemmuskulatur und stimmen Ihr Nervensystem fein ab, sodass Sie Ihr volles Potenzial entwickeln.

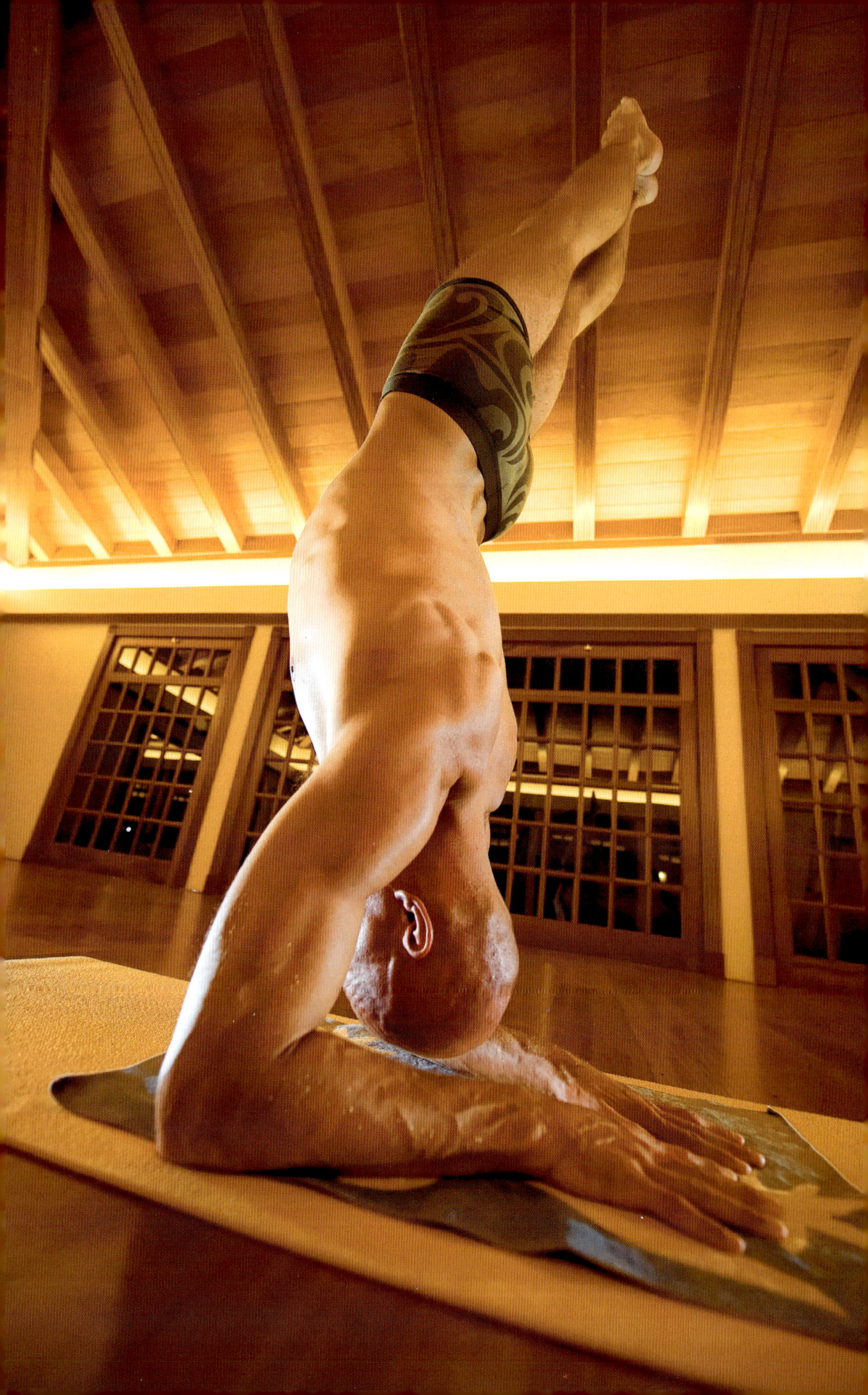

# Trainierte Atmung

# Durch Yoga zur Gesundheit

## Eine ganzheitliche Übersicht

Yoga, die alte südostasiatische Wissenschaft, ist in unserer hektischen zivilisierten Welt wichtiger denn je. Es kann sein, dass Sie dabei an Lotusblüten und süßen Duft denken. Das ist nicht weiter verwunderlich, denn Yoga wird oft als mysteriös und geheimnisvoll dargestellt.

Wir praktizieren Yoga, um durch körperliche und seelische Selbstwahrnehmung besser zu leben. Ein zentrales Element von Yoga ist die Atmung. Mit ihr überbrücken Sie die Kluft zwischen Ihrem Körper und Ihrem Geist.

Im vorhergehenden Kapitel haben Sie einiges über Ihre Anatomie erfahren und wissen nun, wie Ihre Atmung funktioniert. Dieses Grundwissen ist wichtig. Aber selbst wenn Sie mehrere Fachbücher über Anatomie und Physiologie gelesen haben, werden Sie immer noch nicht gelernt haben, besser zu atmen. Sie müssen schon Ihr anatomisches Wissen mit praktischen Atemübungen verbinden. Hierfür ist Yoga der richtige Weg. Keine andere Disziplin und keine andere Wissenschaft sind so detailliert und beschäftigen sich so eingehend mit der Verbindung zwischen Körper und Geist.

Obwohl er seinen Ursprung im hinduistischen Gedankengut hat, ist Yoga für alle Menschen geeignet. In den alten Schriften wird er *Sarvabhauma* genannt, was auf Sanskrit so viel wie „für alle" heißt. Yoga wurde also für uns alle kreiert und ist vielleicht die älteste Wissenschaft und systematischste Methode zur Abwehr und Heilung von Krankheit. Gleichzeitig schafft Yoga Ruhe und Frieden.

Die große Idee hinter Yoga ist, dass alles miteinander verbunden ist. Nichts kann als isolierte Einheit existieren. Das Wort Yoga stammt vom Sanskritwort *yuj*, was so viel wie „Einheit" bedeutet. Yoga verbindet Körper und Geist, Geist und Seele sowie die individuelle und die universelle Seele miteinander. Yoga bedeutet, wieder Verbindung aufzunehmen mit Ihrem inneren Wesen und sich auch mit anderen Menschen sowie mit der Natur und dem Universum zu verbinden. Wenn Sie Ihr Bewusstsein erweitern, ist es möglich, hinter Ihren physischen Körper und Ihre eigene Existenz zu schauen, bis Sie zu Ihrer Seele gelangen. Wenn die Seele befreit ist, kann sie mit der universellen Seele des Lebens in Verbindung treten. Wenn Sie Yoga so betrachten, sehen Sie, dass viel mehr dahintersteckt, als nur faszinierende Körperstellungen und erleuchtende Meditation.

Yoga vereint Liebe und Ethik und bietet Ihnen einen guten Weg, Ihr Leben in dieser Welt zu führen.

ॐ

Yoga ist eines von sechs klassischen Systemen, die zusammen den Kern einer Jahrtausenden alten indisch-hinduistischen Philosophie ausmachen. Diese Philosophie besagt, dass das Individuum durch Yoga Erkenntnisse in die höchste universelle Wahrheit erlangen kann. Diese Weisheit wird erreicht sowohl durch das rationale Verständnis der Realität, die das Selbst erlebt, als auch durch das Akzeptieren und Verstehen der Naturgesetze und den Kräften, die unser Universum formen. Die grundlegende Idee hinter diesen philosophischen Systemen ist, dass wir Menschen leiden, weil wir unser eigenes Potenzial nicht kennen. Yoga zeigt uns, wie wir durch Disziplin lernen können, Körper, Geist und Seele zu pflegen, um dadurch ein ausgeglichenes, gesundes und glückliches Leben zu führen.

Yoga geht zwar vom Individuum aus, es sollen aber alle Menschen davon profitieren. Als gesunde und ausgeglichene Individuen strahlen wir eine positive Energie und Ruhe in unsere Umgebung aus.

Yoga gründet sich nicht auf eine religiöse Überzeugung. Es handelt sich vielmehr um den Ausgangspunkt für eine universelle Energie oder Seele, die alles durchdringt und leitet. Die Philosophie des Yogas hat sich in großen Teilen Asiens verbreitet und hat verschiedene Ausprägungen, wie zum Beispiel der japanische Zen-Buddhismus und der chinesische Taoismus. Der Pionier des Yoga ist vermutlich *Pantanjali*, der vor mehr als 2.000 Jahren das klassische Werk *Yoga Sutra* schrieb. Pantanjali hat Yoga nicht erfunden, aber das *Yoga Sutra* ist das älteste Dokument mit einem theoretischen, philosophischen und auch praktischen Hintergrund. Im Laufe der Geschichte hat Yoga die westliche Welt erreicht und beeinflusst. Der bekannteste Botschafter der bescheidenen und respektvollen Yoga-Philosophie ist heute zweifellos Tenzin Gyatso, der 14. Dalai-Lama von Tibet, der 1989 mit dem Friedensnobelpreis ausgezeichnet wurde.

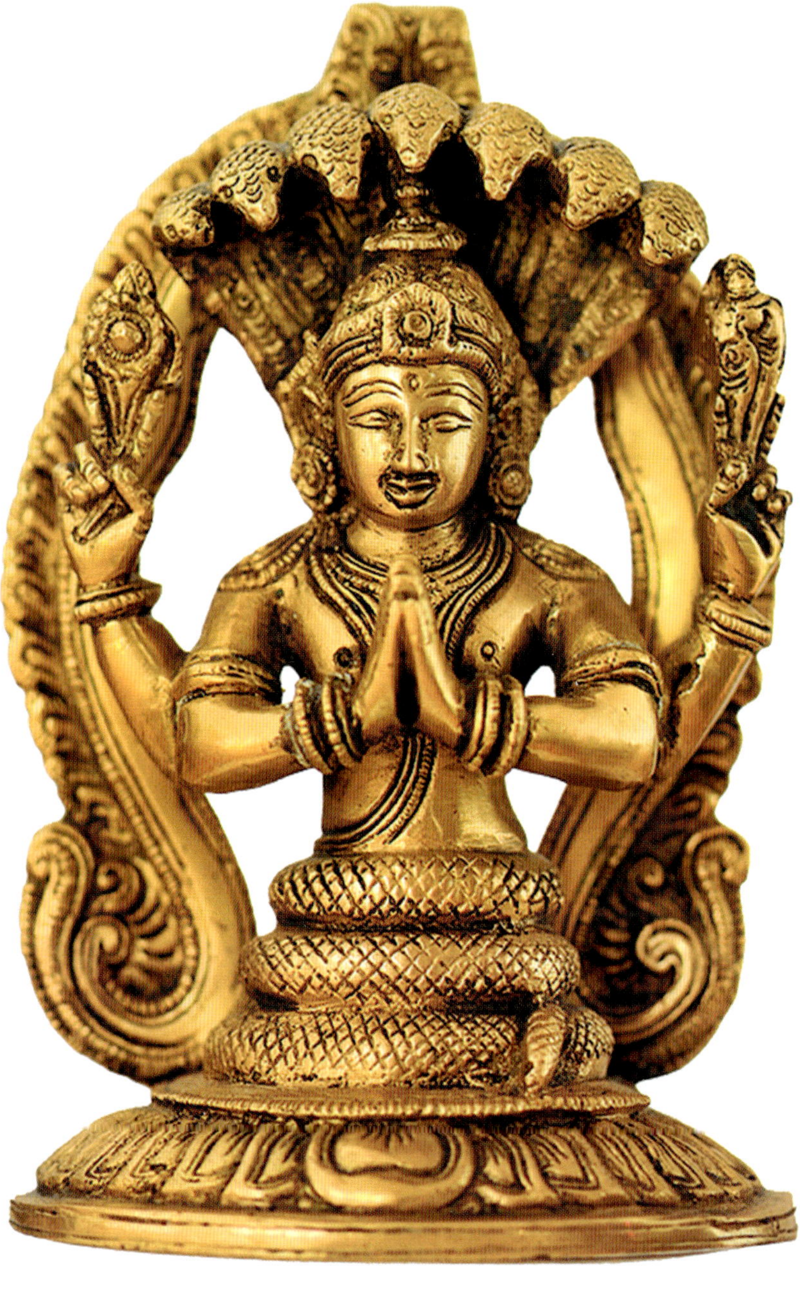

*Es wird vermutet, dass Pantanjali das erste klassische Yoga-Manuskript verfasste. Hier wird er eingerahmt von einem siebenköpfigen Kobra dargestellt.*

Yoga kann (wie so viele andere praktische Disziplinen) theoretisiert werden. Aber Theorie allein reicht nicht aus. Sie müssen schon selbst üben, um Yoga zu erfahren. Das geht am besten mit einem kompetenten Lehrer oder einer kompetenten Lehrerin, der oder die Ihnen Grundlagen von Yoga erklärt und die verschiedenen Stellungen zeigen kann. Aber auch ohne Anleitung können Sie die Grundlagen lernen und einige Grundübungen vorsichtig ausführen.

## Die Vorteile von Yoga

Die „Früchte" des Yoga sind die sogenannten *Siddhis.* Siddhis erscheinen als Veränderungen in Ihrem Körper. Das Sanskitwort *Siddhi* bedeutet, dass etwas erreicht, zu Ende gebracht oder erfüllt wurde. Hierunter fallen positive Eigenschaften wie ein gesunder Appetit, gute Verdauung, ein angenehmer Körpergeruch, sauberer Schweiß, klarer Speichel, weniger Schleim, das Fehlen von Krankheiten, gute Laune, eine starke Psyche, gutes Aussehen, eine schlanke Figur, schöne Haut, klare Augen, eine schöne Stimme, weniger Schlafbedürfnis, viel Mut und Begeisterung sowie ein gesunder und kontrollierter Sexualdrang.

„Yoga beeinflusst Ihr Bewusstsein. Yoga beeinflusst Ihre Intelligenz. Yoga beeinflusst Ihre Sinne. Yoga beeinflusst Ihren Körper.
Yoga beeinflusst Ihre Sinnesorgane.
Er ist daher als die globale Kunst bekannt."

B. K. S. IYENGAR

**Wie oft müssen Sie Yoga üben?**
Sie können all die eben erwähnten Vorteile genießen, wenn Sie Yoga ein paar Mal pro Woche praktizieren. Die Veränderungen werden besonders deutlich, wenn Sie mehrmals pro Woche üben. Als ich im Jahr 2003 zum ersten Mal trainierte, um den Weltrekord in Apnoetauchen zu brechen, war ich sehr diszipliniert und konsequent, was die täglichen Yogaübungen betraf. Ich habe viele der oben genannten Vorteile genossen und hatte eine große Menge zusätzlicher Energie. Hinzu kommt, dass ich nur fünf bis sechs Stunden geschlafen habe aber trotzdem jeden Morgen frisch und erholt aufwachte. Es war eine sehr positive Phase meines Lebens und ich weiß, dass es mit den vielen Stunden Yoga und Entspannung zusammenhing. Davor hatte ich Lebensphasen, in denen

ich genauso schwer trainiert habe, aber noch nie hatte ich so viel Harmonie und eine solche Menge Energie gespürt.

Wir wissen, dass die verschiedenen Yogastallungen den Körper in unterschiedlichen Maße beeinflussen. Sie verändern die Blutzirkulation, massieren die inneren Organe und die hormonproduzierenden Drüsen und sie stärken das Nervensystem. Mit anderen Worten, sie sind sehr nützlich, um Ihre tägliche Gesundheit zu fördern und sie sind hervorragende Werkzeuge bei der Behandlung von Stoffwechselstörungen, erhöhtem Blutdruck, Stress, Diabetes, Asthma, Komplikationen der Lunge, unreiner Haut, Verdauungsstörungen, Übergewicht und Depression, um nur einige Beschwerden zu nennen.

## Es kann auch übersinnlich werden

Neben klarem Sehen und Hören, gibt es noch übernatürliche Fähigkeiten, wie zum Beispiel in den Körper eines anderen Menschen einzudringen oder unsichtbar zu werden. Außerdem können Ihre Wünsche in Erfüllung gehen, Sie können den Raum erweitern, alles kontrollieren und Ihre körperliche Lust verdrängen. Sie können fliegen, dahin gehen, wo immer Sie wollen (sogar zum Mond) und von der Luft leben. Allerdings sind diese Siddhis nicht nur schwer zu erreichen, sondern auch schwer zu verstehen und das Wissen und die Kontrolle, die dazu nötig sind, bleiben für die meisten Menschen unerreichbar.

Wenn Sie mehr über die Unsichtbarkeit erfahren wollen, lesen Sie darüber, wie Licht abgelenkt wird, oder wie Sie sich tarnen. Wenn Sie wissen möchten, wie man nur von Atomen lebt, lesen Sie über „Sungazing“ oder Teilchenphysik nach. Wenn Sie in den Körper eines anderen Menschen schlüpfen wollen, empfehle ich das Studium der Psychologie. Und wenn Sie fliegen wollen, empfehle ich Ihnen, sich zu verlieben!

## Die 8 Elemente

Die Basis von Yoga bildet *Ashtanga.* Das Wort stammt aus dem Sanskrit und bedeutet „achtgliedrig“. In den Yoga Sutren beschreibt Pantanjali systematisch die acht Teile des kompletten Yogasystems, die den Ausführenden (den Yogi) zum wahren Ziel führen. Pantanjali lebte fast zur gleichen Zeit wie Buddha und es gibt viele offensichtliche Parallelen zwischen Yoga und dem großzügigen und gemeinnützigen Buddhismus.

Diese Parallelen sind besonders offensichtlich in den Moralvorstellungen aber auch in Bezug auf Toleranz anderen Religionen gegenüber, Respekt für alles Lebendige und die Akzeptanz der menschlichen Vielfalt.

Das sind die acht Elemente im Ashtanga:

### 1) *YAMA* – RICHTLINIEN FÜR GUTES BENEHMEN IN DER GESELLSCHAFT

Keine Gewalt, niemanden verletzen (weder in Gedanken, noch mit Worten oder Taten), Ehrlichkeit, keine Besitzgier und Habsucht, Kontrolle des Sexualdrangs, Selbstlosigkeit.

### 2) *NIYAMA* – RICHTLINIEN AUF EINER INDIVIDUELLEN EBENE

Sauberkeit (Essen, Gedanken, Körper usw.), Zufriedenheit, Begeisterung, Erweiterung des Geistes, Glauben an Gott und sich aufgeben in Gott oder dem Göttlichen.

### 3) *ASANA*

Dynamische, stabile, bequeme Stellungen, die reinigen, stärken, stabilisieren und den Körper geschmeidiger machen.

### 4) *PRANAYAMA*

Atemübungen, die die Reinigung des Körpers und des Geistes unterstützen, sodass die Lebensenergie sich freier bewegen kann.

### 5) *PRATYAHARA*

Die Kontrolle der Sinne, entweder indem Sie sie beruhigen damit sie passiv werden oder indem Sie sie nach innen wenden (Abstraktion). Die erste Stufe der Konzentration des Geistes.

### 6) *DHARANA*

Konzentration oder volle Aufmerksamkeit.

7) *DHYANA*

Meditation für eine Konzentration auf eine höhere Ebene. Der Geist konzentriert sich auf einen Punkt oder löst sich während einer längeren Zeit auf.

8) *SAMADHI*

Das endgültige Ziel des Yoga. Körper, Geist und Seele sind befreit und laufen zusammen zu einem Punkt, wo sie mit der universellen Lebensenergie verbunden sind. Oft als *Nirvana* bezeichnet.

Die ersten beiden Elemente, Yama und Niyama, die von Zeit und Ort unabhängig sind, regeln positives menschliches Verhalten. Wenn wir nach diesen ethischen Richtlinien leben, erleben wir einen positiven Reinigungseffekt sowohl auf individueller als auch auf kultureller Ebene. Die beiden Elemente werden auch als grundlegend und wesentlich angesehen, um beim Yoga vorwärts zu kommen.

Die nächste Ebene besteht aus praktischen Übungen, Asana, Pranayama und Pratyahara. Sie mobilisieren und disziplinieren unseren Körper und Geist. Letztendlich führen sie zur letzten und inneren Stufe des Yoga, das aus Dharana, Dhyana und Samadhi besteht.

Im Laufe der Zeit sind verschiedene Schulen entstanden. Diese Schulen legen fest, wie Yoga geübt werden kann oder soll. Bei *Karma Aoga* zum Beispiel liegt der Schwerpunkt auf Handlungen oder Taten von Einzelpersonen; bei *jnana yoga* geht es um Wissen und Intellekt; bei *Bakti Yoga* steht das Verehren des Göttlichen im Mittelpunkt. Es ist nicht wichtig, zu welcher Schule Sie sich hingezogen fühlen und welche Art Yoga Sie praktizieren, denn sie sind alle miteinander verbunden und finden am gleichen Punkt zusammen. Yoga ist Yoga, und das Ziel ist immer das gleiche: Ihren Geist zu erleichtern, Ihre Gedanken und Handlungen unter Kontrolle zu bringen und letztendlich sich mit dem Universum und der Ewigkeit zu vereinen.

## Vom Körper zum Geist

Die am weitesten verbreitete Form von Yoga in der westlichen Welt ist *Hatha Yoga*. Im Mittelpunkt steht die Reinigung und Kräftigung von Körper und Seele durch physische Übungen, die mit der Atmung beginnen. Diese physische Dimension macht Hatha Yoga sowohl attraktiv als auch erreichbar, denn es ähnelt etwas, was wir schon kennen: Sport und Training.

Die ursprüngliche Bedeutung von *Hatha* ist „ehrgeizig", „stur", „kraftvoll" oder „Anstrengung", und diese Form von Yoga führt zur Kontrolle des Willens. Der Körper wird als Instrument benutzt, um die Gedanken unter Kontrolle zu bringen und unseren Geist zu bändigen.

Stehen beim Hatha Yoga die physischen Aspekte im Vordergrund, handelt es sich um *Ghatastha Yoga* (*Ghata* bedeutet „physische Anstrengung"). Bei „Fitness Yoga" und „Power Yoga" (Bezeichnungen, die vor allem in Fitnessstudios kursieren) ist es ähnlich. Power Yoga kann in vielen Fällen eine positive Auswirkung auf die Gesundheit haben. Doch wenn es nicht darum geht, den Geist zu beruhigen, sich selbst besser kennenzulernen, die eigenen Gedanken unter Kontrolle zu bringen und das Göttliche in sich selbst und dem Universum zu spüren, geht der tiefere Sinn von Yoga verloren.

Auf der anderen Seite könnte bemängelt werden, dass Yoga-Richtungen, die sich nur auf die Verehrung einer Gottheit oder auf die Suche nach Wissen konzentrieren (Bhakti und Jnana Yoga), den physischen Aspekt ignorieren. Letztendlich geht es darum, eine vernünftige Balance zu finden.

Das ursprüngliche Hatha Yoga konzentriert sich nicht nur auf physische Aspekte, auch wenn körperliche Asanas (Yoga-Stellungen) und Pranayama (Atemübungen) den Hauptteil ausmachen. Wie andere Yogaarten auch hat Hatha Yoga ein moralisches Fundament und das Ziel die höchste Form von Meditation und die Verschmelzung mit der Energie des Universums zu erreichen. Dafür wird die komplette Körperkontrolle, insbesondere die Kontrolle der Atmung durch strikte Disziplin und Studium der Schriften angestrebt. Wenn die Lebensenergie, Prana, voll ausgeglichen zwischen unseren zwei Nasenlöchern und dem Rest des Körpers fließt, wird sie vereint mit dem Geist und der Seele im Göttlichen. Damit Prana frei fließen kann, ist es notwendig, die Energiekanäle (*nadis*) zu reinigen, die mit den Blutgefäßen, dem Lymphsystem, den Nerven, dem Darm, den Drüsen und dem Rückgrat in direkter Beziehung stehen.

## Entgiftung durch Yoga

Ich habe nicht vor, all die verschiedenen Reinigungsmethoden vorzustellen, aber ich möchte drei hervorheben, die Sie mit ein wenig Übung erfolgreich durchführen können. Die erste Methode ist die Nasenspülung – das Spülen von Nase und Nasennebenhöhlen mit lauwarmem Salzwasser. Wie bereits erwähnt, ist Nasenatmung sehr vorteilhaft. Je reiner und offener Ihre Nase ist, desto empfindlicher ist sie und das ist besonders bei fortgeschrittenen Atemübungen von Vorteil.

Die Nasenspülung (Sanskrit *neti*) führen Sie mithilfe einer Nasendusche durch: Legen Sie Ihren Kopf auf eine Seite und gießen Sie das Wasser in das obere Nasenloch. Wenn die Nasenhöhle voll ist, wird das Wasser aus dem unteren Nasenloch wieder herauslaufen. Ist sie frei, können Sie das Wasser auch aus Ihrem Mund laufen lassen. Als Lösung nehmen Sie lauwarmes Salzwasser (äquivalente Lösung zur Körperflüssigkeit ca. 0,9 % Salz). Meistens ist das Verhältnis ein Teelöffel Salz auf einen Krug Wasser oder 9 g pro Liter.

Erfahrene Taucher und Apnoetaucher kennen ähnliche Techniken zur Reinigung der Nase und den Nebenhöhlen, wenn diese blockiert sind. Sie halten ein Nasenloch zu und inhalieren Meer- bzw. Salzwasser in das andere Nasenloch. Dann halten sie beide Nasenlöcher zu, kippen den Kopf nach hinten und lassen das Wasser in die Nebenhöhlen eindringen. Neben dem offensichtlichen Vorteil, dass Staub, Bakterien und alter Schleim aus den Schleimhäuten herausgespült werden, werden Sie feststellen, dass Sie leichter atmen können und dass sich Ihre Geruchs- und Geschmackssinne verbessern. Die Methode ist auch eine gute Präventivmaßnahme für Erkältungen und sie kann Nasenbluten, Allergien und Nasennebenhöhlenentzündungen heilen oder zumindest die Symptome lindern. Nasenspülungen können auch die Lungen schützen, denn saubere Schleimhäute können richtig arbeiten und schädliche Mikroorganismen beseitigen, bevor sie in die Lungen eindringen und sich zu schweren Krankheiten wie Lungenentzündung, Bronchitis oder Tuberkulose entwickeln.

Es gibt auch eine simple Atemübung, die die Nase, Nebenhöhlen, Blut und Gehirn reinigt. Hierfür müssen sie mehrmals hintereinander kräftig stoßweise durch die Nase ausatmen. Das erreichen Sie durch Aktivierung der Bauchmuskeln und Muskeln des Zwerchfells. Obwohl das Ausatmen kräftig und aktiv ist, sollte das Einatmen passiv und natürlich geschehen. Eine dritte, sehr effektive Reinigungsmethode besteht darin, die Bauchmuskeln, die sich durch die Mitte des Bauchs wie eine Schlange drehen und wenden, anzuspannen, zu isolieren und sogar im Kreis zu drehen. Diese Prozedur reinigt und stimuliert Darm, Magen, Milz, Bauchspeicheldrüse und alle anderen Organe in der Bauchhöhle, was zur Verbesserung der Verdauung und des Stoffwechsels führt. Diese dritte Methode braucht allerdings einiges an Übung und Körperbeherrschung.

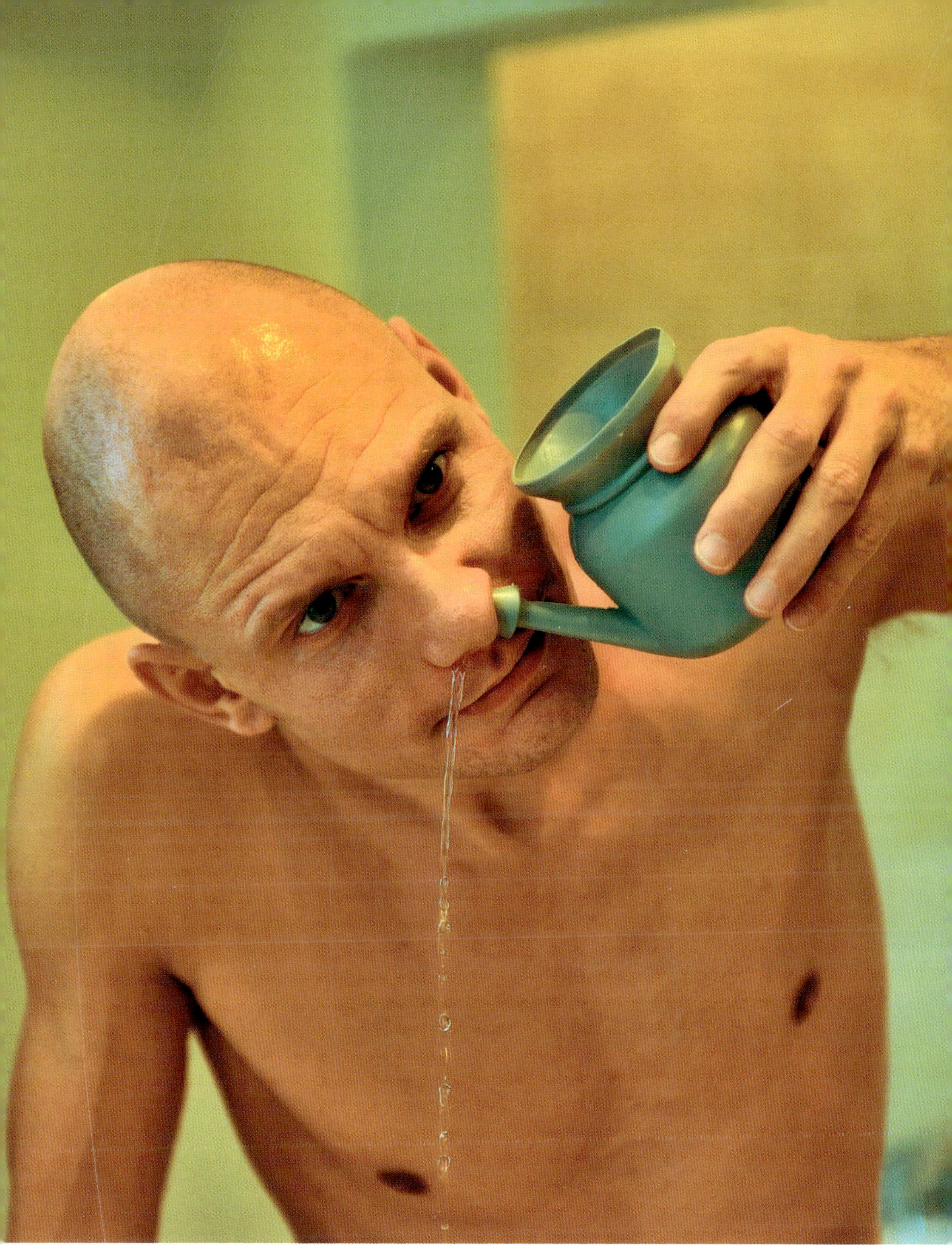

*Warmes Salzwasser entfernt Staub und Bakterien. Dadurch werden Nase und Nasennebenhöhlen gereinigt und die Atmung verbessert.*

Der gereinigte Körper muss jetzt gestärkt und geformt werden damit er Energie (Prana) aufnehmen kann und Gesundheit, Körperbewusstsein und Vitalität automatisch gewonnen werden. Das erreichen Sie durch bestimmte Körperstellungen (Asanas), die das dritte Element des Yoga-Systems bilden. Es handelt sich um viel mehr als nur Bodybuilding. Jede Position wird unter vollständiger Kontrolle der einzelnen Muskeln, Nervenfasern und Gedanken durchgeführt. Die fortgeschrittenen Asanas mögen beeindruckend, kompliziert oder sogar schmerzhaft erscheinen, es sieht aber nur so aus, denn jede Position kann mühelos durchgeführt werden. Sonst handelt es sich nicht um Yoga, sondern um Akrobatik und Zirkus-Tricks. Mit anderen Worten: Es ist wichtig, dass Sie langsam und ohne Druck üben. Ich erinnere mich genau, was mein indischer Freund Umesh einmal während einer Yoga-Sitzung sagte: „Yoga ist Evolution, nicht Revolution."

Jede Yoga-Position eröffnet den Zugang zu einem bestimmten Organ – Lunge, Leber, Hirn, Drüsen etc. – und dieses Organ wird positiv beeinflusst. Wenn Sie Ihren Körper auf diese Weise beeinflussen, arbeitet jede Zelle optimal und Sie werden sich anschließend wach und gestärkt fühlen. Sie entspannen und konzentrieren sich zugleich, wenn Sie Yoga praktizieren. Nehmen Sie tiefe und gleichmäßige Atemzüge und denken Sie daran, leicht zu lächeln. Das Endziel ist, während den Atemübungen für einen längeren Zeitraum bewegungslos zu sitzen. Denn wenn Ihr Körper bewegungslos ist, kann auch Ihr Geist sich beruhigen. Nehmen Sie sich jetzt eine Minute Zeit und machen Sie einige tiefe Atemzüge – am besten mit geschlossenen Augen. Fühlen Sie sich nicht ruhig und wohl?

## Beruhigung der Sinne und des Geistes

Durch Atmung gewinnen wir leicht einen Zugang zu unserem Körper und unserem Geist. Und da die Atmung beides verbindet, ist sie zentral wichtig für alle Yoga-Übungen. Schauen wir uns jetzt Pranayama – die Atemkontrolle – an, die das Fundament dieses Buches bildet.

„Wer Kontrolle über die Atmung hat, wird auch Kontrolle über den
Geist gewinnen.
Und umgekehrt auch. Denn wer seine Sinne unter Kontrolle hat,
hat auch Kontrolle über seine Atmung.
Der Geist ist Meister der Sinne,
Und der Atem ist Meister des Geists."

HATHA YOGA PRADIPIKA

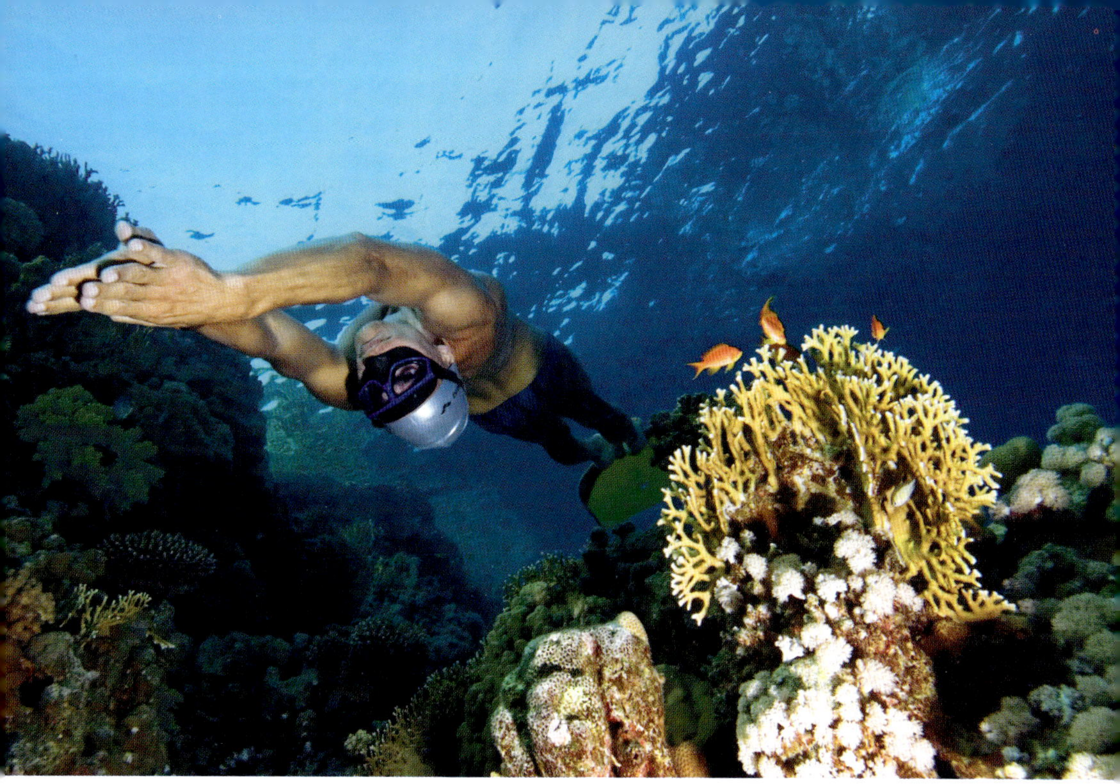

Pranayama schenkt Ihnen mehr Energie für Ihr tägliches Leben, Sie werden sich selbst besser verstehen und mehr Selbstkontrolle haben. Das Wort Pranayama kann auf verschiedene Weise übersetzt werden. Ursprünglich bedeutet *Prana* „die Energie des Lebens", aber die Bedeutung erstreckt sich auch auf Konzepte wie Atem, Wind, Leben, Vitalität, Energie und Kraft. *Ayama* kann als „Regelung", „Erweiterung" oder „Dimension" übersetzt werden. Pranayama wird oft direkt als „Atemkontrolle" übersetzt. Das ist zwar nicht grundlegend falsch, aber das Wesen des Pranayama ist die Fähigkeit, Prana aufzunehmen und zu steuern, in erster Linie mithilfe Ihrer Atmung.

Im Kern von Pranayama liegt die Beruhigung unserer Sinne und unseres Geistes durch unsere Atmung. Dies geschieht vor allem wenn der Luftstrom zwischen beiden Nasenlöchern im Gleichgewicht ist. Alle zwei Stunden verschiebt sich die Balance zwischen Ihren Nasenlöchern.

In unserem Unterbewusstsein befindet sich ein unendlicher Strom von Gedanken, der auf- und abschwillt. Vor allem sind es Sinnbilder, die unsere Gedanken formen und kontrollieren. Vielleicht ist der Ausdruck „Flut von Gedanken" passender, denn das aktive Gehirn läuft hochtourig. In Indien wird das auch „Affenhirn" genannt, denn unsere Gedanken springen dauernd hin und her, wie ein kleiner Affe. Ständig tauchen neue Ideen auf, wie ein Feuerwerk in einer klaren Nacht. Die Kunst besteht darin, dieses große Feuerwerk so zu inszenieren, dass alle Raketen gleichzeitig in die Höhe schießen – oder dass es ganz aufhört. Als Beispiel: Wenn Sie gestresst sind und jemand sagt: „Entspannen Sie Sich, es ist alles unter Kontrolle", ist das meist nicht besonders hilfreich, denn Ihre bewussten und unbewussten Gedanken kreisen wild durcheinander. Sie können aber immer die Kontrolle über Ihre Atmung haben. Es ist einfach und sehr praktisch.

Ein altes tibetanisches Sprichwort sage: „Der Atem ist das Pferd, die Gedanken sind der Reiter." Sie sollten an dieses intime Verhältnis denken, wenn Sie atmen. Falls das Pferd verärgert oder unausgeglichen ist, wird es gegen das Geschirr kämpfen. Der Reiter wird hin und her geworfen. In ähnlicher Weise wird ein böser oder rücksichtsloser Reiter Probleme haben, das Pferd zu kontrollieren, denn das Pferd ist stärker als der Reiter. Aber wenn Pferd und Reiter in einem harmonischen Verhältnis stehen, verschmelzen Sie zu einer Einheit. Sie helfen und unterstützen sich gegenseitig. Das ist Atemkontrolle, die wir nun gemeinsam angehen.

> „Ich wurde in den letzten Tagen daran erinnert, welchen großen Nutzen wir aus Entspannung und Yoga ziehen können. Das ist Nutzen für alle Lebenslagen. Dadurch werde ich zum besseren Sportler, Geschäftsmann, Kollege, Ehemann, Vater und Mensch. Es klingt toll, aber wenn wir vergessen, jeden Tag Abstand von der Hetze und dem Stress der Realität zu nehmen, werden wir nie unser Potenzial ausschöpfen. Um Höchstleistungen zu bringen, musst du die richtige Balance zwischen Anstrengung und Erholung finden. Wir können uns meistens sehr gut anstrengen, aber oft vergessen wir, zu entspannen und uns zu erholen. Wir müssen lernen, uns auszuruhen und zu erholen, um Energie aufzutanken, bevor die nächste Welle uns trifft."
>
> Ole Stougaard (35)
> Europäischer Triathlon-Sieger und Inhaber von Multicoach.dk

## Mehr Energie im Leben

Wie bereits erwähnt ist das vierte Element im Ashtanga-Yoga das Pranayama. Es besteht im Prinzip aus einer Reihe von Atemübungen, die wiederum aus drei Teilen bestehen:

> Einatmung (*Puraka*)
> Luft anhalten (*Kumbhaka*)
> Ausatmen (*Rechaka*)

Hauptziel ist die Aufnahme und Regulation des lebensnotwendigen Prana. Zusammen mit dem fünften Element, Pratyahara, bildet Pranayama eine Brücke zwischen dem „Außen" des Yoga, das heißt den moralischen und selbstbeherrschenden Aspekten von Yamas und Niyamas (erstes und zweites Elemente) und den physischen Aspekten von Asanas (drittes Element), und dem „Inneren" des Yoga – die Konzentration und Meditation aus Dharana und Dhyana (sechstes und siebtes Element). Zusammen führt das zur spirituellen Befreiung oder Samadhi, dem achten Element und Endziel des Yoga. Daher spielen Pranayama und Atmung im Yoga eine zentrale Rolle, da sie die physische Welt und den Körper mit dem inneren Geist verbindet.
Prana zu definieren ist nicht leicht. Daher verdeutliche ich Ihnen das anhand einiger Beispiele aus dem täglichen Leben: Wenn Sie aufwachen und es sonnig ist, der Himmel erscheint klar und blau, dann ist Ihr Energie-Pegel wahrscheinlich höher als wenn es grau und verregnet ist. Nehmen wir an, Sie haben genau die gleiche Menge und die gleiche Art Nahrung zu sich genommen und Sie haben genau die gleiche Arbeit ausgeführt wie vor zwei Tagen. „Wissenschaftlich" gesehen müssten Sie genau das gleiche Energie-Level haben. Doch es fühlt sich nicht so an. Wenn Sie sich wahnsinnig glücklich fühlen, wenn in Ihnen die Energie brodelt, dann spüren Sie Prana.

„Der Geist und Prana sind wie eine Mischung aus Wasser und Milch. Beide sind von ihren Aktivitäten aus gesehen gleich. Wo es eine pranische Bewegung oder Aktivität gibt, gibt es auch den Geist (Bewusstsein). Wo Bewusstsein ist, ist auch Prana."

HATHA YOGA PRADIPIKA

Ihnen sind vielleicht Menschen begegnet, die Energie förmlich ausstrahlen. Sie haben fast eine leuchtende „Aura". Oder vielleicht haben Sie es schon gespürt, wenn jemand Sie von Hinten aus der Ferne beobachtet hat. Diese Energie und dieses Bewusstsein sind Prana. Wenn Sie je ein totes Tier oder einen toten Menschen angesehen haben, werden Sie gemerkt haben, dass eine Form von Energie fehlte. Manche Menschen nennen diese Energie die Seele und hier fangen wir an, die Bedeutung des Wortes zu begreifen:

- Prana ist Ihre Energie
- Prana ist Ihr Bewusstsein
- Prana ist Ihre Seele

Jede Vibration des Universums hat seinen Ursprung in der dynamischen Lebensenergie des Prana. Nach der Lehre des Yoga und dem hinduistischen Gedankengang, tritt der Tod ein, wenn Prana den Körper verlässt, denn damit verschwindet die Kraft, die unseren Atem steuert. Auf gleiche Weise ist Prana die Energie, die hinter unserem ersten Atemzug steht.

## Chakren: die Energiesysteme des Körpers

Die Kunst des Pranayama besteht darin, Prana zu kontrollieren, ganz gleich wie es sich im Körper manifestiert. Wenn Prana nicht frei fließt, haben Sie weniger Energie. Im schlimmsten Fall werden Sie krank. Es ist absolut wichtig, saubere Energiekanäle („Nadis") aufrechtzuerhalten, damit Prana frei fließen kann. Es ist auch wichtig, ein Bewusstsein für die Körperteile zu entwickeln, die Prana speichern oder sogar blockieren können. Diese Zentren heißen Chakren. Sie sind Schlüsselpunkte in der Energiebalance des Körpers.

Das Wort Chakra bedeutet „Rad" oder „rotierender Ring". Unsere Chakren befinden sich dort, wo Energieströme sich im Körper treffen. Sie funktionieren als Transformatoren, die die Energien des Körpers regulieren.

Die drei wichtigsten Energieströme sind *Ida*, *Pingala* und *Sushumna*. Ida fängt am linken, Pingala am rechten Nasenloch. Sie kreuzen sich mehrmals entlang dem Rückgrat, dessen innerer Kanal, Sushumna, mit Feuer verwandt ist. Sushumna symbolisiert die starke Energie, die in Ihrem Inneren aufflammen kann. In diesen Zentren treffen verschiedene Energien zusammen und sie können als Akkumulatoren funktionieren. Wenn das System aus den Fugen gerät, kann Energie in den Chakren blockiert werden. Sie können das verhindern, indem Sie die Energiekanäle reinigen und Körper und Geist durch Atemkontrolle pflegen.

Es wird vermutet, dass die Chakren mit unterschiedlichen Frequenzen schwingen oder oszillieren. Dadurch wird Licht in verschiedenen Farben freigesetzt. Es wird erzählt, dass die Weisen im alten Indien diese Oszillationen spüren und beschreiben konnten. Übrigens – wenn Sie sich noch nicht mit Yoga und den dahinterliegenden Gedanken auskennen, finden Sie diese Vorstellung wahrscheinlich sehr abstrakt und esoterisch. Lesen Sie aber bitte weiter, denn die Verbindung zwischen den Chakren und den Körperorganen ist wissenschaftlich bewiesen.

In der Regel werden sieben Chakren beschrieben. Ihre Positionen stimmen mit wichtigen Drüsen, Nervenzentren und Blutgefäßen über-

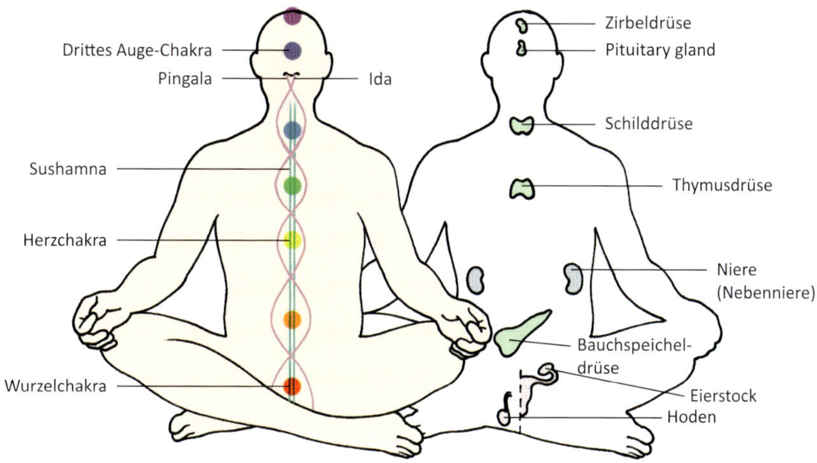


ein, die in der modernen Anatomie bekannt sind. Es muss allerdings betont werden, dass die Chakren nicht mit diesen Organen identisch sind. Sie sind aber eng mit ihnen verbunden. Das „Wurzelchakra", zum Beispiel, befindet sich zwischen Anus und Genitalien. In der Schulmedizin heißt dieser Bereich *Os sacrum*, oder heiliger Knochen. Genau hier verlässt der unterste Zweig des parasympathischen Nervensystems das Rückgrat und tritt mit den Sexualorganen, dem Verdauungssystem usw. in Kontakt. Psychologisch gesehen ist das Wurzelchakra mit unseren Grundinstinkten verbunden: Überleben, Sexualenergie und Angst.

Das zentrale Chakra ist das „Herzchakra". Hier sammelt sich während des Einatmens positive und fröhliche Energie von Prana. In unserer Kultur ist das Herz das ultimative Symbol der Liebe. Heute wissen wir, dass das Herz nicht nur als Pumpe arbeitet, sondern auch Hormone produziert. In Anbetracht seiner durch das Nervensystem engen Verbindung zum Gehirn, ist es ganz selbstverständlich, dass wir traditionelle Eigenschaften wie Freude, Weisheit und Seele dem Herzen zuschreiben. Wenn das Herz sanft schlägt, fühlen wir uns gesund. Das Gleiche gilt für unsere Atmung und unsere Gedanken. Wenn wir ruhig und entspannt atmen, entspannen sich auch unsere Gedanken.

**Herz, Gehirn und Atem**

Halten Sie sich diese Dreieinigkeit von Herz, Gehirn und Atem vor Augen, denn sie ist die Quelle Ihres Wohlbefindens. Dem römischen Arzt Claudius Galen war das bewusst, denn er war der erste, der den Puls als Indikator der Gesundheit beschrieb.

Zwischen den Augenbrauen befindet sich das Stirnchakra, oder „drittes Auge“, auch Ayna Chakra genannt. Das heilige Mantra „Om“ ist eng mit diesem Chakra verbunden. Das Sanskrit Wort *ajna* bedeutet „Befehl“. Das Stirnchakra wird aktiv, wenn wir uns konzentrieren oder meditieren. Das Chakra befindet sich mitten im Gehirn in der Nähe der *Hirnanhangdrüse.* Diese steht in Verbindung mit anderen Teilen unsers Gehirns, die unser Unterbewusstsein und unsere Persönlichkeit beeinflussen. Das Stirnchakra steht auch mit der *Zirbeldrüse* in Verbindung, die unseren psychologischen Rhythmus und unsere innere Uhr durch den 24-Stunden-Rhythmus beeinflusst.

Wenn die dynamische Energie des Stirnchakras aktiviert ist und sich im Gleichgewicht befindet, funktioniert der Rest des Gehirns optimal. Daher ist dieses Chakra besonders wichtig für Atemübungen und Meditation. Die mit dem Stirnchakra verbundenen Eigenschaften sind innere und äußere Klarheit, eine erhöhte intuitive Wahrnehmung, Weisheit, Spiritualität und kreative Intelligenz. Anatomisch gesehen macht es Sinn, dass wir Zugang zu unserer Hirnanhangsdrüse gewinnen, indem wir unsere Augen schließen und „nach innen“ schauen, denn die zwei großen Nervenfasern der Augen kreuzen sich genau dort, wo sich die Hirnanhangdrüse befindet. Wenn Sie Ihr Bewusstsein auf das Stirnchakra fokussieren, können Sie die Hirnanhangdrüse beeinflussen.

**Das dritte Auge**

Sie haben vielleicht schon gesehen, wie Inder dieses „dritte Auge“ mit einem farbigen Punkt markieren. Das machen sie oft, bevor Sie einen Tempel betreten oder wenn sie eine lange Reise unternehmen. Sie machen das damit die Menschen, die sie unterwegs treffen, ihre Aufmerksamkeit und Energie auf das Stirncharkra, also auf das „dritte Auge“ konzentrieren, damit beides vom Gehirn aufgenommen werden kann.

Zusammen betrachtet symbolisieren die sieben Chakren verschiedene Ebenen des Bewusstseins. Je höher sie sich im Körper befinden, desto höher die Bewusstseinsebene, die sie repräsentieren. Mit anderen Worten: Unten finden Sie die primitiven Instinkte, in der Mitte ist das menschliche Verhalten und weiter oben sind die intellektuellen und himmlischen Aspekte. Um ein höheres Bewusstsein zu entwickeln und als Mensch zu wachsen, müssen Sie in der Lage sein, die Kraft Ihres Grundinstinkts zu erwecken, damit das Prana frei nach oben zum Gehirn fließen kann. Es ist wichtig, dass Sie die Intensität und die Richtung von Prana steuern können, damit es nicht wild durch die Gegend läuft. Dafür gibt es eine Reihe von Körperverschlüssen, die wir uns jetzt anschauen.

## Kleine und große Körperverschlüsse

Im Yoga werden sogenannte größere Körperverschlüsse gesetzt. Die großen Körperverschlüsse heißen *Bandhas*. Es handelt sich um Muskelkontraktionen, die in verschiedenen Körperteilen gesetzt werden. Auf ähnlicher Weise können Sie kleinere Körperverschlüsse (*Mudras*), setzen. Das sind kleine Veränderungen in den Gliedern oder Organen, zum Beispiel in den Fingern, den Augen oder der Zunge.

Alle Körperverschlüsse nutzen Konzentration und Meditation, um den Pranafluss zu überwachen.

Drei große Körperverschlüsse sind besonders nützlich. Sie können alle getrennt voneinander gesetzt werden, und sie können alle gleichzeitig gesetzt werden. Wenn sie zusammen gesetzt werden, sprechen wir von *Maha Bandha*, was so viel wie *Vollständiger Verschluss* bedeutet. Der vollständige Verschluss hilft, das Prana zu konzentrieren und schlafende Energien (*Kundalini)* im Körper zu wecken. Sie setzen diesen Verschluss indem Sie die Luft anhalten, denn es „schließt" den Atem in Ihrer Lunge.

Das erste Bandha ist der Wurzelverschluss – eine Kontraktion der Darm- und Schließmuskulatur. Darüber hinaus wird der Perineum-Bereich ein wenig angehoben. Dies ist eine wichtige Sperre, weil es den unteren Zweig des parasympathischen Nervensystems stimuliert, der sich von der Wirbelsäule bis in den unteren Teil des Körpers erstreckt. Dabei wird das gesamte Nervensystem optimal ausbalanciert.

Das zweite Bandha ist der Abdominalverschluss. Hierfür ziehen Sie Bauch und Bauchnabel nach oben und in Richtung Rückgrat. Durch den inneren Negativdruck werden Abdomen, Zwerchfell und die gesamten inneren Organe zwischen den Rippen hochgezogen. Wenn Sie den Abdominalverschluss ausüben, sehen Sie besonders dünn aus. Dieses Bandha ist spektakulär und leitet Prana das Rückgrat hinauf. Die inneren Organe werden massiert, was die Verdauung verbessert und das Zwerchfell stärkt. Sogar das Herz wird gründlich massiert. Die einzige andere Übung, die eine derart starke Wirkung hat, ist die schon erwähnte Übung, bei der sich die Bauchmuskeln drehen (siehe Seite 90)

Das dritte Bandha ist der Halsverschluss. Um ihn zu setzen, schieben Sie das Kinn in die Vertiefung zwischen den Schlüsselbeinen, sodass Kinn und Schlüsselbein sich treffen und Ihr Hals geschlossen wird. Der Halsverschluss hält das Prana an und leitet es nach unten, wo es sich mit dem nach oben fließenden Prana im Brustbereich vereinigt. Der Halsverschluss ist sehr wichtig beim Luftanhalten, denn es verhindert, dass Luft durch den Hals fließt und die Lungen abschneidet.

Wie schon erwähnt, gibt es neben den Bandhas – den großen Körper-

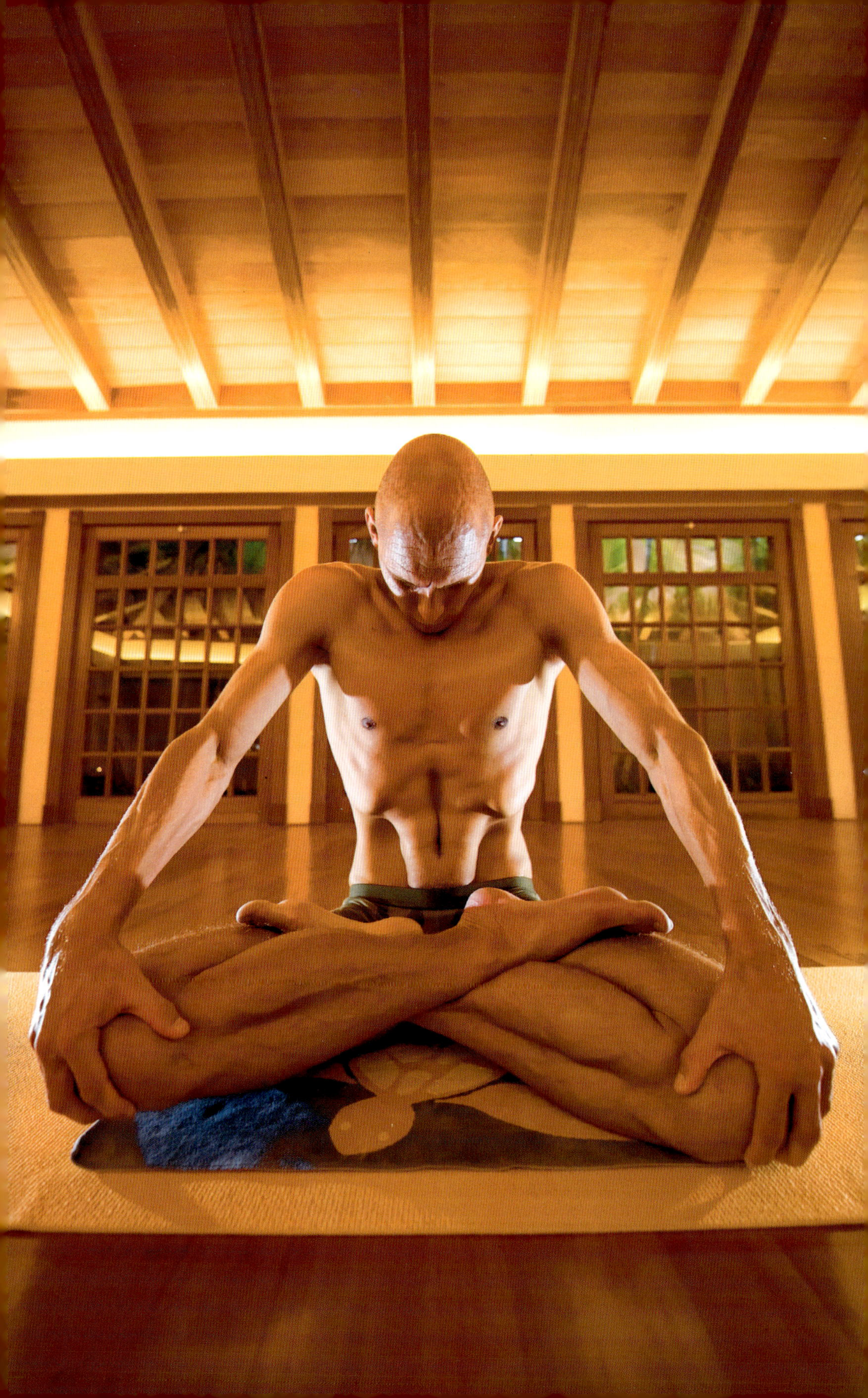

verschlüssen – eine Reihe von Mudras, oder kleinen Körperverschlüssen. Ein Mudra, das oft zusammen mit dem vollständigen Verschluss gesetzt wird, ist das *Sambhavi Mudra*. Bei diesem Verschluss konzentrieren Sie sich auf das Stirnchakra („drittes Auge"). Hierfür schielen Sie nach oben und innen, um sich zu entspannen, zu konzentrieren und zu meditieren. Ein weiter kleiner Verschluss ist die bekannte Yoga-Stellung, bei der Sie mit Daumen und Zeigerfinger einen Ring bilden und die Handfläche nach unten richten. Diese Position wird *Jnana Mudra* genannt. Sie beeinflusst unsere Psyche und symbolisiert Weisheit und intuitives Wissen. Wenn Sie Ihre Handfläche nach oben richten, wird der Verschluss *Chin Mudra* genannt und bedeutet ein erweitertes Bewusstsein. Diese zwei Mudras sind nützlich während der Meditation.

Als letztes Mudra ist *Kechari* zu nennen. In seiner vollendeten Form ist es einer der schwierigsten, effektivsten und am wenigsten bekannten Körperverschlüsse. Es gibt zwei Arten von Kechari – eine einfache und eine ultimative Version. Das kleine Kechari wird so beschrieben:

> „Unabhängig vom Beruf und Ort, ein Yogi kann überall Nabho Mudra praktizieren.
> Falte die Zunge nach oben, atme ein und halte die Luft an.
> Das ist Nabho Mudra; es tötet alle Krankheiten."
>
> GHERANDA SAMHITA

Das einfache Kechari wird angewandt in Verbindung mit verschiedenen Asanas und Pranayamas. Um es auszuführen falten Sie die Zunge und drücken Sie mit der Unterseite auf den weichen Gaumensegel. Das hat eine beruhigende Wirkung auf Herz, Lunge und Gehirn, denn eine Reihe von Nervenfasern in der Zunge und im Gaumensegel, die mit diesen Organen verbunden sind, werden beruhigt. Insbesondere der wichtige Nervus Vagus wird beeinflusst. Dies ist von besonderer Bedeutung, wenn Sie fortgeschrittene Pranayama-Übungen ausführen, bei denen Sie die Luft für einen längeren Zeitraum anhalten müssen.

Sie brauchen viel Übung, um das ultimative Kechari zu lernen, aber es bringt viele Vorteile. Während meines Aufenthalts 2004 in Rishikesh im Norden Indiens zeigte mir mein Lehrer, Yogi Rakesh Ji, mehrmals dieses Kechari, indem er die Zuge in ein Nasenloch steckte. Jeden Morgen bei Sonnenaufgang machte ich eine Reihe von Übungen, die meine Zunge massierten, stärkten und dehnten. Mit anderen Worten, ich habe mit meiner Zunge „Gymnastik" gemacht. Ich zog sie zur Seite gegen die untere Zahnreihe bis ich langsam das Zungenband durchtrennte. Dafür habe ich die Zunge mit meinen Fingern und einem kleinen Tuch gereinigt. Sobald sie trocken war, war es einfach, sie mit beiden Händen zu greifen und festzuhalten. Wenn nur eine kleine Menge Spucke vorhanden war, war die Zunge glatt wie ein Aal und es war unmöglich, sie zu halten.

## Müssen Sie das alles machen?

Falls Yoga für Sie zweitrangig ist, brauchen Sie natürlich nicht das ultimative Kechari anzustreben. Allerdings steht immer wieder in den alten Schriften, wie wichtig es ist, Kechari perfekt auszuführen. Kechari ist auch deshalb so besonders wichtig, weil wir mit der Zunge verschiedene hormonproduzierende Bereiche im Gehirn aktivieren können, vor allem die Hirnanhangsdrüse. Wenn Sie den Bereich beherrschen, wo die Energiekanäle Ida, Pingala and Sushumna sich treffen (Stirnchakra), haben Sie die Kontrolle über den Teil des Nervensystems, der von Ihrem Willen nicht kontrolliert werden kann.

Ein weiterer Vorteil von Kechari ist, dass Sie den Luftstrom durch Ihre Nasenlöcher verändern können, ohne Ihre Finger zu benutzen. Sie können den Luftstrom mit der Zungenspitze anhalten. So können Sie wählen, ob Sie durch das linke oder rechte Nasenloch atmen. Und zum Schluss noch: Wenn Sie die Luft anhalten, können Sie durch Kechari den Atemzwang und die natürlichen Kontraktionen Ihres Zwerchfells anhalten – auch wenn Sie die Luft schon lange angehalten haben.

## Kühle oder warme Energie?

Sie finden es vielleicht etwas übertreiben, dass im Yoga so viel Wert auf Reinigung, Chakren und verschiedene Körpersperren gelegt wird. Würde es nicht reichen, einfach ein paar Mal kräftig durchzuatmen? Die Antwort auf dieser Frage liegt im Pranayama selbst. Pranayama ist nicht nur Atemkontrolle, sondern auch ein Weg, die Luft zu benutzen, um die Körperenergie zu steuern. Damit Sie etwas mehr über die tiefe Weisheit verstehen, auf der Yoga basiert, schauen wir uns die bisher angesprochenen Begriffe etwas genauer an.

Sie wissen schon, dass der Energiekanal Ida am linken Nasenloch beginnt. Ida wird durch den Mond symbolisiert und stellt somit eine kühle und beruhigende Energie dar. Der Körper wird passiv, entspannt und er erhält Ruhe. Demgegenüber steht Pingala im rechten Nasenloch, das die warme Energie der Sonne symbolisiert, eine Energie, die uns aktiviert und unseren Organismus stimuliert.

Erinnern Sie diese zwei gegensätzlichen Energiesysteme an etwas, das Ihnen schon begegnet ist? Ich meine die beiden Zweige des autonomen Nervensystems, die die moderne Wissenschaft parasympathische und sympathische Bahnen getauft hat. Genauso wie die verschiedenen Chakren unseren hormonproduzierenden Drüsen und Nervenzentren entsprechen, so zeugt das tausend Jahre alte indische Wissen über die doppelt wirkende Funktion des Nervensystems von einem unglaublich intuitiven Verständnis des menschlichen Körpers und Geistes. Dabei geht es nicht nur um theoretisches Wissen, sondern auch um unsere Körperfunktionen, denn es wird deutlich, dass Sie Ihre eigene Existenz beeinflussen können, wenn Sie die sehr feine Achse des Lebens, das Atmen, verstehen. Die moderne Wissenschaft begreift langsam, dass es für das Nervensystem und die Sauerstoffaufnahme einen Unterschied macht, ob wir durch das rechte oder das linke Nasenloch atmen. Es ist spannend darüber nachzudenken, was zukünftige Studien zeigen werden.

**Das ist das ultimative Ziel von Yoga**

Ida (der Mond) ist der beruhigende parasympathische Weg, während Pingala (die Sonne) der aktivierende sympathische Weg ist, der uns wach hält und uns auf den „Kampf" vorbereitet. Wenn diese zwei Teile des Nervensystems – Sonne und Mond – durch unsere Atmung ins Gleichgewicht gebracht werden, kann Energie frei im ganzen Körper fließen. Das Gehirn beruhigt sich, arbeitet harmonisch und effektiv und bereitet uns auf eine höhere Bewusstseinsebene vor.

Dies ist das ultimative Ziel von Yoga und Pranayama. Und wenn es eine perfekte Balance zwischen den beiden Nasenlöchern gibt, kann Samadhi, auch als Nirvana bekannt (Ort der Einheit), erlebt werden.

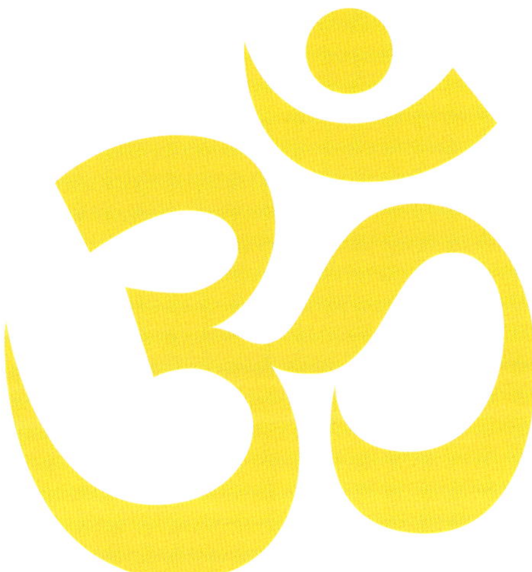

# Übungen

## Echte Yoga-Atmung

Es folgen jetzt Übungen, die Sie auf dem Rücken liegend ausführen können (entspannte Position). Sie können auch auf dem Boden im Schneidersitz sitzen, solange Sie Ihren Rücken gerade halten.

Bevor Sie damit anfangen, lesen Sie sich die Übungen erst durch und schauen Sie sich die Illustrationen an. Dann machen Sie die Übungen allein oder mit einem Freund oder einer Freundin.

1) *YOGA-ATMUNG*

Da Sie nun ein besseres Verständnis Ihrer natürlichen Atmung haben, sind Sie jetzt in der Lage, an der Anpassung und Optimierung zu arbeiten. Das machen Sie, indem Sie die komplette Yoga-Atmung lernen. Sie besteht aus drei Komponenten: Bauchatmung, Brustatmung und Schlüsselbeinatmung.

**So funktioniert die Yoga-Atmung**

Legen Sie eine Hand auf den Bauch und die andere auf die Brust. Atmen Sie bewusst tief in Ihren Bauch ein, sodass die Hand auf dem Bauch sich nach oben bewegt. Vermeiden Sie gleichzeitig, dass die Hand auf der Brust sich bewegt. Stellen Sie sicher, dass Sie ganz entspannt sind, besonders in Schultern, Nacken, Zunge und Stirn. Wenn Ihnen danach ist, lächeln Sie ein wenig – das kann auch nur ein inneres Lächeln sein. Wenn Sie Schwierigkeiten damit haben, die Bewegung im Bauch von der Bewegung in der Brust zu trennen, binden Sie einen Gürtel fest um Ihren Brustkorb, sodass Sie nicht durch Ihre Brustmuskeln einatmen können. Atmen Sie ein, damit Ihr Bauch anschwillt, dann atmen Sie aus. Machen Sie die Atembewegung so langsam und kontrolliert wie möglich.

Nachdem Sie den unteren Teil der Lunge (den Bauch) gefüllt haben, machen Sie mit dem oberen Brustteil weiter (nachdem Sie den Gürtel entfernt haben). Jetzt hebt sich die Hand mit Ihrer Brust und die Hand auf Ihrem Bauch bleibt unbewegt.

Der letzte Teil der Einatmung passiert im oberen Teil der Brust indem Sie das Schlüsselbein ein wenig heben. Lassen Sie die Luft passiv aus Ihrer Lunge herausfließen, um die perfekte Yoga-Atmung zu beenden.

Hierfür fangen Sie mit dem oberen Teil der Lunge an und gehen dann hinunter zum Bauch. Sie können dann wieder einatmen. Es ist wichtig, dass Sie die Luft nicht mit Druck in Ihre Lunge pressen und dadurch Spannung in Schultern und Nacken aufbauen. Der Übergang vom Bauch in die Brust sollte so weich und sanft wie möglich sein. Je weniger Energie Sie verwenden, desto exakter werden Sie die Übung ausführen. Der Zweck ist, mit der geringsten Anstrengung möglichst viel Luft einzuatmen. Falls es für Sie zu schwierig oder anstrengend ist, das Schlüsselbein anzuheben, um das letzte bisschen Luft einzuatmen, können Sie diesen Teil der Übung überspringen. Es ist wichtiger, dass Sie das Zwerchfell (das sich auch wie der „Bauch" anfühlen kann) und die Brust benutzen.

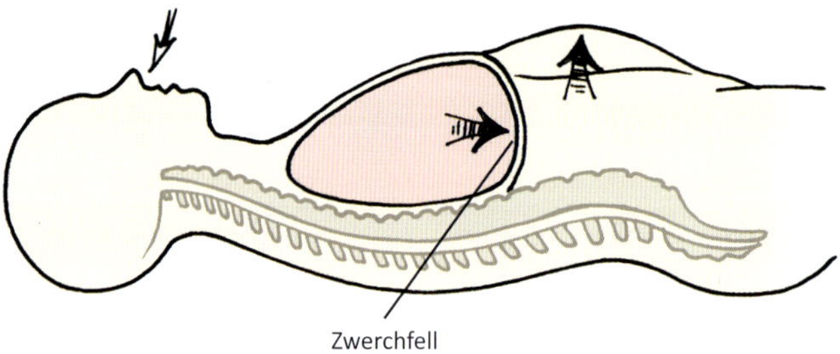


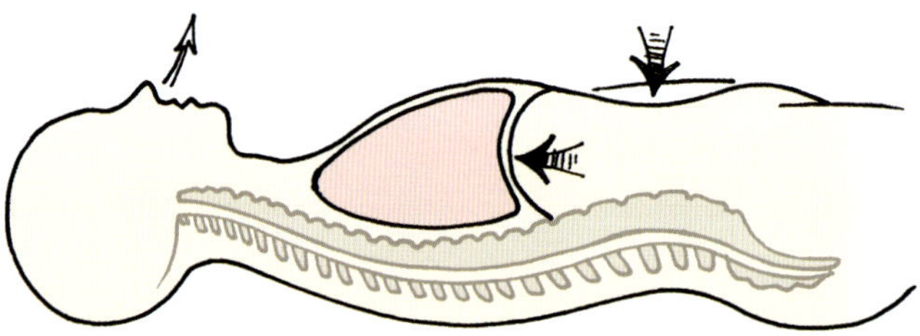

Versuchen Sie es! Wie bereits erwähnt, wird diese Atemmethode Yoga-Atmung genannt, aber es ist im Grunde nichts anderes als eine natürliche und gesunde Atmung. Üben Sie diese bewusste Atmung so oft wie möglich. Sie tun sich selbst damit einen großen Gefallen. Das Bemerkenswerteste ist, dass Sie durch die Yoga-Atmung auch Ihre normale, unbewusste Atmung verändern. Das stärkt Ihr gesamtes Nervensystem und beeinflusst Körper, Geist und Seele.

2) *YOGA-ATMUNG MIT BAUCHSPANNUNG*

Ein wichtiges und doch oft übersehenes Detail sollte mit zu Ihren Übungen gehören: die Anspannung des unteren Teils Ihres Bauchs (unterhalb des Bauchnabels). Wenn Sie ausschließlich in den unteren Bauch einatmen, kann das im Laufe der Zeit Auswirkungen auf die inneren Organe haben. Es ist auch nicht wünschenswert, nur in die Lungenspitze zu atmen, denn in dem Fall dringt weniger Sauerstoff in den Körper und es kann zu Stress und Anspannung kommen. Das Ziel ist daher ein angemessenes Gleichgewicht zu finden. Die Bauchspannung hilft die Position der inneren Organe zu sichern, während sie einem günstigen Druck ausgesetzt sind, der ihre Funktion steigert.

Diese Übung können Sie auch im Sitzen ausführen, zum Beispiel am Schreibtisch, in Besprechungen, im Bus. Allerdings ist es dann nicht so einfach, das Zwerchfell zu senken und den Bauch zu erweitern, da die Lenden- und Bauchmuskeln das Rückgrat aufrechterhalten. Es ist aber immer noch eine fantastische Übung und massiert die Organe der Bauchhöhle, die direkt unter dem Zwerchfell liegen gründlich, vor allem Leber und Magen profitieren. Wenn Sie die Übung (sanft) nach der Mittagspause durchführen, werden Sie Ihre Verdauung verbessern.

Legen Sie eine Hand auf den Bauch knapp unterhalb des Nabels und versuchen Sie, ausschließlich mit dem Bauch zu atmen, aber ohne dabei die Hand zu bewegen. Es ist nicht einfach. Wenn Sie aber lernen, die richtigen Muskeln zu kontrollieren und sie mit Ihrer Atmung zu koordinieren, wird es von alleine funktionieren. Nehmen Sie sich Zeit und seien Sie geduldig. Wenn Sie Yoga-Atmung auf diese Weise praktizieren, wird es eine positive Wirkung auf Ihren gesamten Körper haben.

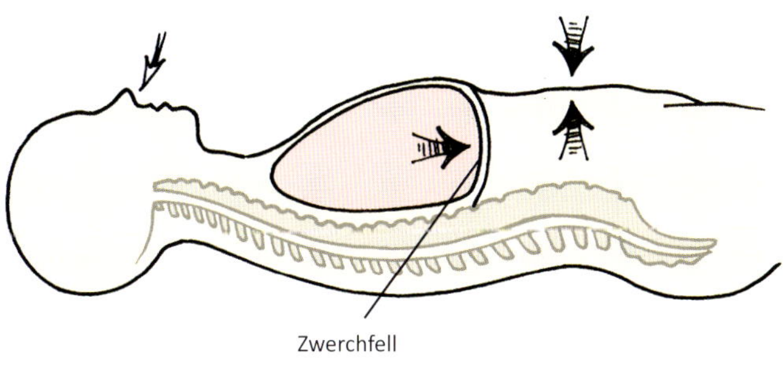

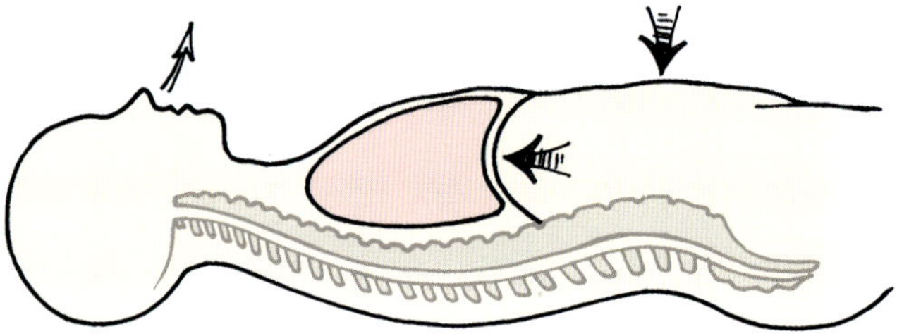

3) *DAS ZWERCHFELL TRAINIEREN*

Das Zwerchfell ist möglicherweise der wichtigste Muskel, den Sie je kennenlernen werden. Es ist daher sinnvoll, ihn besser zu verstehen und gezielt zu trainieren. Und so üben Sie:

Fahren Sie mit der Yoga-Atmung fort, aber versuchen Sie, durch Muskelkraft die Luft aus der Lunge zu zwingen. Verwenden Sie die Bauchmuskeln, als ob Sie gleich Ihre Nase putzen werden, aber tun Sie es langsam. Legen Sie eine Hand auf den Bauch und erhöhen Sie die Frequenz Ihrer Atemzüge, damit die Hand sich nach oben und unten bewegt. Atmen Sie bei dieser Übung nur mit dem Bauch, nicht mit der Brust. Versuchen Sie, so viel Luft wie möglich in den unteren Teil der Lunge zu füllen und erweitern Sie Ihren Bauch, indem Sie das Zwerchfell nach unten drücken. Drücken Sie nicht zu viel, weil Sie sich sonst unwohl oder schwindelig fühlen könnten. Versuchen Sie, Ihren Bauch nach oben zwischen die Rippen zu heben. Das können Sie machen indem Sie den Bauch „hochsaugen" während Sie die Luft anhalten. Heben und senken Sie das Zwerchfell 10 bis 20 Mal. Diese Übung trainiert das Zwerchfell und gleichzeitig werden Ihre inneren Organe sanft und gesund massiert, was Ihre Verdauung begünstigt. Sogar Ihr Herz wird von unten sanft und angenehm massiert. Versuchen Sie auch, den gleiche „Swoop" nach dem Ausatmen auszuführen. Wenn sich die luftleere Lunge unangenehm anfühlt, lassen Sie einfach etwas Luft in der Lunge.

Im Laufe der Zeit werden Sie die gewöhnlichen *Yoga-Atmung* und *Yoga-Atmung mit Bauchspannung* mit den folgenden drei Körperverschlüssen kombinieren:

> Sambhavi Mudra – Halten Sie Ihre ganze Aufmerksamkeit auf das „innere Auge“ oder Stirnchakra.
> Jnana oder Chin Mudra – Drücken Sie Daumen und Zeigerfinger leicht zusammen, um einen Kreis zu formen.
> Das „kleine“ Kechari Mudra – Falten Sie die Zunge nach hinten und drücken Sie leicht auf Ihr Gaumensegel.
Sie können die Körperverschlüsse einzeln oder alle zusammen hinzufügen.

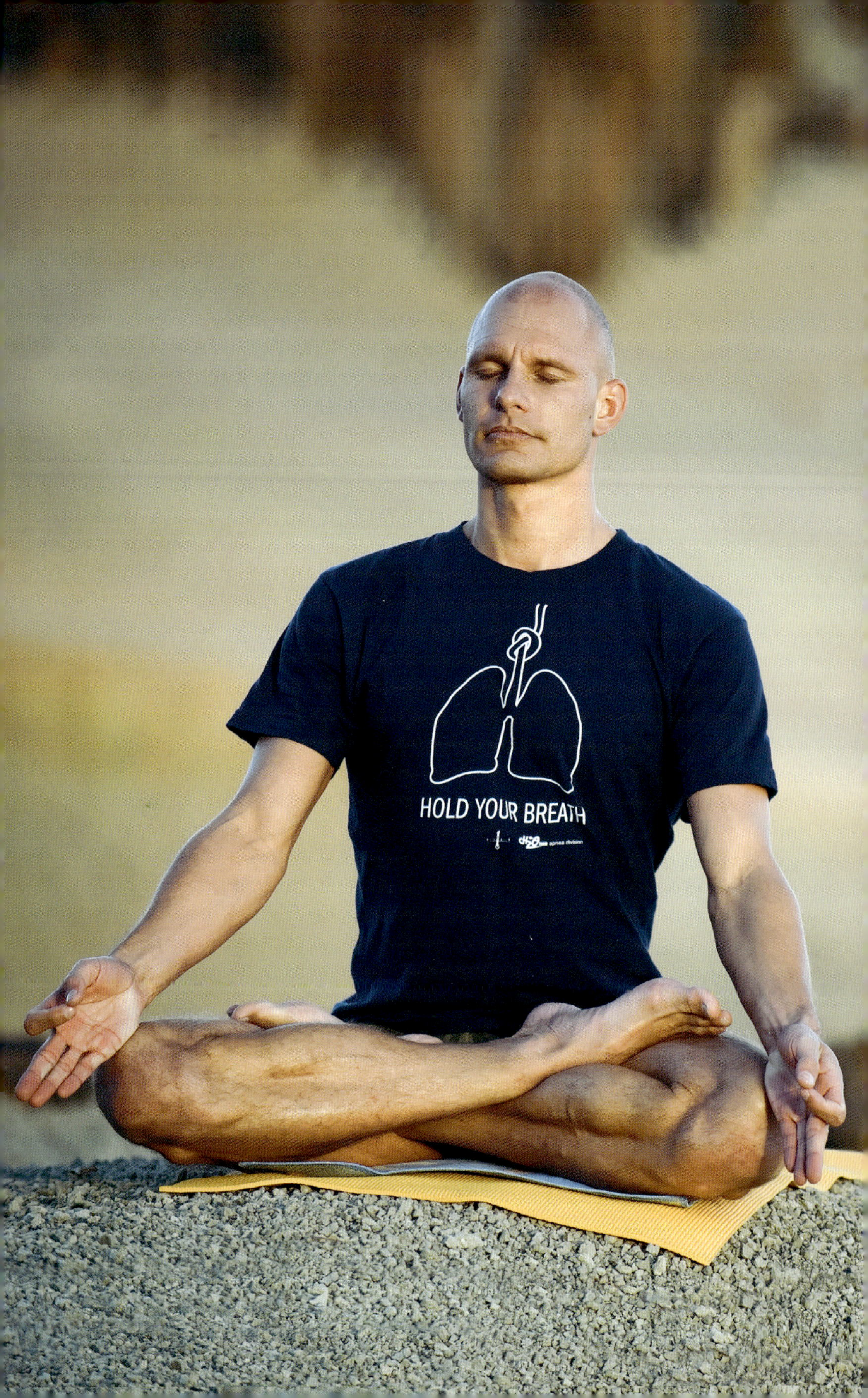
HOLD YOUR BREATH
apnea division

# Angehaltener Atem

# Die Luft anhalten an Land und im Wasser

## Die natürliche Pause

Wissen Sie eigentlich wie wichtig es ist, die Luft anzuhalten? Wenn Sie nicht eine natürliche Pause zwischen Ein- und Ausatmen machen würden, wäre Ihre Atmung abrupt und dissonant. Es lohnt sich, diese natürliche Pause anzuschauen. Es ist nicht notwendig, dass Sie den Atem für einen langen Zeitraum anhalten, um eine beruhigende körperliche und geistige Wirkung zu erreichen. Sie sollten es auf jeden Fall bei der Übung absolut bequem haben und sich entspannen. Versuchen Sie nun, Ihren Atem anzuhalten – fünf Sekunden, zehn Sekunden oder vielleicht sogar eine Minute. Schließen Sie währenddessen die Augen und richten Sie Ihre Sinne nach innen. Vielleicht können Sie anders als üblich sogar Ihr Herz oder zumindest Ihren Puls spüren. Nach einer kurzen Zeit der Übung fällt es Ihnen immer leichter, den Atem anzuhalten und wenn Sie Ihre Atmung unter Kontrolle haben, erfahren Sie mehr über sich selbst.

„Genauso wie wir Löwen, Elefanten und Tiger langsam trainieren können, so können wir durch Übung das Prana kontrollieren. Falls das nicht gelingt, wird der Ausübende vernichtet."

HATHA YOGA PRADIPIKA

Wenn Sie Pranayama-Atmung (das vierte Elemente des Yoga) üben, ist es ganz wichtig, dass Sie Ihre Lebensenergie (Prana) steuern. Daher ist die Atemkontrolle so bedeutend. Die Pause zwischen Ein- und Ausatmen wird *Kumbhaka* genannt. Es ist eine wahre Kunst, diese Pause so lang wie möglich zu machen. Die höchste Form des Pranayama ist, wenn Sie spontan zu atmen aufhören. Auch wenn Sie den Atem buchstäblich „halten" ist das Ziel, dass Sie von alleine zu atmen aufhören. Es soll also kein anstrengender Prozess sein. Dieser Zustand wird als *kevala kumbhaka* bezeichnet.

Vielleicht haben Sie kevala selbst unbewusst erlebt. Denken Sie an eine sehr schöne, überwältigende oder überraschende Erfahrung und denken Sie an den Moment zurück, wo Sie ohne es zu wollen einfach nicht geatmet haben. Wir sagen dazu, dass wir atemlos sind. Es bedeutet einfach, dass Sie für einen Moment vergessen zu atmen.

## Wie halten Sie die Luft an?

Ich werde oft gefragt, wie ich es schaffe, meinen Atem so lange unter Kontrolle zu halten – etwa neun Minuten. Im Lichte des Yogas gesehen, ist es einfacher zu verstehen, denn es geht letztendlich darum, den Geist zu steuern und die Kontrolle über das vegetative Nervensystem zu gewinnen. Das ist etwas, was wir mit unserem Willen meist nicht schaffen. Es liegen Welten zwischen „den Atem anhalten" und „eins mit der Atmung werden".

„Nicht weil es schwer ist, wagen wir es nicht,
sondern weil wir es nicht wagen, ist es schwer."

SENECA

Die Kunst, den Atem anzuhalten, besteht darin, eine körperliche und geistige Pause zu schaffen, in der Sie einfach nicht atmen. „Die Luft anhalten" klingt anstrengend; „sein lassen" dagegen ist passiv und mühelos. Wenn Sie weder atmen noch die Luft anhalten, sondern einfach eine Pause machen, kann Ihr Geist entspannen. Er ist an der Oberfläche dieses ruhigen Sees von Gedanken, sodass Ihre Seele und Intuition reflektieren oder durchscheinen können. Genauso wie im Yoga verschiedene Wege zur Erleuchtung in Samadhi führen, gibt es im Apnoetauchen viele verschiedene Techniken und Methoden, die Sie auf eine höhere Bewusstseinsebene führen können.

### Der Flow-Zustand

Wenn Sie für längere Zeit die Luft anhalten wollen, ist es von entscheidender Bedeutung, dass Sie die Zeit vergessen oder auflösen. Dieser Zustand nennt man „Flow" (auf Deutsch, „Fluss"). Im Flow werden Sie eins mit Ihren Handlungen. Sie sind im Flow, wenn Sie beim Meditieren in Trance versetzt werden und sich selbst „vergessen". Es ist ähnlich wie wenn Sie in Gedanken verloren sind. Was Sie beim Atemanhalten auf jeden Fall vermeiden sollten, ist auf die Uhr zu schauen oder an die Zeit zu denken. Denn wenn wir an die Zeit denken, wird sie auch in unseren Köpfen existieren.

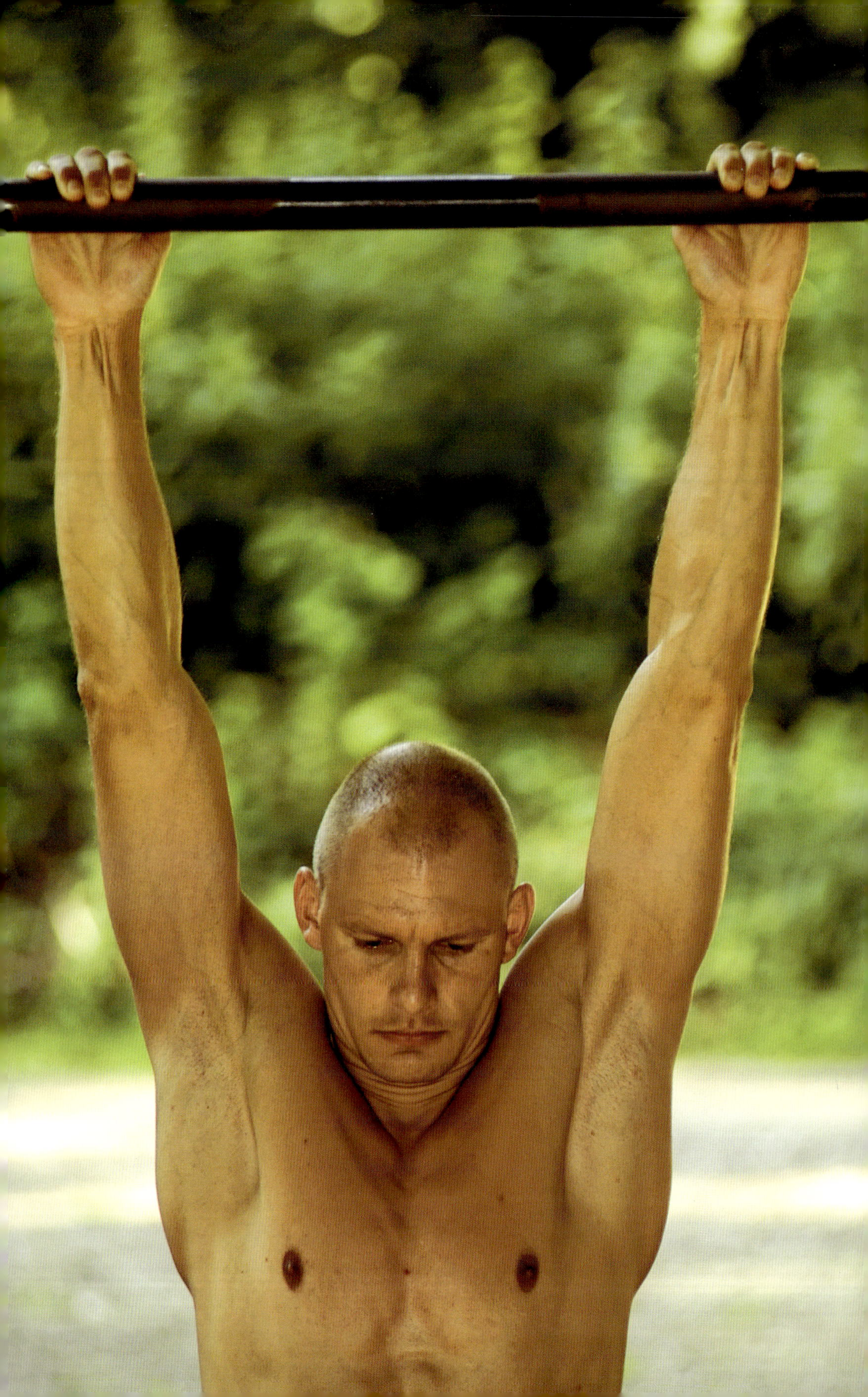

Wenn ich die Luft lange anhalte, gelange ich in eine Form des passiven Bewusstseins. Lediglich ein kleiner „Lichtkanal" bleibt offen und verbindet mich mit der äußeren Umgebung. Der Lichtkanal ist wie ein feiner Faden und bildet meine „Sicherheitslinie" – so wie Ihre Ohren, wenn Sie schlafen.

Wenn Sie im Tiefschlaf sind, spüren Sie nichts, noch nicht mal laute Musik. Oder vielleicht sollte ich sagen, dass Sie die Musik nicht wahrnehmen, denn Ihre Sinne schlafen. Sie reagieren nur auf Warnungen – wenn jemand Ihren Namen ruft oder wenn der Wecker klingelt. Sie haben vielleicht schon versucht, vor dem Wecker wach zu werden, denn auch wenn Ihr Bewusstsein ausgeschaltet ist, haben Sie eine Art schwebendes Bewusstsein, das auf einer höheren Ebene als Ihr normales Bewusstsein liegt. Auf ähnliche Weise habe ich meine Fähigkeit trainiert, sodass ich kurz vorher das Ende eines Tauchgangs spüre und zurückkehre.

## Lösen Sie Ihre Gedanken

Bevor ich Ihnen erzähle, wie ich die Luft so lange anhalte und was ich dabei erlebe, beantworte ich erst eine oft gestellte Frage, und zwar, woran ich denke, während ich die Luft anhalte. Diese Frage ist durchaus relevant und ich kann verstehen, warum die Leute das wissen wollen. Es ist sehr schwer, diese Frage eindeutig zu beantworten. Die beste Antwort, die ich geben kann, ist, dass es nicht wichtig ist, woran Sie denken. Aber es ist wichtig, wie Sie denken.

### Gedankenkontrolle

Es gibt verschiedene Wege, den Gedankenstrom unter Kontrolle zu bringen. Wenn Sie negative Gedanken haben, die Sie wütend, traurig oder aufgeregt machen, können Sie versuchen, diese durch positive oder neutrale Gedanken zu ersetzen (Sie erinnern sich sicherlich an das Eisbär-Beispiel von Seite 32). Auf ähnliche Weise können Sie versuchen, negative Gedanken zu unterdrücken, indem Sie sich auf einen positiven Geisteszustand konzentrieren. Sie werden auch ruhiger wenn Sie die Geschwindigkeit Ihrer Gedanken bremsen können.

### Akzeptieren Sie Ihre Gedanken und Gefühle

Wie in der Akzeptanz- und Commitmenttherapie lassen Sie Ihre Gedanken und Gefühle einfach passieren und beobachten Sie. Das ist so, als würden Sie eine Reihe von Zügen vom Bahnsteig aus beobachten. Wenn Sie mögen, können Sie in einen der Wagen (Gedanken) einsteigen und näher betrachten. Wie genau sieht er aus? Wenn ein unangenehmer Gedanke erscheint, lassen Sie ihn einfach vorbeifahren. Lassen Sie sich nicht von dem Gedanken aufregen und versuchen Sie nicht, ihn loszuwerden. Wenn er nicht verschwinden will, lassen Sie ihn bleiben und lächeln Sie ihn an.

### Visualisierung und Meditation

Diese Übung ist eine Art Achtsamkeitsmeditation, bei der Sie Ihre Gedanken bewusst beobachten und akzeptieren, ohne sie zu beurteilen oder zu analysieren. Aber Ihre Gedanken können sich auf verschiedenen Ebenen bewegen, und Sie können neben der Achtsamkeit eine Reihe von Techniken der Visualisierung und Meditation erlernen. Wenn Sie die Fähigkeit ausbauen, Ihre Gedanken zu beobachten und ihnen Aufmerksamkeit zu schenken, ist das wie eine kräftige Gehirnmassage. Sie werden Ihre wirren Gedanken in den Griff bekommen und negative durch neue, positive Gedanken ersetzen.

Sie können viel über sich selbst lernen, wenn Sie auf Ihren Körper hören. Sie werden Ihr körperliches und seelisches Bewusstsein erhöhen und mit sich selbst neu in Kontakt treten. Sie werden dadurch entspannter, können sich besser konzentrieren und meditieren. Sie müssen einfach sein oder mit sich selbst eins werden. Wenn Sie Meditation auf diese Weise betrachten, merken Sie, dass sie nichts mit religiös sein zu tun hat. Sie ist auch nicht geheimnisvoll und sie hängt nicht mit vielen Ritualen zusammen. Meditation ist vielmehr eine Art und Weise zu denken, die allen Menschen natürlich ist und die trainiert werden kann.

### Hören Sie auf Ihr Herz

Manchmal versuche ich, „normale" Gedanken aufzulösen und mich auf die Bewegungen meines Körpers oder auf meine Körperstellung zu konzentrieren. Das Herz ist als zentrales Körperorgan in der Lage, Schwingungen aufzunehmen und zu steuern. Während meinen besten Tauchgängen kann ich mein Herz intensiv spüren. Es schlägt auf eine sehr bequeme und weiche Art und Weise. Seine Schwingungen und Geräusche nehme ich voll und ganz mit meinen Sinnen auf. Nehmen Sie Kontakt zu Ihrem Herzen auf. Lernen Sie, auf es zu hören. Mit etwas Übung können Sie es auch beeinflussen. Dann werden Sie beim Luftanhalten einen schnellen Erfolg haben.

### Visualisierte Körperdrehung

Eine kleine amüsante Technik, die ich manchmal anwende, ist im Geiste meinen Körper zu drehen. Wenn ich mit dem Gesicht nach unten im Wasser die Luft anhalte, stelle ich mir vor, wie mein Körper sich langsam um 90 Grad um seine Längsachse dreht, damit ich aufrecht liege. Dann kehre ich in die Ausgangslage zurück, bevor ich mich wieder langsam um 90 Grad auf die andere Seite drehe. Natürlich habe ich mich nicht einen Zentimeter bewegt, aber es fühlt sich genauso an, als würde ich auf der Seite im Wasser liegen.

**Schließen Sie die Augen**

Ich rate Ihnen, bei den Übungen die Augen zu schließen. Sie werden nicht nur Sauerstoff sparen, weil Sie keine unwichtigen optischen Reize sehen, es wird für Sie auch viel einfacher, Ihre Gedanken und Körperreaktionen zu steuern, wenn Sie den Blick nach innen wenden. Sie werden auf Ihrer Reise zum inneren Universum viele neue und spannende Dinge über sich selbst lernen. Darüber hinaus werden Sie sich von der Umgebung lösen, die oft im Alltag ablenkt. Denn wie wollen Sie sich entspannen und Ihre Batterie wieder aufladen, wenn Sie ständig draußen in der Welt sind?

## Das Luftanhalten unter Wasser

Sie kennen vielleicht das Zitat „Es ist viel besser da unten" aus dem Film *The Big Blue* (Im Rausch der Tiefe). In vielerlei Hinsicht fasst das Zitat die Essenz des Freitauchens zusammen. Sobald Sie unter die Wasseroberfläche tauchen, sind Sie in einem anderen Universum und der Blick geht nach innen. Wenn Sie aufhören zu atmen, langsam in die Dunkelheit und Stille der Tiefe fallen, reisen Sie zurück in eine Zeit, die Sie gut kennen aber an die Sie sich nicht erinnern können – die Zeit, als Sie leicht und umsorgt im Schoß Ihrer Mutter lagen. Tief in Ihrem Gehirn und in Ihrem Rückenmark schlummern noch die Erinnerungen an die Zeit als Ihr Leben anfing, als Sie in einem kleinen mit Wasser gefüllten „Behälter" schwammen und auf den immerwährenden Ton des schlagenden Herzens Ihrer Mutter hörten. Das war eine Zeit als Sie noch nichts über die lineare Zeit gehört hatten, und wo alle Ihre Bedürfnisse erfüllt wurden.

**Es gibt nur Sie und das Meer**

Es ist unmöglich, mit Worten zu beschreiben, was Sie unter der Wasseroberfläche erleben, wenn das Wasser sanft Ihr Gesicht und Ihren Körper streichelt, Ihr Puls sinkt und Ihr Gehirn entspannt. Unter Wasser

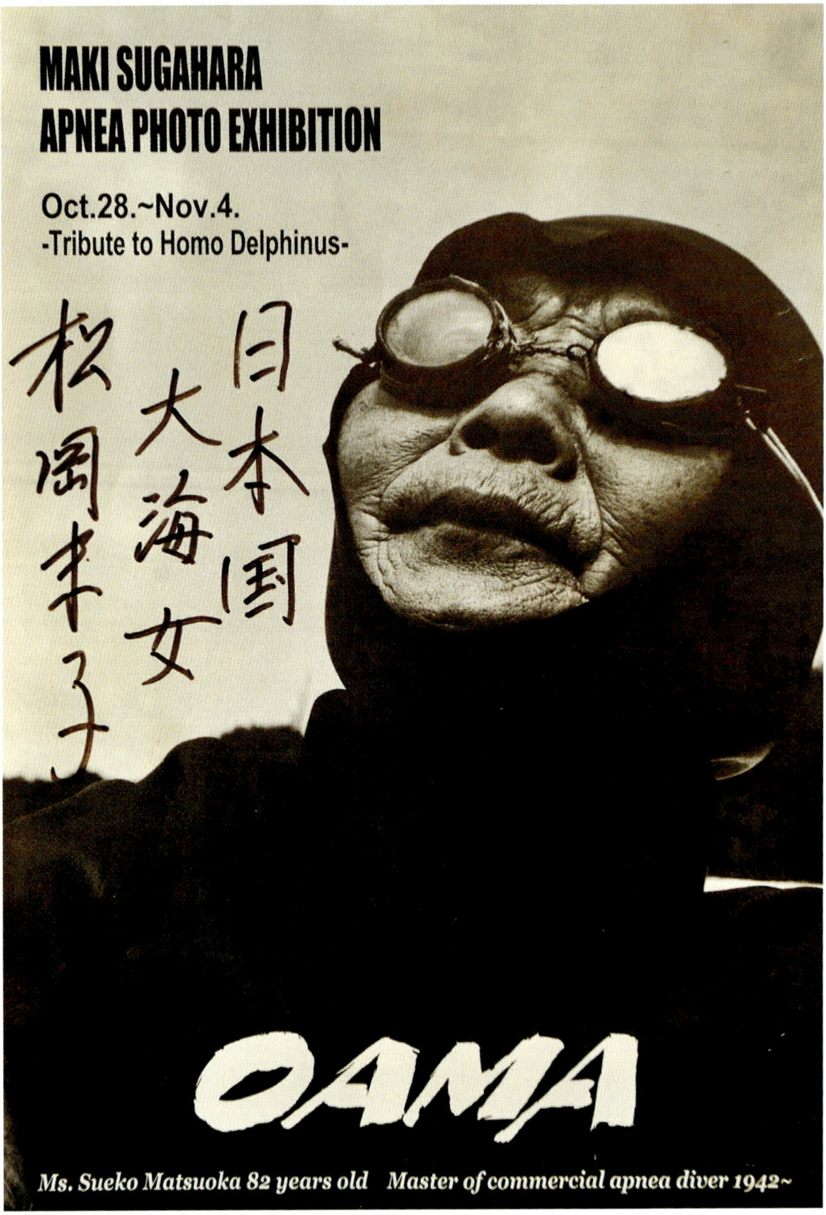


*Ich hatte die große Ehre, Sueko Matsuoka kennenzulernen. Sie war damals 82 Jahre alt und arbeitete bereits seit 1942 als Perlentaucherin in Japan. In mehr als 60 Jahren hatte sie sich kein einziges Mal krankgemeldet. Sie taucht immer noch für mehr als vier Stunden am Tag und hat vor, noch viele Jahre so weiter zu machen. Ihre lebensbejahende Geschichte ist eine der inspirierenden Geschichten, die ich je gehört habe.*

sind Sie sofort vom Stress und Hektik des Alltags abgeschnitten – keine Telefongespräche, keine SMS-Nachrichten, keine überfüllten E-Mail-Postfächer, keine Stromrechnungen, keine Sorgen des Alltags, die Ihre Zeit und Energie aufbrauchen. Nichts verbindet Sie mit der Oberfläche außer der eingeatmeten Luft, die Sie auch mit dem Leben verbindet. Es gibt nur Sie und ein wachsender Druck auf der Brust, der sich wie eine liebevolle Umarmung anfühlt. Und es gibt die Schwingungen aus dem tiefen, leisen Klang des Meeres. Es ist durchaus möglich, dass dieser tiefe ruhige Ton nichts anderes ist, als das Mantra Om – der Klang des Universums, der Leben in jede Zelle Ihres Körpers einflößt.

**Techniken aus dem Apnoetauchen sind auch im Alltag sehr nützlich**

Beim professionellen Apnoetauchen geht es darum, wer am längsten die Luft anhalten kann. Sie setzen Ihren Körper einem „Stress" aus, den manche Menschen extrem finden. Somit sind Selbsteinsicht und die Fähigkeit, sich zu entspannen, extrem wichtig. Es ist schön, dass Sie diese Eigenschaften mit dem gleichen Erfolg einsetzen können, wenn Sie wieder auf die Erdoberfläche zurückkehren. Es ist befriedigend und vorteilhaft, in einem hektischen Alltag Techniken aus dem Apnoetauchen anzuwenden.

Wenn Sie Wassersportarten wie Surfen, Kajak oder Rafting betreiben, kann Grundwissen über das Luftanhalten Leben retten. Dies gilt insbesondere für Taucher, Rettungsschwimmer und Menschen, die Wassertiere trainieren, denn sie müssen immer mit Situationen rechnen, die sich schnell und überraschend ändern. Wenn Sie wissen, wie Sie die Luft anhalten, haben Sie einen großen Sicherheitsfaktor, der Ihnen hilft, nicht in Panik zu geraten und Ruhe zu bewahren, auch in gefährlichen Situationen.

„Wer Pranayama und Kevali kennt ist der wahre Yogi. Was können diejenigen nicht erreichen, die den Erfolg in Kevali Kumbhaka erworben haben?"

GHERANDA SAMHITA

## Hören Sie auf Ihren Körper, nicht auf Ihren Gedanken

Tatsächlich ist das Luftanhalten eine wahre Kunst, die viele Vorteile mit sich bringt. In vielerlei Hinsicht ist es kompliziert, aber im Grunde genommen geht es nur darum, dass Sie nicht zu viel nachdenken. Sie können das Luftanhalten mit einem einfachen physikalischen Balanceakt vergleichen. Wenn Sie auf einem Balken oder Barren laufen und das

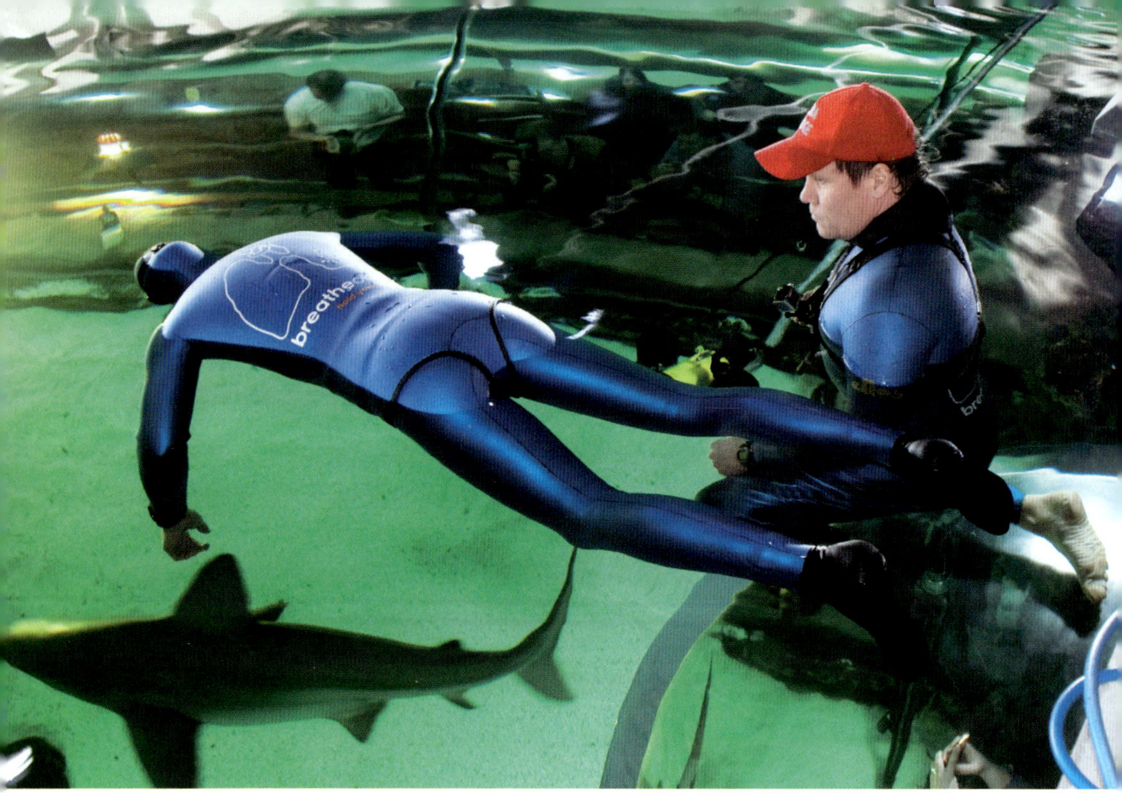

Gleichgewicht funktioniert, ist es einfach. Es wird erst gefährlich, wenn Sie darüber nachdenken, was Sie gerade tun. Sobald Sie daran zweifeln, dass Sie Ihr Gleichgewicht halten können, werden Sie herunterfallen. Beim Apnoetauchen ist es genauso. Hören Sie also auf Ihren Körper!

Am 1. April 2010 erreichte ich sozusagen den Gipfel beim Luftanhalten. An dem Tag brach ich als erster Mensch die magische 20-Minuten-Schranke. Der Tauchgang fand statt in einem Tank mit tropischen Haien nachdem ich reinen Sauerstoff eingeatmet hatte. Der Tauchgang wurde offizieller Guinness-Weltrekord. Die Tauchzeit betrug 20 Minuten und 10 Sekunden. Während dieser Zeit benutzte ich verschiedene Konzentrations- und Meditationstechniken wie Körperentspannung, Kindheitserinnerungen und das Selbstvergessen. In meinem Kopf war der Tauchgang mehr geistiger als körperlicher Natur. Ich konnte meinen Atemreflex für eine so lange Zeit unterdrücken, weil ich davon überzeugt war, dass dies tatsächlich möglich war.

Extrawissen

### Die edle Kunst des Luftanhaltens

Das Wort Apnoe kommt aus dem Griechischen und bedeutet „ohne Luft". Sie kennen vielleicht Schlafapnoe, eine Krankheit, bei der der Kör-

per während des Schlafens einfach zu atmen aufhört.
Im Laufe der Geschichte wurde Apnoetauchen für verschiedene Zwecke eingesetzt. In Dänemark wurden bei Ausgrabungen von Steinzeitsiedlungen riesige Haufen von Muschelschalen gefunden – Zeugen der Tatsache, dass unsere Vorfahren Nahrung unter der Wasseroberfläche sammelten. Entlang des Mittelmeers werden immer noch Schwämme von Apnoetauchern gesammelt und in Japan holen die berühmten Ama Taucherinnen Perlen, Algen und Muscheln aus der Tiefe mit nur einem einzigen Atemzug. Während einer Weltreise im Jahre 1996 besuchte ich die Badjao, ein indigenes Volk, das in der Celebes und dem Sulu-See zwischen Borneo und den Philippinen lebt. Sie wohnen auf Hausbooten und in Pfahlbauten und gehen selten an Land. Als ich nach Cebu Hafen kam, tauchten die jungen Badjao nicht mehr für Schwämme oder Fische, sondern für glänzende Münzen, die von Touristen ins Wasser geworfen wurden.

Heute wird Apnoetauchen vielfach als Freizeitsport praktiziert, ähnlich wie Schnorcheln oder Wasserjagd. Jeder kann ins Meer gehen, die bunten Tiere betrachten und das Gefühl der Schwerelosigkeit genießen, dass das Wasser uns schenkt. In den letzten 50 Jahren ist Apnoetauchen immer bekannter und beliebter geworden und es gibt verschiedene Wettbewerbe. In den letzten 10 Jahren hat es nochmal eine wahre Renaissance erlebt. Dies ist zum Teil auf eine gründliche Organisation der professionellen Apnoetaucher-Gemeinschaft zurückzuführen und auf die Aufmerksamkeit der Medien.

Der vielleicht wichtigste Grund aber ist, dass Apnoetauchen zu den vielen Trends gehört, bei denen wir Menschen uns besser kennenlernen und die Nähe zur Natur spüren können. So wird Apnoetauchen – genauso wie Yoga – zum Teil einer ganzheitlichen Lebensweise.

> „Alles begann, als mein Vater ein Autogramm von Stig für meinen Geburtstag brauchte. Er schickte ihm einen Brief, in dem er schilderte, wie sehr ich Wasser liebte und wie gerne ich tauchte. Ich erhielt einen Brief von Stig wo er mir einen persönlichen Kurs in Aarhus Apnoetaucher-Club anbot. Ich war begeistert und nach dem Kurs wurde ich Clubmitglied. Und das bin ich seitdem. Bevor ich mit dem Kurs anfing, konnte ich noch nicht mal 50 Meter dynamisch schwimmen. Heute schaffe ich 100 Meter. Ich habe mir auch eine schicke Unterwasserkamera gekauft, um Aufnahmen von den ganzen faszinierenden Tieren zu machen, die ich unter Wasser treffe."
>
> Marcus Møller Bitsch (16)
> Apnoetaucher

## Erleben Sie mit mir einen Tauchgang

Ich lade Sie jetzt ein, mich bei den verschiedenen Phasen eines Tauchgangs zu begleiten. Ich hoffe, dass Sie sowohl verschiedene Körperreaktionen als auch die ganzheitliche Gedankenlinie vom Yoga erkennen werden.

„Das Gefühl auszurutschen ohne zu fallen."

THE BIG BLUE

Der Tauchgang fand statt beim internationalen Wettbewerb „Aarhus Triple Challenge" im Sommer 2007 und dauerte acht Minuten und 40 Sekunden. Er wurde auf der Weltrangliste als bester Tauchgang des Jahres registriert und ich wurde mit dem „World Freediving Award 2007" ausgezeichnet. Der Tauchgang war ein sogenannter statischer Apnoetauchgang, bei dem ich im Wasser mit angehaltenem Atem knapp unter der Oberfläche regungslos lag.

## Der Ablauf des Tauchgangs

Wie immer vor einem Tauchgang in einem Wettbewerb, setze ich mich ca. vier Minuten lang mit geschlossenen Augen hin und atme leise. Ich knie dabei im flachen Wasser (der Diamantensitz – siehe Seite 147), halte meinen Rücken gerade in einer natürlichen Stellung, achte darauf, dass meine Brust geöffnet ist und höre auf meine tiefe, langsame und harmonische Atmung. Ich fokussiere mich darauf, entspannt zu sein, lächle nach innen und fühle mich leicht. Drei Minuten vor dem Tauchgang, atme ich ein wenig tiefer, immer durch die Nase. Zwei Minuten davor, beginne ich schwerer zu atmen und atme aus durch den Mund, den ich als Trichter forme. Dies ist bekannt als „Purge Atmung" (Reinigungs-Atmung). Der Mund als Ventil bewirkt einen höheren Druck in der Lunge, wodurch die Alveolen sich wie Blumen öffnen damit das Blut mehr Sauerstoff aufnehmen kann.

Meine Augen sind noch geschlossen, und wenn ich sie öffne, achte ich auf nichts, sondern beobachte passiv – so als ob ich mich in meinen eigenen Gedanken verloren habe. In den letzten 30 Sekunden vor dem Tauchgang atme ich noch schwerer und gähne einmal kräftig. Ich habe geübt, auf Kommando gähnen zu können. Wie Sie wissen, hat das Gähnen eine angenehme und beruhigende Wirkung. Außerdem ist es ein Signal an Körper und Geist, dass es Zeit ist, sich vollständig zu entspannen.

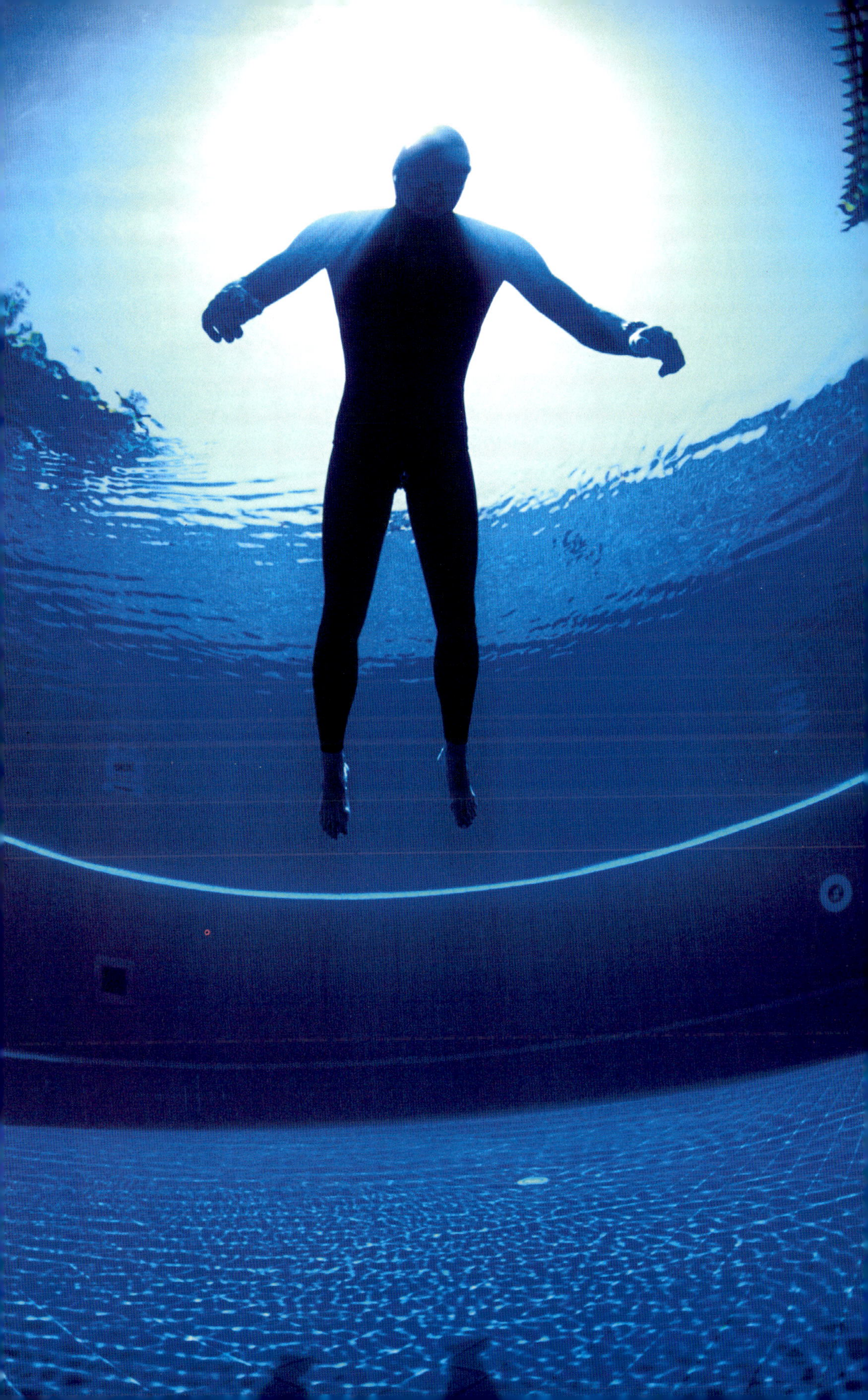

Ich benutze die volle Yoga-Atmung, bei der der Bauch bzw. das Zwerchfell und die Brust optimal genutzt werden. Das letzte Ausatmen ist tiefer und länger als üblich. Ich habe ein kleines Lächeln auf den Lippen, und langsam und kontrolliert fülle ich jetzt die Lunge, beginnend von unten. Wenn keine Luft mehr hineinpasst, mache ich eine letzte kleine Bewegung, die ich vor vielen Jahren entwickelt und zu meiner Überraschung bei anderen Apnoetauchern noch nicht beobachtet habe. Wenn ich mit meinen Fingern leicht gegen die Oberschenkel drücke, sinkt der Druck in der Lunge für einen Moment, da die Position des Zwerchfells sich geändert hat. Dadurch wird der Brustkorb entlastet und ich kann mit meinem Schlüsselbein noch mehr Luft in die Spitze meiner Lunge und in meinen Hals einatmen.

Anschließend „packe" ich mithilfe der Zunge als Kolben ein paar zusätzliche Liter Luft in die Lunge. Dies ist eine bekannte Technik bei Apnoetauchern. Es wird sonst nirgendwo genutzt, was schade ist, denn „Verpacken" kann in vielen anderen Situationen nützlich sein. Ich werde in dem Teil *Therapeutisches Atmen* genauer darauf eingehen. Ich packe 12-mal und lege gleichzeitig die Tauchmaske an, bevor ich ins Wasser rutsche.

## Verringerter Puls und Mondschein

Der Druck in den verpackten Lungen ist hoch, aber es fühlt sich richtig an und nur einige Sekunden vergehen, bevor der Tauchreflex ausgelöst wird und mein Puls sinkt. Ich stelle sicher, dass mein Hals und besonders meine Zunge völlig entspannt sind. Ich schaffe einen schwachen Druck zwischen Hals und Zungenunterseite, damit ich die Zunge leicht gegen die Rückseite des Mundes drücken kann. Dies schafft ein luftdichtes „Schloss", das zusammen mit einem schwachen „Halsverschluss" die Luft in den Lungen hält.

Nach einer kurzen Zeit erscheint vor meinem inneren Auge eine klare Lichtscheibe. Wie zuvor beschrieben, können Sie verschiedene Techniken anwenden, wie zum Beispiel Entspannung, innere Bilder, Konzentration und Meditation. Sie können verschiedene Gedanken haben oder Sie rufen Erinnerungen aus Ihrer Kindheit oder vom Urlaub mit Ihrer Familie, Ihrem Partner oder Ihren Freunden auf. Sie können sich auch an schöne Momente oder Emotionen erinnern, die Sie unter der Wasseroberfläche erlebt haben, etwa sich drehenden Meeresströmungen, tanzende Meeresalgen und Korallen oder Sie erinnern sich an schöne Tiere, die Sie im Meer angetroffen haben – Delfine, Haie, Meeresschildkröten oder kleine bunte Fische.

Aber bei diesem Tauchgang ist es eine kleine Scheibe, der ich meine Aufmerksamkeit widme. Das Licht in der Scheibe ist kühl und hat die Farbe des Mondes. Um die Scheibe herum sind kleine Lichtstrahlen, die in Form von Lotusblüten aufflammen. Die Farben wechseln zwischen Blau und Grün mit Orange in der Mitte, sehr ähnlich wie eine kleine Gasflamme. Hin und wieder wird das umgebende Licht heller und grell, wie wenn Sie unter Wasser sind und nach oben in die Sonne blicken. Staubige Lichtstrahlen brechen fächerartig durch die Wasseroberfläche.

Ich betrete die Lichtscheibe und verschwinde in meinem Kopf, ganz weg von dem Schwimmbecken und dem Tauchgang. In diesem Zusammenhang ist es besonders interessant, die verschiedenen Phänomene zu erwähnen, die im Geist erscheinen, wenn Siddhis (die nützlichen Vorteile von Yoga) Gestalt annehmen. Wenn Sie während des Yoga für einen längeren Zeitraum Ihren Atem angehalten haben, können Sie Nebel, Rauch, heiße Winde, Feuer, Glühwürmchen, Blitzschlag, Kristalle oder auch den Mond sehen.

## Farben und Scheiben

Im Nachhinein kann ich sagen, dass ich nur zweimal in meinem Leben eine ähnliche Farbe und Scheibe erlebt habe. Einmal bei einem Nachttauchgang Mitte der 90er-Jahre mit meinem guten Freund und Tauchpartner Christoffer. Damals lag ich auf dem Grund der Bucht von Aarhus und schaute in einen Sternenhimmel, der von einem großen Vollmond beleuchtet wurde. Falls Sie den Mond noch nicht von unterhalb der Wasseroberfläche aus beobachtet haben, kann ich Ihnen sagen, dass er einen besonderen, fast elektrischen Glanz annimmt, den Sie an Land nicht erleben. Das zweite Mal war während der Apnoe-Weltmeisterschaften in Ägypten im Herbst 2007, als ich mich zusammen mit zwei schwedischen Apnoetauchern mit nur einer Tauchmaske ausgestattet an einem Seil bis zu einer Tiefe von 80 Fuß nach unten zog.

## Signale aus dem Körper

Nach ca. fünf Minuten tauchen die ersten schwachen Anzeichen dafür auf, dass der Körper atmen möchte. Ich verschiebe die Krämpfe zum Zwerchfell. Nach sechs Minuten beginnt der Bauch sich zu bewegen aber ich versuche, die Bewegungen im Zwerchfell so weich wie möglich zu halten. Nach sieben Minuten werden die Kontraktionen etwas stärker, aber sie sind nicht unangenehm. Ich stelle sicher, dass mein Hals entspannt ist und ich benutzt meine Zunge, um die Bewegungen und den Druck auf meine Lunge zu erweichen. Nach etwa acht Minuten beginnen die Kontraktionen, stärker zu werden. Ich verschiebe sie auf die Seite meines Körpers und begebe mich tiefer und tiefer in sie hinein, um mich zu entspannen.

Psychisch bin ich vollkommen fokussiert, fast wie im Trance. Nach etwa acht Minuten und 30 Sekunden sagt mir mein kleiner innerer Wecker, dass es Zeit ist, den Tauchgang zu beenden. Nach genau acht Minuten und 40 Sekunden gleite ich sanft an die Oberfläche während ich ausatme. Oben angekommen nehme ich einen tiefen Atemzug und fühle mich wohl und glücklich.

Nach dem Tauchgang lächle ich, achte auf das richtige Protokoll, der von den Regeln bestimmt wird, und warte ab, ob die Richter meinen Tauchgang mit einer weißen Karte genehmigen, damit der Tauchgang offiziell anerkannt wird.

### Haken-Atmung

Das erste Luftholen nachdem man die Luft lange angehalten hat, nennt man „hook breath" („Haken-Atmung"). Hierbei wird die Luft in der Lunge gehalten während gleichzeitig der Druck durch Anziehen der Bauch- und Zwerchfellmuskeln erhöht wird und die Kehle und der Kehldeckel geschlossen bleiben. Die meisten Elite-Apnoetaucher verwenden diese Technik, denn sie erhöht die Sauerstoffspannung in der Lunge und ermöglichen die Freisetzung von mehr Sauerstoff im Blut. „Hook breath" wurde während des Zweiten Weltkriegs von Kampfpiloten erfunden. Dadurch konnte das Gehirn der Piloten mit Sauerstoff versorgt werden, wenn die Piloten enormer Anziehungskraft ausgesetzt waren. Die Technik geriet später in Vergessenheit und soviel ich weiß, wird sie heute nur noch von Apnoetauchern verwendet. Das ist schade, denn die „Haken-Atmung" kann uns in vielen Situationen helfen.

## Der Weg zu Ihrem inneren Paradies

Freitaucher erfinden und testen ständig neue Methoden. Es liegt in der Natur der Freitaucher, alles zu untersuchen und auf jede mögliche (und unmögliche) Art und Weise zu optimieren. Der offensichtliche Grund dafür ist, dass in einem einzigen Atemzug nur eine begrenzte Menge Sauerstoff verfügbar ist. Im Allgemeinen verstehen die besten Freitaucher sowohl die Physiologie von Menschen und Tieren als auch mentale

Prozesse. Dazu kommt Respekt für die Natur und die Fähigkeit, Wissen, Erfahrung und Intuition umzusetzen, die in der Welt der Apnoetaucher in den Kategorien Zeit, Tiefe und Distanz gemessen werden.

Freitauchen ist mehr Lebensstil als Sport. Deshalb ist der spirituelle Aspekt so wichtig. Auch wenn Apnoetauchen als Wettbewerb von Ergebnissen angetrieben zu sein scheint, liegt der Kern des Sports in der Beziehung zwischen dem Physischen und dem Geistigen. Schlüsselkonzepte sind Balance und Harmonie zwischen dem Geist und der Außenwelt, zwischen Mensch und Universum.

Ich kann bestätigen, dass eine Kombination von langem Luftanhalten, vollständiger Entspannung und Konzentration bzw. Meditation Gefühle der Euphorie und Begeisterung erzeugt. Diese Gefühle sorgen für eine geistige Klarheit, die stunden- oder sogar tagelang im Körper bleibt.

„Gott ist auf dem Meeresboden, und ich tauche, um ihn zu finden."

ENZO MAIORCA

Nach einem Aufenthalt in Indien erzählte die Apnoetauch-Legende Jacques Mayol die folgende Geschichte: Er traf einen pensionierten College-Professor, der seine berufliche Laufbahn beendet hatte und nun in einem kleinen Häuschen lebte mit dem Ziel, sein Ego aufzulösen. Er war Anfang 60 und nach einer intensiven Ausbildung gelang es ihm, während den Yogaübungen die Luft für mehr als sechs Minuten anzuhalten. Nach einer kurzen Einführung in das Valsalva-Manöver, in dem man den Druck im Mittelohr angleicht, überzeugte Jacques Mayol ihn, auf den Boden eines Sees zu schwimmen. Bei seinem ersten Versuch blieb der Professor für mehr als sechs Minuten auf dem Grund des Sees, und als er an die Oberfläche zurückkehrte, rief er: „Sie haben Recht, Herr Mayol ... Das ist in der Tat eine Abkürzung zum Samadhi (Paradies)!"

„Lieber Stig,
ich bin 76 Jahre alt und ich muss mich sehr schonen. Oft ist es eine Frage der richtigen philosophischen Haltung, um unter diesen Umständen eine positive Einstellung zu behalten. Für alte Menschen wird das richtige Atmen zum echten Sport und zur letzten und abschließenden Aktivität. Wir alle sollten üben, richtig zu atmen, damit wir so bequem wie möglich leben. In gewisser Weise ist das Leben für jeden von uns ein Wettbewerb mit uns selbst, um Schwierigkeiten und Probleme zu ertragen, die von Tag zu Tag und Jahr zu Jahr immer schlimmer werden. Je müder die ‚Maschine' wird, desto öfter muss der ‚Vergaser' angepasst werden.

Lassen Sie mich einen Vergleich machen. Wenn Sie den Vergaser Ihres Autos einstellen wollen, müssen Sie zuerst den Motor fast ‚abwürgen', um ihn daraufhin sanft in die entgegengesetzte Richtung zu drehen. Man könnte sagen, dass wir das Gleiche mit unserem menschlichen ‚Atem-Motor' tun sollten. In unserem ganzen Leben ist das Luftanhalten immer die richtige Methode, um das zu erreichen. Natürlich müssen Sie zuerst lernen, tiefe Atemzüge zu machen und richtig (mit dem Zwerchfell) zu atmen, um den gewünschten Grad der Entspannung zu erlangen. Erst dann können Sie Ihre ‚zweite' Atmung besuchen, indem Sie die Luft lange anhalten. Die kleinen Zuckungen und Kontraktionen im Zwerchfell werden dann zu kontrollierten Reaktionen und Ihre Angst und Verzweiflung verschwinden einfach, wenn Sie wieder zu atmen beginnen."

Guy Ackermann, Journalist und „Atementhusiast"
Hemance, Schweden

## Eine Nachricht vom Yoga

Freitauchen ist ein Vermittler unserer Zeit zwischen Yoga und der modernen Wissensgesellschaft. Dem bereits erwähnten legendären französischen Apnoetaucher Jacques Mayol ist es zu verdanken, dass östliche Traditionen in die westliche Welt des Apnoetauchens Eingang gefunden haben. Auch wenn Sie sehr wenig über Apnoetauchen wissen, haben Sie den Namen Jacques Mayol eventuell schon mal gehört. Vielleicht weil Sie Luc Bessons klassischen Film *The Big Blue* (*Im Rausch der Tiefe*) aus dem Jahr 1988 gesehen haben. Der Film zeigt die Freundschaft zwischen Jacques Mayol und seinem italienischen Rivalen Enzo Maiorca und mit dem Film wurde die Welt des Apnoetauchens plötzlich bekannt. Zugleich zeigt der Film, wie interessant Apnoetaucher für die Wissenschaft ist, denn diese Athleten erbringen in kontrollierten Experimenten erstaunliche Leistungen.

Die physiologischen Veränderungen, die beim Tauchen stattfinden, wie die Verlangsamung des Herzschlags und die Veränderung der Durchblutung, können wissenschaftlich beschrieben werden. Die Gefühle, die durch den Körper fließen, wenn Sie unter Wasser Ihren Atem anhalten, kann man nicht beschreiben; sie müssen erlebt werden. Wie beim Yoga können diese Erfahrungen, die mehr geistiger und spiritueller Natur sind, nicht rationalisiert werden. Allein durch Lesen können Sie das nicht verstehen, Sie müssen schon ins Wasser springen!

„Mir wurde die Macht von richtiger Atmung zum ersten Mal bewusst, als ich das erste Mal mit Stig im Roten Meer freitauchen ging. Nach einigen Tagen Atemübungen konnte ich für mehr als vier Minuten im Wasser die Luft anhalten. Das Gefühl von überschüssiger mentaler Kraft und innerer Ruhe war berauschend."

Bjarne Brynk Jensen (43)
Firmencoach und Berater für die 2010 Olympischen Winterspiele in Vancouver

Es gibt viele Parallelen zwischen Apnoetauchen und Yoga. Beide wollen unsere ganzen physiologischen und mentalen Prozesse verbessern oder optimieren, indem sie uns zu mehr Selbsteinsicht, Selbstkontrolle und Selbstdisziplin verhelfen. Im Laufe der Zeit gewinnen wir ein tieferes Verständnis und mehr Respekt für die menschliche Natur und für die Art und Weise, wie Menschen miteinander und mit ihrer Umwelt in Verbindung stehen. Insbesondere unsere Atmung – etwas, das wir mit allen anderen Lebewesen teilen – ist wichtig. Denn wir können die unglaublichsten Dinge erreichen, wenn wir auf unsere Atmung achten.

Viele Körperhaltungen und Atemübungen im Yoga kommen aus dem Tierreich und das gleiche gilt für das Apnoetauchen. Hier vor allem die Art, wie wir schwimmen, den Gebrauch von Ausgleichstechniken und auch zum großen Teil, wie wir für einen längeren Zeitraum die Luft anhalten. Was Sie durch einfaches Beobachten und Ausprobieren lernen können, ist beeindruckend.

„Ich erinnere mich ganz genau an einen Tauchgang in einem 50-Meter-Becken. Als ich wegen Sauerstoffmangels wieder auftauchte, fragte Stig, warum ich so schnell wieder da war. Lediglich mein Gehirn wolle atmen. Mein Körper wäre in der Lage, viel weiter zu schwimmen. Nach einigem Training habe ich mehrere Meter geschafft. Ich begann dann eine Reihe von Tauchgängen zu schwimmen und ich habe es tatsächlich gemocht, als ich mich von dem ersten Schrecken erholt hatte!"

Mette Jacobsen (37)
Fünffacher Olympiateilnehmerin, 36 Medaillen bei EM und WM

## Persönliche Entwicklung

Wie auch im Yoga, stellen Freitaucher oft „übernatürliche" Fähigkeiten unter Beweis: länger als 10 Minuten die Luft anhalten, tauchen in einer Tiefe von 200 Metern und so weiter. Natürlich ist das alles gar nicht übernatürlich. Und da es im Apnoetauchen im Gegensatz zum Yoga auch Wettbewerbskomponente gibt, wo Ergebnisse in Metern und Sekunden gemessen werden, müssen auch die größten Skeptiker die Leistungen anerkennen.

Auf dieser Weise bestätigt Freitauchen elegant viele der Mythen der alten Yoga-Schriften. Es ist also doch nicht alles Hokuspokus, was in den Schriften steht – zum Beispiel, dass wir durch ultimative Kontrolle der Atmung zur ultimativen Kontrolle des Geistes gelangen. Meine persönliche Erfahrung bestätigt das. Lassen Sie mich dazu ein Beispiel hinzufügen, wie ich versucht habe, eine Brücke zwischen der physischen und geistigen Welt zu bauen.

Im Jahr 2003 brach mein lieber Freund und Trainingspartner Peter Petersen mit einem 200-Meter-Tauchgang mit Flossen einen Weltrekord. Zu der Zeit war es völlig undenkbar, dass ein Mensch über diesen Punkt hinaus tauchen könnte. Umso größer war die Freude und Überraschung, als ich im gleichen Jahr in den Niederlanden bei einem großen internationalen Wettbewerb ohne Flossen die magische 200-Meter-Barriere brach. Einige Monate zuvor hatte ich meinen ersten Weltrekordversuch unternommen, mit nur einem Atemzug ohne Flossen so tief und so weit zu tauchen wie menschenmöglich. Ich begann, mit mentalen Prozessen zu arbeiten, setzte Ziele, arbeitet mit Bildern und Spannungsregulierung.

Ich machte jeden Morgen Yoga. Das Programm bestand häufig aus Asanas (Körperhaltungen und Dehnungsübungen), bewusster Atmung, Entspannung, Konzentration, Meditation und Gebet. Ich war vor allem von Pranayama fasziniert. Meine Kontrolle war so weit fortgeschritten, dass ich für mehr als acht Minuten die Luft anhalten konnte. Ich war auch in einem ziemlich guten körperlichen Zustand mit einer kardiovaskulären Fitness-Bewertung von VO2 Max über 60. Mein Ziel war es, mein Bewusstsein (und mein Unterbewusstsein) durch ein Konzept, das ich „geistige Plastizität" nenne, zu erweitern.

Ich konzentrierte mich darauf, mein Unterbewusstsein zu trainieren, es anpassungsfähiger zu machen, damit es die Bilder und Gedanken annehmen würde, die sich während meinen Yoga-Sitzungen bildeten. Das kurze und lange Luftanhalten hat sich dabei als hervorragendes Werkzeug erwiesen, diese Bilder zu stärken und zu erhalten.

Gleichzeitig verbrachte ich viel Zeit damit, meine Reaktionen in Stresssituationen während langer Trainingstauchgänge kennenzulernen. Langsam aber sicher bewegte ich mich tiefer und tiefer durch verschiedene mentale Schichten, bis ich die subtilen Signale meines Körpers kannte. Jeder Tauchgang war für mich wie ein Weltrekordversuch. Es ging nie nur um den Spaß. Denn ich wollte meine mentalen Grenzen erforschen und ich ging immer wieder an diese Grenzen.

Mein volles Potenzial auszunutzen wurde zum Spiel und es war nur eine Frage der Zeit, bis ich mein ganzes Nervensystem so gut steuern konnte, dass Schmerzen keine bedeutende Rolle mehr spielten. Egal, wie sauer meine Beine wurden, wie sehr sich meine Sicht veränderte (Tunnelblick, roter Schleier, Schwarz-Weiß-Sehen und so weiter), ob ich Summen oder Klingeln in den Ohren hatte und egal, wie sehr mein Zwerchfell auf- und abpumpte, ich behielte die Konzentration und die Freude, im Wasser zu sein (etwas, das ich liebe) und tat mein Bestes.

Am Ende war der Schmerz wie ein Freund – je mehr Schmerz desto mehr innere Ruhe konnte ich erreichen. Es war interessant, in den Schmerz hineinzugehen und das Gefühl genau zu untersuchen, anstatt mich selbst zu bemitleiden. Ich entdeckte einen inneren Rhythmus, den ich allmählich entwickelte und der es mir ermöglichte, die Reaktionen meines Körpers auf seine Umgebung außer Acht zu lassen.

Natürlich waren nicht alle Tage gleich und es war frustrierend, einen Tauchgang abbrechen zu müssen, weil ich mich nicht mehr konzentrieren konnte. Aber ich schätzte die unterbrochenen Tauchgänge und sie lehrten mich etwas Positives. Ich habe wahrscheinlich sogar mehr von diesen Tauchgängen gelernt, als von den erfolgreichen, denn ich musste darüber nachdenken, was schiefgelaufen war – und warum.

Die guten Tauchgänge waren natürlich fantastisch. Das Gefühl, meinen Körper aufzulösen oder zu verlassen, Zeitlosigkeit, die warme Strömung, die innere sprühende Energie, der extreme Komfort und das Gefühl der Freude. Diese Tauchgänge gaben mir das Gefühl, auf einer Mission zu sein, und sie gaben meiner Existenz einen tieferen Sinn. Gleichzeitig gaben sie mir die Fähigkeit, mich innerhalb von Sekunden 100 % zu konzentrieren. Man könnte sagen, dass in diesen Tauchgängen Entspannung, Konzentration und Meditation auf einer höheren Ebene miteinander verschmolzen – so, als würden meine Tauchgänge im Laufe der Zeit immer weiter vorwärtsgehen, während ich im Inneren mich rückwärts bewegte zu meinen tieferen Instinkten und zu den Werten meiner Seele.

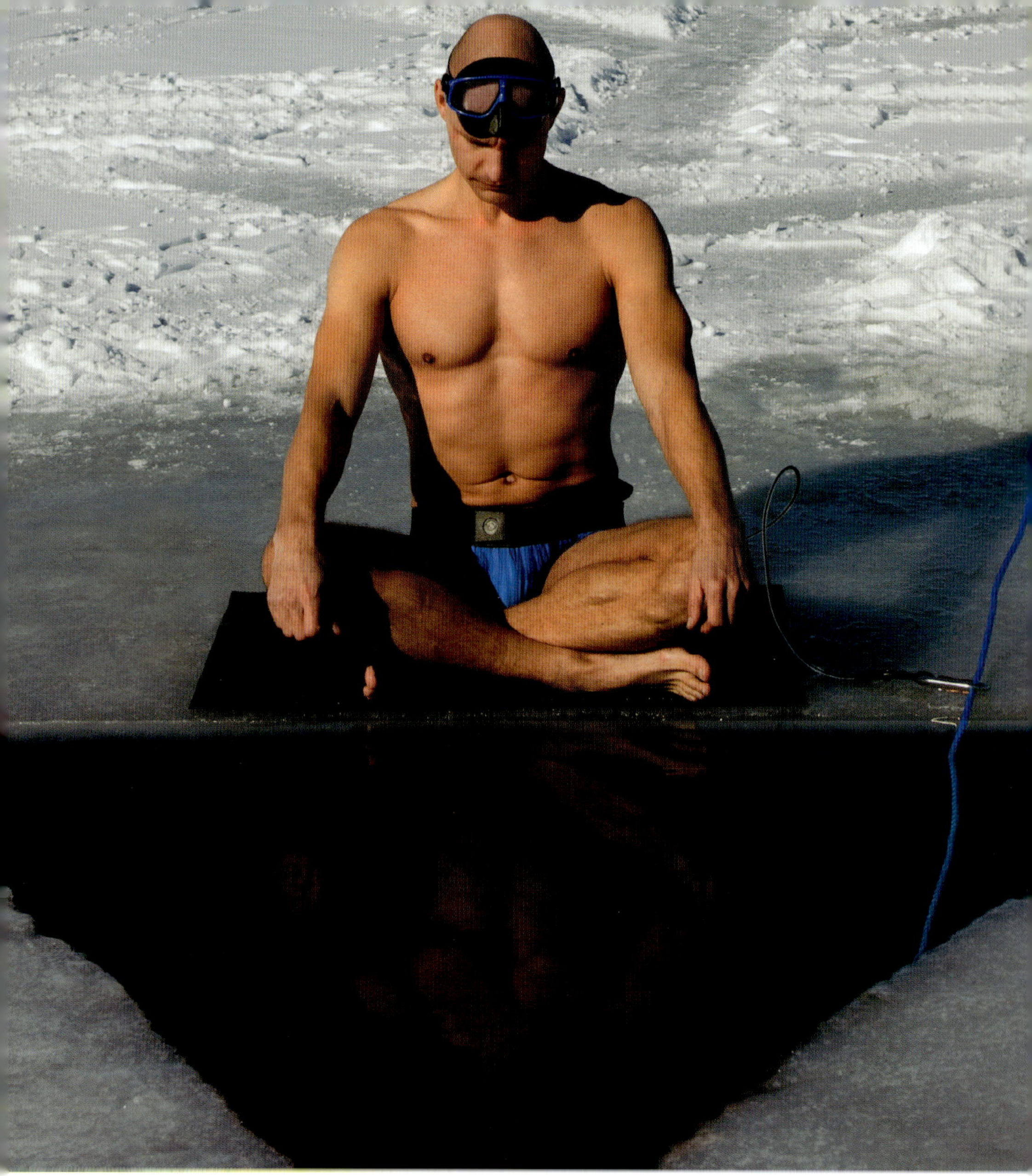

Die Fähigkeit, Schmerzen auszuhalten und mich vollständig auf eine Aufgabe zu konzentrieren, zeigte ihre volle Wirkung während meines Guinness-Weltrekord-Tauchgangs unter Eis im März 2010. Ausgestattet nur mit Badehose und Schwimmbrille hielte ich die Luft an und schwamm 236 Fuß (72 Meter) unter dem Eis in einem zugefrorenen See. Auch wenn das eisige Wasser so kalt war, dass mein Körper fast gelähmt war, blieb ich vollkommen wach und entspannt und beendete den Tauchgang mit einem Lächeln.

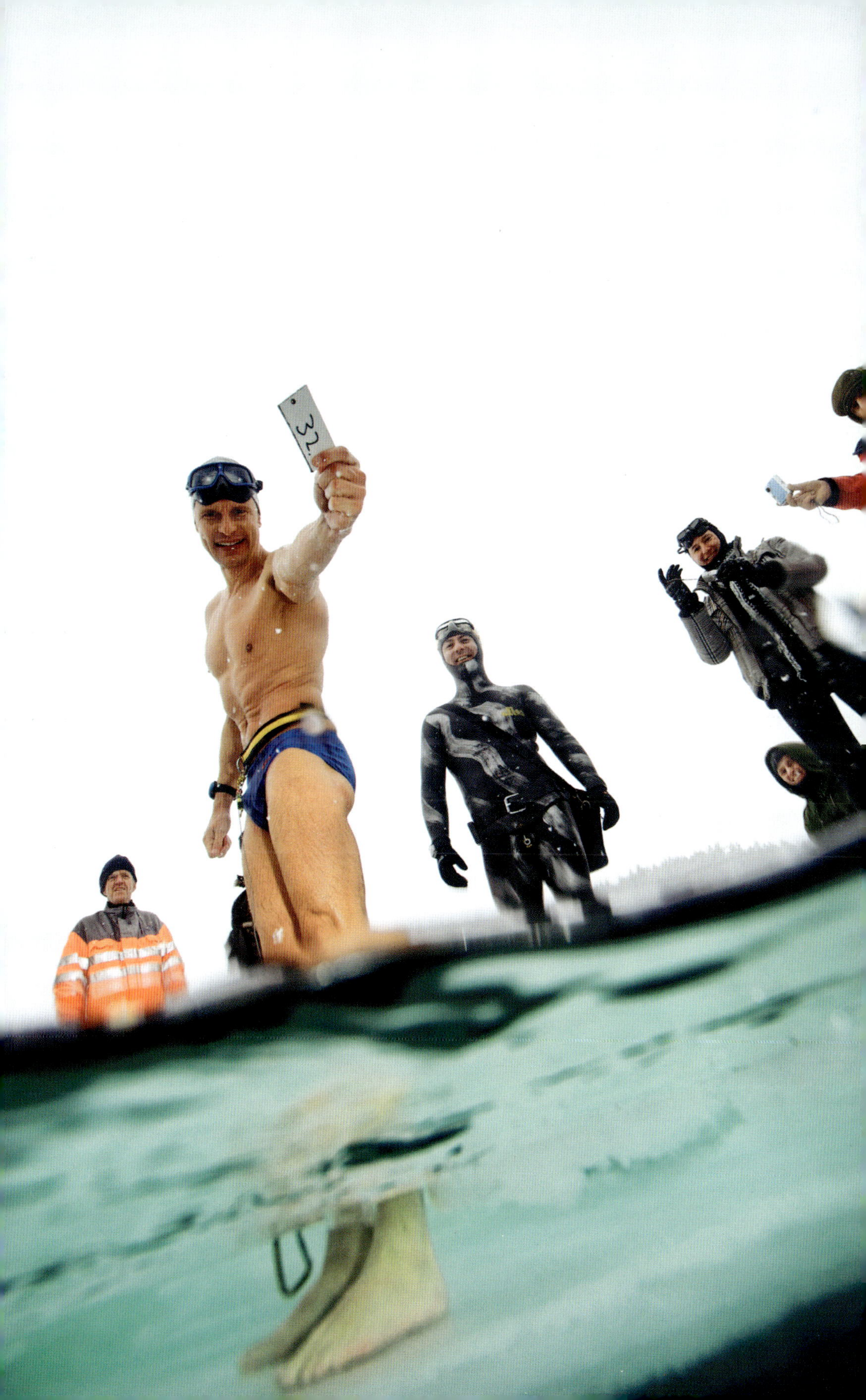
32

Wie beim Yoga, ist die letzte Phase beim Freitauchen spiritueller Natur. Sie wollen mit Ihrer Umgebung (in der Regel das Meer) verschmelzen. Das Ziel ist nicht, sich in einen Fisch oder einen Delfin zu verwandeln, wie manche glauben, Sie wollen vielmehr ein ganzer Mensch werden.

Extrawissen

## Extreme Reaktionen beim Apnoetauchen

Wenn Sie nur auf der Oberfläche schnorcheln oder beim Schwimmen ein wenig tauchen, brauchen Sie sich keine Gedanken über die Reaktion Ihres Körpers zu machen. Sie können dann nicht unter der Dekompressionskrankheit leiden – eine Übersättigung von Stickstoff im Körper, die durch eine höhere Stickstoffspannung in der Lunge verursacht wird. Es ist ungefährlich, herumzuschwimmen und Fische zu beobachten, aber schwimmen oder tauchen Sie nie allein.

**Die wichtigste Regel**

**SCHWIMMEN ODER TAUCHEN SIE NIE ALLEIN!**

### Die Dekompressionskrankheit

Das Phänomen der Dekompressionskrankheit wurde in den sechziger Jahren von dem dänischen Physiologen Poul Erik Paulev bewiesen. Trotzdem wissen viele Freitaucher nicht, wie riskant es ist, wenn sie mehrere oder sehr tiefe Tauchgänge durchführen. Die Folgen der Dekompressionskrankheit sind für Freitaucher die gleichen wie für Gerätetaucher. Die Gasspannung von Stickstoff steigt, was zur Bildung von kleinen Bläschen führt, die die Blutgefäße (zum Beispiel im Gehirn) blockieren können. Der Blutfluss wird gehemmt. Die weltbesten Apnoetaucher haben heutzutage Tiefen erreicht wo Sauerstoff ($O_2$), Kohlendioxid ($CO_2$) und Stickstoff ($N_2$) giftig für das Nervensystem werden können. Sie können Zittern, Lähmung oder geistige Veränderungen verursachen. Diese Phänomene werden zusammen als Tiefenrausch bezeichnet.

**Praktischer (und sehr wichtiger) Tipp**

Wenn Sie sich aber beim Freitauchen selbst herausfordern wollen, müssen Sie einige Sicherheitsvorkehrungen treffen. Denn wenn Sie bis an Ihre körperlichen Grenzen gehen, finden viele physiologische Veränderungen statt. Wenn Sie mehrere Tauchgänge durchführen, halten Sie sich an die sehr gute Faustregel: Die Zeit, die Sie an der Oberfläche atmen, muss dreimal so lang sein wie die, die Sie unter der Oberfläche verbringen. So können Sie beim Freitauchen eine Dekompressionskrankheit vermeiden. Sie droht nämlich, wenn Sie mehrere Tauchgänge kurz hintereinander durchführen.

**Tanzen Sie keinen Samba!**

Ihr Körper gibt Ihnen Signale. Diese Signale nenne ich „die kleine Glocke". Wenn Sie diese Glocke ignorieren, sind Sie beim Freitauchen in Gefahr, einen „Samba" zu erleben. Ein Samba tritt auf, wenn Sie Ihren Atem zu lange angehalten und Ihren Körper über seine Grenzen hinausgeschoben haben. Ihr Nervensystem steht unter Spannung und der Sauerstoffdruck ist zu niedrig. Das führt zu Krämpfen und einem unklaren Geist. Der Zustand wird als „Samba" bezeichnet, weil einige der Krämpfe an die Bewegungen und Schritte des gleichnamigen Tanzes erinnern.

Wenn Sie die Warnzeichen Ihres Körpers völlig ignorieren oder wenn Sie nicht reagieren können, weil Sie beispielsweise bei einem tiefen Tauchgang von einer Strömung mitgerissen werden, ist es so, als hätten Sie an der Kreuzung eine rote Ampel übersehen. Sie sind einfach weitergefahren und Sie können am Ende einen Blackout erleben. Mit anderen Worten: Sie verlieren das Bewusstsein. Weder ein Samba noch ein Blackout sind schön, aber an dieser Stelle möchte ich erwähnen, dass es keine wissenschaftlichen Beweise dafür gibt, dass eines von beiden zu Schäden am Gehirn oder sonst irgendwo im Körper führt – weder kurz- noch langfristig.

Selbst wenn Sie ohnmächtig werden, haben Ihr Gehirn und Ihr Körper immer noch genug Sauerstoff. Vielen Menschen ist dieser lebenswichtiger Punkt nicht bewusst oder sie vergessen, wie der Körper funktioniert. Solange das Herz schlägt, wird sauerstoffhaltiges Blut in Ihr System geleitet, selbst wenn das Herz langsam schlägt, wie es beim Luftanhalten der Fall ist.

Bewusstseinsverlust ist ein Abwehrmechanismus des Körpers. Es ist ein Zeichen, dass wir unter enormem Druck stehen. Durch das Ausschalten des Bewusstseins werden Sauerstoff und Energie gespart, und das passiert, bevor es zur Schädigung des Gehirns kommen kann. Es gibt Menschen, die ertrunken sind und nach 30 bis 40 Minuten mit sehr wenigen Schäden wiederbelebt wurden. Das ist besonders der Fall, wenn das Wasser eiskalt war, denn dann wird der Tauchreflex verstärkt.

### Ihr innerer Delfin

Menschen und andere Säugetiere haben einen Tauchreflex, der aktiviert wird, wenn unser Gesicht gekühlt wird (zum Beispiel durch das Wasser während eines Tauchgangs) oder wenn wir die Luft anhalten. Der Tauchreflex ist ein schlauer physiologischer Mechanismus, der es dem Körper ermöglicht, einen niedrigen Sauerstoffgehalt auszuhalten. Dies wird zum Teil durch einen niedrigeren Herzschlag und zum Teil durch eine Verengung der peripheren Blutgefäße in unseren Armen und Beinen erreicht. Dadurch wird Blut zu den lebenswichtigen inneren Organen geleitet, zum Beispiel zu Herz und Gehirn, wo Sauerstoff am meisten benötigt wird.

Die körperlichen Veränderungen treten relativ schnell auf, innerhalb von 30 Sekunden. Der Reflex ist präventiv, denn er wird eingeleitet, bevor die Sauerstoffbelastung einen kritischen Tiefpunkt erreicht. Dazu hat die große Menge Blut, das sich in den Blutgefäßen der Lunge angesammelt hat, eine Schutzwirkung, denn im Gegensatz zu Gewebe und Knochen kann Flüssigkeit nicht komprimiert werden. Somit verhindert das Blut, dass die Lunge unter hohem Druck kollabiert.

Eine weitere Wirkung des Tauchreflexes kann bei Säuglingen beobachtet werden, wenn sie unter Wasser sind. Die Luftröhre neben den Stimmbändern schließt spontan, damit kein Wasser in die Lunge dringen kann. Dieser Reflex wird ausgelöst, sobald der Säugling mit Wasser in Kontakt kommt. Der Reflex verschwindet allerdings nach etwa sechs Monaten.

Neuere Untersuchungen haben gezeigt, dass die Milz, die rote Blutkörperchen enthält, auch eine wichtige Rolle beim Tauchen und Luftanhalten spielt. Die Milz zieht sich nach einer Reihe von Tauchgängen zusammen und gibt eine große Menge an roten Blutkörperchen in den Kreislauf. Milzkontraktionen treten viel langsamer auf als die anderen Tauchreflexe. Die Freisetzung von zusätzlichen roten Blutkörperchen bedeutet, dass mehr Sauerstoff im Blut gespeichert werden kann. Das wiederum heißt, dass durch die zusätzliche Menge an Blutzellen der Körper nach langem Luftanhalten schneller zurück ins normale Gleichgewicht findet. Man könnte sagen, dass die Milz eine Art „Turbowirkung" hat während und nach einem langen Tauchgang.

Tauchende Säugetiere wie Wale und Robben haben natürlich einen gut entwickelten Tauchreflex, damit sie unter der Oberfläche für längere Zeit nach Futter suchen können. Es gibt mehrere Gründe, warum Pottwale, Robben und Seeelefanten ausgezeichnet im Luftanhalten sind und für mehr als eine Stunde tauchen. Erstens haben diese Tiere eine ganze Menge Blut und eine hohe Konzentration von Blutzellen, sodass Sauerstoff im sogenannten Hämoglobin-Protein gebunden wird. Darüber hinaus haben sie in hoher Konzentration ein sauerstoffbindendes Molekül, Myoglobin, in ihren Muskeln. Haben Sie schon mal Wal- oder Robbenfleisch gesehen und sich gefragt, warum es so dunkel ist? Myoglobin ist die Antwort. Der hohe Gehalt an Eisen im Myoglobin färbt das Fleisch braun.

Tauchende Säugetiere sind auch in der Lage, ihr Gehirn abzukühlen. Das hilft ihnen während längeren Tauchgängen. Mehrere Studien zeigen, dass Robben ihre Körper- und Gehirntemperatur um bis zu 3 Grad Celsius senken können. Dadurch senken sie ihren Stoffwechsel und Sauerstoffverbrauch erheblich. Robben können sogar die Blutversorgung zu den Gliedmaßen vollkommen abschalten, sodass das sauerstoffhaltige Blut direkt zu Lunge, Herz und Gehirn fließt.

## Die Wasseraffen-Theorie

Die Ähnlichkeit zwischen uns Menschen und Wassersäugetieren ist bemerkenswert. Wir besitzen die gleichen Reflexe. Physiologisch gesehen, könnten wir unseren Körper für das Leben im Wasser anpassen. Das ist kein Zufall, denn es existiert eine natürliche Erklärung:

Viele Menschen fühlen sich vom Wasser angezogen und die meisten Kinder lieben Wasser. Säuglinge können sowohl schwimmen, als sich auch auf der Wasseroberfläche treiben lassen. Diese Fähigkeiten verdanken sie einer dicken Fettschicht, natürlichen Tretbewegungen und einem angeborenen Tauchreflex, der das Eindringen von Wasser in die Lunge verhindert. Warum aber sind wir Erdbewohner so gute Schwimmer, besonders wenn man uns mit unseren nächsten Verwandten, den Menschenaffen, vergleicht?

Die am weitesten verbreitete Theorie der Evolution des Menschen ist, dass unsere Vorfahren auf den großen offenen Savannen Afrikas vor rund fünf Millionen Jahren anfingen, auf zwei Beinen zu gehen. Unsere Hände waren damit frei, um Waffen und andere Werkzeuge benutzen zu können. Aber einiges spricht gegen die Savannen-Theorie.

Denn wir Menschen ähneln typischen Landtiere weder anatomisch noch physiologisch. Zum Beispiel anstelle eines Fells haben wir nackte Haut mit einer dicken Schicht subkutanen Fetts. Fell (oder Federn) bietet die beste Isolierung am Land, während Fett im Wasser effektiver ist. Dann haben wir einen langen Körper, eine lange Wirbelsäule, einen großen Kopf und eine Gangart, die nicht natürlich wirkt. All das lässt auf eine ganz andere Tiergruppe schließen: nämlich auf die Meeressäuger.

Und so ist ein alternatives Modell entstanden, das der vorherrschenden Theorie der Evolution widerspricht. Natürlich stammen wir Menschen nicht von Delfinen oder Robben ab, aber viele gemeinsame Merkmale haben zur „Theorie der Meeresaffen" geführt. Nach dieser Theorie, die vom Zoologen Sir Alister Hardy und insbesondere von der Autorin Elaine Morgan stammt, fand die Entwicklung des modernen Menschen an der Küste Ostafrikas statt. In dieser Küstenregion entwickelten unsere Vorfahren Merkmale, die für das Leben im und am Wasser vorteilhaft waren. Die frühen Menschen fingen an, auf zwei Beinen zu gehen, damit sie im flachen Wasser nach Muscheln und anderen Lebensmitteln suchen konnten. Gleichzeitig entwickelten sie ihre Tauchinstinkte, damit sie nach Fischen und anderen Meereslebewesen jagen konnten. Diese neue Nahrungsquelle war reich an Omega-3-Fettsäuren, einem Hauptbestandteil von Fischöl, was innerhalb einer relativ kurzen Zeit zur Entwicklung eines größeren Gehirns führte. Die heutige Wissenschaft hat bestätigt, dass mehrfach ungesättigte Fettsäuren wichtig für die Entwicklung eines gesunden Gehirns und eines funktionellen Nervensystems sind.

Wenn diese Theorie stimmt, dann wäre die Fähigkeit, unter Wasser den Atem zu kontrollieren, wesentlich gewesen. Zusammen mit unserem komplexen Gehirn, kann sie auch zur Entwicklung einer fortgeschrittenen Sprache geführt haben. Delfine und Wale, beides sehr intelligente Tiere, haben ähnlich komplexe Sprachen. Ihre Sprache ist sogar so komplex, dass wir Menschen keine Ahnung haben, worüber diese Tiere reden. Ich hatte das Vergnügen, eine große Gruppe von norwegischen Killerwalen während einer Heringsjagd nördlich des Polarkreises zu begleiten. Aus kürzester Nähe konnte ich ein großes Repertoire der verschiedensten Geräusche hören, einschließlich Klicklauten, Pfiffen und Klängen, die von ganz tiefen bis hin zu ganz hohen Tonlagen reichten.

Wir wissen nicht genau, wir der Mensch sich vor fünf Million Jahren entwickelt hat, aber es ist ein faszinierender Gedanke, dass wir durch die Fähigkeit, die Luft anzuhalten, unsere Sprachfähigkeit weiterentwickelt haben, was wiederum zur sozialen Evolution der Menschheit geführt hat.

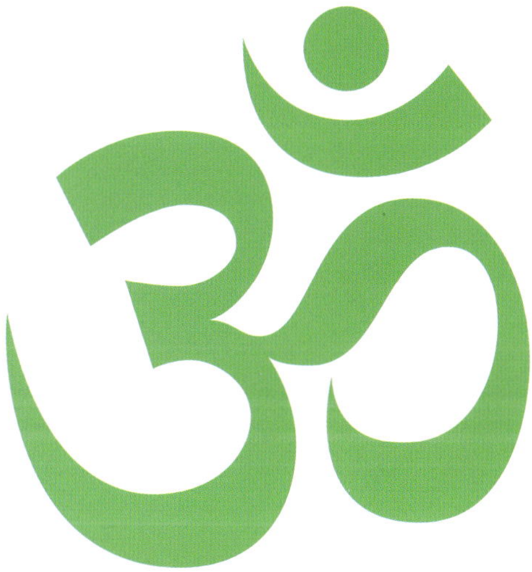

# Übungen

Sie haben nun gelernt Ihren Körper und Ihren Geist durch Entspannungs- und Konzentrationsübungen zu steuern. Sie nehmen auch Ihre Atmung bewusster wahr und gewinnen so bessere Kontrolle darüber. Mit diesen Fähigkeiten sind Sie jetzt bereit, die Wissenschaft des Atems, Pranayama, zu erkunden.

## Pranayama in der Praxis

Wir werden uns jetzt eingehend mit Pranayama beschäftigen. Sie lernen nun spezielle Atemtechniken, damit Sie mit den Übungen anfangen können, sodass Sie ein wahrer Meister der edlen Kunst des Atmens und des Luftanhaltens werden.

Wie zuvor beschrieben, besteht das klassische Pranayama aus drei Teilen: Einatmen, Ausatmen und der dazwischenliegenden Pause (Kumbhaka). Wenn Sie bei gefüllter Lunge Ihren Atem anhalten, sprechen wir von *Antara Kumbhaka*. Wenn Sie den Atem bei leerer Lunge anhalten, heißt das *Bahya Kumbhaka*. Die Kunst des Pranayama liegt darin, die drei Phasen des Atmens zu kontrollieren – vor allem Ausatmen und Luftanhalten.

Wenn Sie mit Pranayama beginnen, halten Sie den Atem nicht an, sondern Sie atmen gleich lang ein und aus (Verhältnis 1:1). Wenn Sie Ihren Atem so steuern, dass er fließt, können Sie die Ausatemphase doppelt so lang halten (Verhältnis 2:1). Vielleicht benötigen Sie eine Woche, um das zu lernen, vielleicht auch einen Monat. Wenn Sie so weit sind, können Sie anfangen, zwischen Ein- und Ausatmen die Luft anzuhalten (Verhältnis 1:1:1). Wenn Sie das erreicht haben, können Sie das Verhältnis auf verschiedene Weisen variieren. Eine sehr häufig angewendetes Verhältnis ist 1:4:2. Sie atmen zum Beispiel 10 Sekunden ein, halten den Atem für 40 Sekunden und atmen 20 Sekunden aus. In diesem Beispiel würde ein Atemzyklus 1 Minute und 10 Sekunden dauern.

Es gibt viele Variationen dieser Übung, aber ich gehe hier nur auf die einfachsten und wichtigsten ein. Grundsätzlich gilt, dass Sie am Anfang die Luft nicht anhalten sollten. Das heißt, dass es zwischen Ein- und Ausatmen keine Pause gibt, abgesehen von der kleinen Pause, die automatisch eintritt, wenn Sie zwischen Ein- und Ausatmen wechseln. Lassen Sie diesen natürlichen Wechsel so sanft und gleitend wie möglich sein.

Stellen Sie sich dafür eine leichte Kurve vor, die sich wellenförmig auf und ab bewegt. Lassen Sie sich Zeit, wenn Sie oben ankommen und machen Sie eine winzige Pause, bevor Sie in der gleichen Weise ausatmen, wie Sie eingeatmet haben. Machen Sie das Gleiche, wenn Sie beim Ausatmen „unten" ankommen.

Das klingt vielleicht banal, aber nach meiner Erfahrung ist diese Kurve das Wichtigste, was Sie verstehen (und steuern) müssen, wenn Sie perfekt, ausgeglichen und fließend atmen wollen. Wenn Ihre Atemkurve wie die Silhouette der Alpen aussieht, mit unregelmäßigen Spitzen, machen Sie etwas falsch. Versuchen Sie, Ihre Atemkurve aufzuzeichnen, oder bitten Sie einen Freund oder einer Freundin darum, am besten dann, wenn Sie es nicht merken, denn Ihr Atem wird sich sofort ändern, wenn Sie daran denken.

Pranayama schließt eine Reihe von Atemübungen ein, die unterschiedliche Wirkungen auf Körper und Geist haben. In der Regel werden die Übungen im Sitzen durchgeführt. Die empfohlene Position ist der Lotussitz. Viele moderne Menschen haben Schwierigkeiten, in dieser Position zu bleiben, weil ihre Beine zu steif sind. Aber nach einigen Monaten Übung werden Sie in der Lage sein, diese Position zu halten. Eine Haltung sollte nie schmerzhaft werden, und Sie sollten besonders auf Ihre Knie achten. Am Anfang konnte ich es im Lotussitz nur wenige Sekunden aushalten.

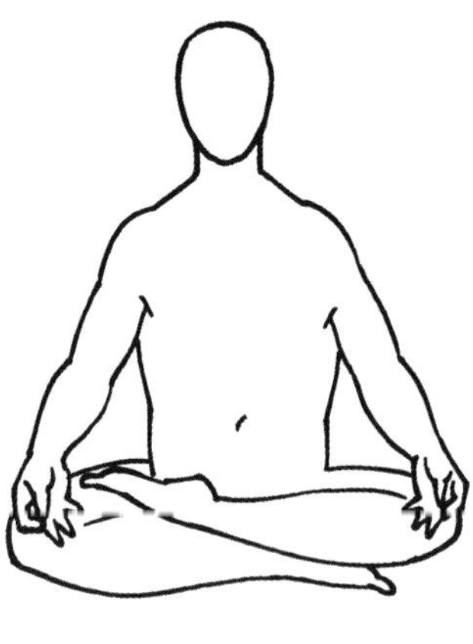

*Halber Lotussitz*

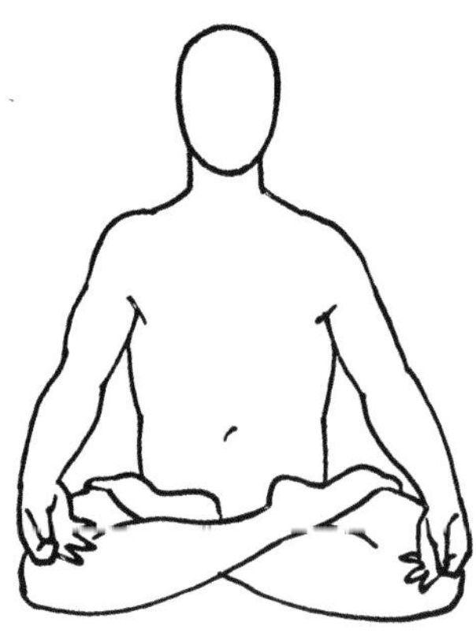

*Lotussitz*

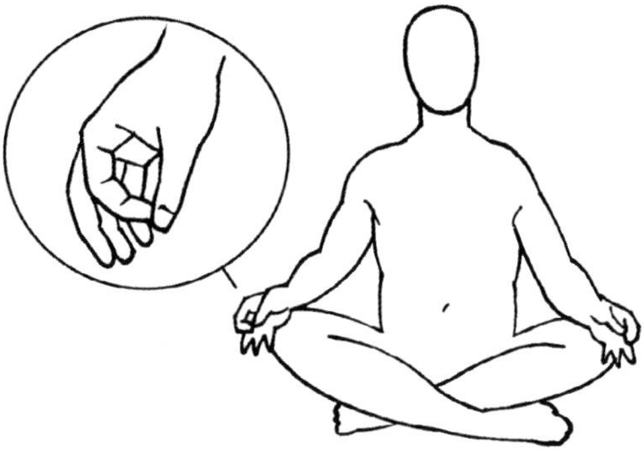

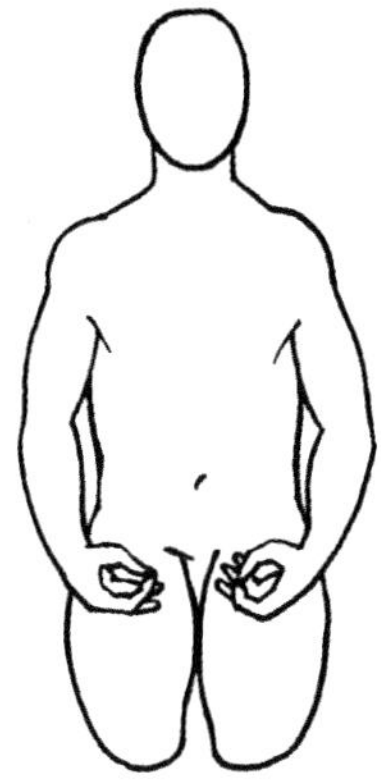

*Mit gekreuzten Beinen* *Diamandsitz*

Im Lotussitz ist der Blutkreislauf derart gehemmt, dass Ihre Füße taub oder mindestens kribbelig werden. Am Anfang werden die Beine bläulich, dann gräulich und marmoriert. Aber mit der Zeit gewöhnen sich Ihre Beine und Ihr Kreislauf an die Körperhaltung und Sie werden für einen längeren Zeitraum mühelos die Position halten können. Wenn Sie die Position lösen, sollten Sie sich langsam und kontrolliert bewegen. Oft werden Sie Schwierigkeiten haben, Ihre Beine vollständig zu strecken und es wird unmöglich sein, sofort aufzustehen. Lassen Sie sich Zeit, reiben Sie Ihre Beine mit den Händen und geben sie ihnen eine Minute Ruhe.

Andere hervorragende und etwas einfachere Stellung sind der *halbe Lotussitz* und der *Diamantensitz*. Wenn Sie keine dieser Positionen schaffen, dann setzten Sie sich einfach im Schneidersitz auf den Boden oder auf die Vorderkante eines Stuhls. Halten Sie den Rücken gerade, die Brust geöffnet und den Bauch entspannt. Wenn es geht, sollten Sie aber schon eine richtige Yogaposition einnehmen, da die Yogapositionen auf wichtige Körperpunkte (Chakren) drücken, zum Beispiel im Genitalbereich, die in der Regulierung des Prana hilfreich sind. Außerdem wird die Blutmenge in Ihren Beinen verringert und das überflüssige Blut wird zu Herz, Lunge und Gehirn umgeleitet.

Wenn Sie mit gekreuzten Beinen sitzen, haben Sie einen guten Kontakt zum Boden und können Ihren Körper am besten balancieren. Und wenn Sie „geschlossen" auf den Boden sitzen, haben Sie eine gewisse Sicherheit, insbesondere dann, wenn Sie fortgeschrittene Übungen ausführen, bei denen sich der Körper schüttelt.

Achten Sie auf diese einfachen Grundprinzipien im Pranayama:

1) Atmen Sie so ruhig und ausgeglichen wie möglich.
2) Atmen Sie immer durch die Nase ein und spannen Sie vorher den Bauch ein wenig an.
3) Schließen Sie Ihre Augen und hören Sie auf Ihre Atmung.
4) Behalten Sie eine natürliche Körperhaltung.
5) Entspannen Sie alle Muskeln, die Sie gerade nicht benutzen, insbesondere Gesicht, Nacken und Schultern.
6) Sorgen Sie für frische Luft und eine angemessene Raumtemperatur.
7) Üben Sie jeden Tag zur gleichen Zeit am gleichen Ort und tragen Sie lockere Bekleidung.
8) Denken Sie an Ihr inneres (und womöglich äußeres) Lächeln.
9) Üben Sie zwischen drei und sechs Stunden nach einer Hauptmahlzeit.
10) Gehen Sie nie über Ihre natürlichen Grenzen hinaus.

Pranayama kann uns allen helfen, aber es ist eine sehr empfindliche Disziplin, und Sie sollten langsam und systematisch vorgehen. Unsere Lunge, unseren Kreislauf und das Nervensystem zu beeinflussen, ist eine ernsthafte Angelegenheit.

Erwarten Sie nicht, dass Sie gut aussehen oder nie mehr krank werden, wenn Sie nur zwei Minuten am Tag üben. Sie müssen schon mehr investieren. Aber wenn Sie sich bemühen, werden Sie die positiven Veränderungen wahrnehmen. Es kann sein, dass Sie sich sofort besser fühlen, aber es dauert schon zwischen einem und drei Monaten bevor die Veränderungen permanent werden. Wenn Sie fünf bis zehn Minuten täglich Pranayama üben ist das schon ein guter Anfang. Die drei Hauptbedingungen für Erfolg sind Zeit, Geduld und Entschlossenheit. Wie mein indischer Freund Umesh es so passend sagt: „Langsamer ist besser."

## Entspannendes Pranayama

Hier sind zwei Übungen, die eine beruhigende Auswirkung auf Körper und Seele haben, weil sie den parasympathischen Bereich Ihres Nervensystems (ruhen und verdauen) beeinflussen. Sie sind vorteilhaft für Menschen, die unter hohem Blutdruck, Epilepsie, Asthma, Kopfschmerzen, Schlafmangel, Stress oder Depression leiden.

## SIEGREICHER ATEM (UJJAYI)

Ujjayi bedeutet „Siegreicher Atem“ und bezieht sich auf den Atem, der Unruhe und Stress besiegt. Oft wird die Bezeichnung „die psychische Atmung“ benutzt, weil die Auswirkung auf unseren psychischen Zustand so enorm ist. Das Wort kann auch „Krieger“ bedeuten. In diesem Zusammenhang ist die herausgestreckte Brust eines starken und stolzen Kriegers gemeint. Im übertragenen Sinne kann es auch bedeuten, dass Sie Ihre inneren Dämonen besiegen: Faulheit, schlechte Gewohnheiten, Angst usw. Siegreicher Atem ist ein grundlegender Bestandteil der fortgeschrittenen Pranayama-Übungen und meiner Meinung nach die wichtigste Übung überhaupt.

Die Übung ist extrem leicht. Sie ziehen beim Einatmen die Luftröhre ein wenig zusammen, sodass die einströmende Luft ein regelmäßiges zischendes Geräusch erzeugt. Das Geräusch kann man vielleicht als ein wenig „trocken“ beschreiben, fast wie ein Flüstern. Wenn Sie beim Einatmen „ngg“ sagen, sind Sie mit Sicherheit auf dem richtigen Weg. Das ganze Geräusch ist ein wenig wie „nggeeeeeeeh“. Versuchen Sie, in einem Atemzug die Luft mehrmals anzuhalten, sodass es wie „ngg“, „ngg“, „ngg“ klingt. Dann werden Sie bald spüren, welchen Teil der Kehle Sie bewegen müssen. Denken Sie daran, den Rest Ihres Kopfes und das Gesicht völlig entspannt zu lassen. Beim Ausatmen können Sie den Ton „uee“ produzieren. Das Ganze klingt so: „uee – hhhhh“. Wenn Sie lernen, wo und wie sich Ihre Kehle zusammenzieht, können Sie das „ngg“ und „uee“ weglassen und den Atem zum Klang „eeeeeeehhh“ während des Einatmens und „hhhhhhheee“ während des Ausatmens einfach fließen lassen.

Der Ton, den Sie hören, ist eine verstärkte Version des Klangs, der natürlich auftritt, wenn Sie atmen. Nach den alten Schriften ist dieser Ton eine Art wiederholendes Gebet – ein Mantra, das wie „so-ham“ klingt. Der Schlüssel zum siegreichen Atmen ist die leichte Verengung im Hals, da Sie dadurch den Luftstrom vollständig steuern können. Wenn Sie den Grad der Verengung im Hals variieren, können Sie die Menge und die Geschwindigkeit von Luft bestimmen, die ein- oder ausströmt. Es ist der Schlüssel zur perfekten Atmung und keine andere Übung ist höher, stärker oder wirksamer als siegreicher Atem. Sie können die Übung überall ausführen – im Stehen, Liegen, beim Laufen oder Schwimmen. Neben der insgesamt beruhigenden Wirkung, ist der siegreiche Atem auch nützlich für Menschen, die unter Stress, Depression oder Asthma leiden. Siegreicher Atem wird auf alle Asanas angewendet und bildet ein grundlegendes Element von vielen anderen Pranayama-Übungen.

## WECHSELATMUNG (NADI SHODAN)

Nadi shodan bedeutet wörtlich „Reinigung von Kanälen". Gemeint sind unsere ganzen Energiekanäle (Nadis). Bei der Wechselatmung atmen Sie durch ein Nasenloch ein und durch das andere wieder aus, sodass die Luft rein und raus strömt in einem großen nach oben gerichteten V. Erinnern Sie sich daran, dass der kühle Mond in das linke Nasenloch (Ida) hineinfließt und die warme Sonne in das rechte Loch (Pingala). Zweck der Übung ist, ein Gleichgewicht in Ihrem Atem und damit in Ihrem mentalen Zustand zu schaffen.

**So funktioniert die Wechselatmung:**

Nehmen Sie eine bequeme Haltung ein und legen Sie Ihre rechte Hand vor sich. Beugen Sie Zeige- und Mittelfinger in Richtung Handfläche. Bewegen Sie Ihre Hand bis unter die Nase. Jetzt können Sie mit dem Daumen das rechte Nasenloch schließen und Ihr Ringfinger, durch den kleinen Finger unterstützt, kann das linke Nasenloch geschlossen halten. Achten Sie darauf, dass Sie die Haut nicht mit Ihren Fingernägeln berühren, sondern nur mit Ihren Fingerspitzen. Sie können auch die Hand offen lassen und Ihre Zeige- und Mittelfinger zwischen den Augenbrauen platzieren. Das gibt Ihnen eine gute Unterstützung, und die dadurch entstandene Entfernung zu Daumen und Ringfinger ist passend. Achten Sie darauf, dass Sie entspannt bleiben, insbesondere in den Schultern. Benutzen Sie für diese Übung immer die rechte Hand, auch wenn Sie Linkshänder sind.

Führen Sie die Übung wie folgt aus: Atmen Sie durch beide Nasenlöcher aus. Schließen Sie das rechte Nasenloch und atmen Sie durch das linke Nasenloch ein. Öffnen Sie dann das rechte Nasenloch und schließen das linke, um auszuatmen. Halten Sie das linke Nasenloch geschlossen und atmen Sie durch das rechte Nasenloch ein. Öffnen Sie das linke Nasenloch, schließen Sie das rechte und atmen Sie durch das linke Nasenloch ein. Sie stellen somit einen Zyklus her. Sie werden schnell die Strömung der Luft und ein großes nach oben gerichtetes V spüren.

Fühlen Sie sich frei, diese Übung mit dem siegreichen Atem zu kombinieren. Ihr Ziel sollte sein, gleich lang ein- und auszuatmen. Wenn Sie die Augen schließen, werden Sie besser spüren, was in Ihrem Körper gerade vor sich geht. Versuchen Sie, die Luft möglichst hoch oben in die Nase zu leiten und sie dort zu spüren. Oder visualisieren Sie den Luftstrom. Stellen Sie ihn sich zum Beispiel als sanft fließende, goldene Welle vor. Wenn Sie neugierig sind und wissen wollen, wie Ihr Atem aussieht, dann halten Sie beim Ausatmen einen kleinen Spiegel unter die Nase. Sie werden den Luftstrom beobachten können. Wenn Sie vor einem großen Spiegel stehen und einen kleinen Spiegel unter der Nase halten wird der Fluss noch sichtbarer sein – besonders, wenn Sie fest ausatmen. Es wird aussehen wie eine Hitzewelle auf Asphalt an einem heißen Sommertag oder wie ein kleines loderndes Feuer.

Benutzen Sie die unten stehende Tabelle für Pranayama (mit zusammengezogener Luftröhre durch beide Nasenlöchern einatmen) oder machen Sie Wechselatmung (abwechselnd durch das rechte und linke Nasenloch) – mit oder ohne der siegreichen Atmung.

Die in der Tabelle angegebenen Sekunden sind Vorschläge. Sie können länger oder kürzer sein oder Sie können sie austauschen, zum Beispiel mit der Anzahl der Herzschläge. Wichtig ist aber das Verhältnis zwischen Einatmung, Luftanhalten, Ausatmung und wieder Luftanhalten. Das muss sich nach den Angaben in der Tabelle richten.

Da das Luftanhalten mit voller Lunge (antara kumbhaka) und insbesondere mit leerer Lunge (bahya kumbhaka) Teile der Übung sind, ist es wichtig, vorsichtig und geduldig vorzugehen. In der Tabelle ist angegeben, wann Sie mit der nächsten Stufe beginnen können, aber das kann von Person zu Person variieren. Es kann auch sein, dass Sie innerhalb von wenigen Tagen die ersten Stufen schaffen, aber dann Monate brauchen, bis Sie schließlich die letzte Stufe erreichen.

Üben Sie jede Stufe mindestens 10 Mal hintereinander möglichst täglich. Sie sollten bei den Übungen nicht außer Atem geraten oder nach Luft schnappen müssen. Falls das so ist, sind Sie zu schnell gewesen.

**Pranayama**

| | **Einatmen** | **Luftanhalten (Lungen voll)** | **Ausatmen** | **Luftanhalten (Lungen leer)** | **Verhältnis** |
|---|---|---|---|---|---|
| 1 Woche/ Monat | 4 Sekunden | ------- | 8 Sekunden | ------- | 1:0:2:0 |
| 2 Wochen/ Monate | 4 Sekunden | 4 Sekunden | 8 Sekunden | ------- | 1:1:2:0 |
| 3 Wochen/ Monate | 4 Sekunden | 4 Sekunden | 8 Sekunden | 4 Sekunden | 1:1:2:1 |
| 4 Wochen/ Monate | 4 Sekunden | 8 Sekunden | 8 Sekunden | 4 Sekunden | 1:2:2:1 |
| 5 Wochen/ Monate | 4 Sekunden | 8 Sekunden | 8 Sekunden | 8 Sekunden | 1:2:2:2 |

## Belebendes Pranayama

Pranayama besteht nicht nur aus langsamen und tiefen Atemzügen, die alles beruhigen sollen. Viele der Übungen sind erfrischend und erhöhen die Herzfrequenz, weil sie den sympathischen Teil Ihres Nervensystems stimulieren. Deshalb müssen Menschen mit hohem Blutdruck, Herzschwäche, Epilepsie oder eingeschränkter Leberfunktion bei diesen Übungen vorsichtig sein. Oder sie müssen sie sehr ruhig durchführen. Die Übungen haben eine blutreinigende Wirkung und sie führen zur Entwicklung von Lunge, Herz, Kreislauf und vor allem Zwerchfell. Sie sind sogar wirkungsvoller als langes Schwimmen oder ein Marathonlauf. Sie reinigen auch die Nase und Nasennebenhöhlen und sind daher hervorragend geeignet, Erkältungen und andere schwerere Erkrankungen abzuwehren. Darüber hinaus bilden sie eine wirkungsvolle Alternative zur Nasenspülung (Neti), die vor jedem Training empfohlen wird. Besonders interessant ist, dass die Übungen wie eine Art Gehirn-Massage sind: Durch die schnellen Atemzüge wird das Gehirn sanft hin und her geschaukelt, weil der Blutdruck sich ständig ändert. Wenn Sie schneller als üblich atmen, gelangt der überschüssige Sauerstoff zum Körper und zum Gehirn. Diese Pranayama-Übungen sind daher sehr belebend.

Das sind zwei Übungen, die häufig im Sitzen durchgeführt werden:

### GEHIRN-REINIGUNG (KAPALABHATI)

*Kapala* bedeutet „Schüssel“, „Hülle“ oder „Schädel“ und *bhati* bedeutet glänzend. *Kapalabhati* gibt Ihnen also einen glänzenden, sauberen und klaren Kopf.

So führen Sie die Übung durch:

Setzen Sie sich auf den Boden und legen Sie Ihre Hände an Ihre Seite oder in den Schoß und leeren Sie Ihre Lunge noch mehr als üblich. Dann nehmen Sie einen langen und tiefen Atemzug und atmen so viel Luft wie möglich ein. Mithilfe Ihres Bauches, stoßen Sie die ganze Luft aus Ihrer Lunge wieder heraus, als würden Sie Ihre Nase putzen. Dann lösen Sie die Spannung in den Bauchmuskeln und im Zwerchfell und lassen die Luft passiv einströmen. Achten Sie darauf, dass Ihr Bauch sich beim Ausatmen nach innen und oben bewegt, nicht nach außen. Dieser Punkt ist von entscheidender Bedeutung und ein häufiger Anfängerfehler.

Beginnen Sie mit 10 bis 15 Wiederholungen. Mit ein wenig Übung werden Sie bald stark genug sein, um mehr Wiederholungen zu machen. Eine zufriedenstellende Kapazität wäre 60 bis 120 Wiederholungen pro Minute. Aber es kann Monate oder sogar Jahre dauern, bis Sie so weit sind. Sie können während dieser Übung auch die siegreiche Atmung durchführen, allerdings nur ganz schwach. Denken Sie daran, Ihre Brust während dieser Übung passiv zu halten. Verwenden Sie nur die Bauchmuskeln und das Zwerchfell. Diese Übung steht im Gegensatz zu Ihrer üblichen Atmung, weil das Einatmen passiv und das Ausatmen aktiv ist. Die Übung stärkt die Funktion Ihres Gehirns, Ihr Gedächtnis und Ihren Willen.

## BLASEBALG-ATMUNG (BHASTRIKA)

Bhastrika bedeutet „Blasebalg" und die Übung ist in vielerlei Hinsicht ähnlich zu der Gehirnreinigungs-Übung. Bhastrika ist aber noch stärker. Der Luftstrom wird durch die Bauchmuskulatur, dem Zwerchfell und den Brustmuskeln erzeugt. Die Übung reinigt und stärkt Magen, Darm, innere Organe und vor allem die Lunge.

### So wird Bhastrika ausgeführt

Machen Sie die siegreiche Atmung und leeren Sie Ihre Lungen. Atmen Sie anschließend schnell und tief ein (ohne die siegreiche Atmung). Nutzen Sie Ihr Zwerchfell zum ausatmen und machen Sie es schnell und kräftig. Achten Sie darauf, dass Ihr Magen sich nach innen und oben bewegt und nicht nach außen. Wie schon erwähnt, ist dieser Punkt von großer Bedeutung. Sie sollten gleich stark ein- und ausatmen. Beginnen Sie mit 10 bis 15 Atemzügen. Ein endgültiges Ziel wäre 60 Atemzüge pro Minute. Sie können Ihre Atmung noch kräftiger machen, wenn Sie Ihre Arme und Hände benutzen. Strecken Sie Ihre Arme über den Kopf und bewegen Sie sie schnell nach unten, während Sie beim Ausatmen die Ellbogen biegen und gleichzeitig Ihre Hände zu Fäusten ballen. Während Sie ausatmen, legen Sie Ihre Arme in die gesteckte Position zurück und öffnen Ihre Hände. Sie werden keine Mühe haben, die Wirkung in Ihren Armen zu spüren. Es fühlt sich so an, als wären Sie ein lebendiger Blasebalg. Wie Gehirnreinigung besteht auch diese Übung aus einer starken Hyperventilation, bei der die Kohlendioxidkonzentration im Körper unter seinem normalen Niveau fällt. Seien Sie vorsichtig und machen Sie die Übung nicht zu schnell. Das kann sonst zu Schwindel oder kurzzeitiger Ohnmacht führen. Das ist allerdings keinesfalls gefährlich, da Sie bald wieder aufwachen, oft mit einem nicht unangenehmen Kribbeln im Körper.

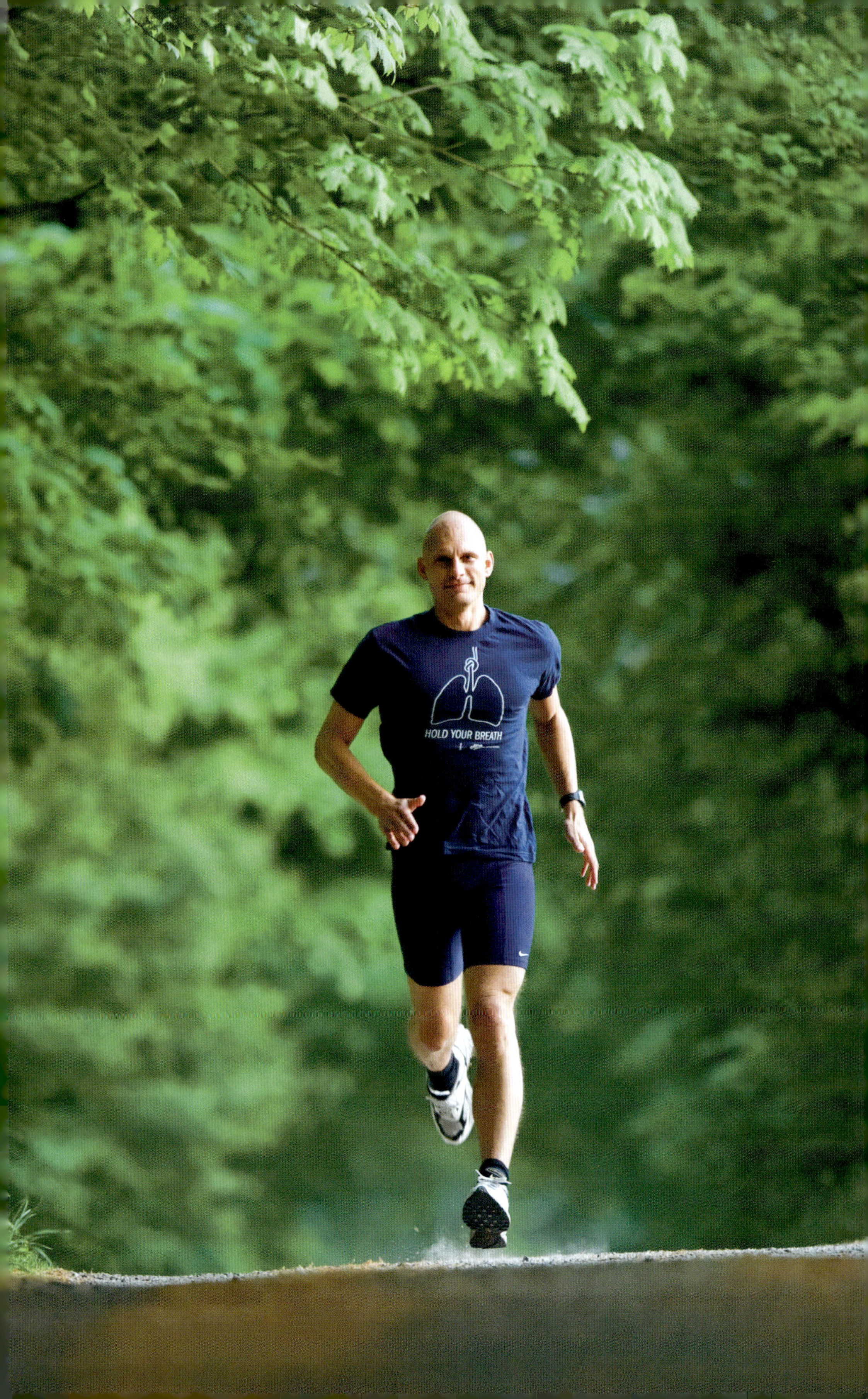
HOLD YOUR BREATH

# Kraftvolle Atmung

# Optimieren Sie Ihre sportlichen Leistungen

## Sportatmung

Ich hoffe, dass Sie inzwischen ein Gefühl für die positiven Auswirkungen von körperlicher Entspannung und kontrollierter Atmung haben. Wenn Sie effizient atmen, wird Ihr Körper von unerwünschten Abfallprodukten gereinigt, Ihre Lungen gestärkt und Ihr Nervensystem ausgeglichen werden. Ihre Gedanken beruhigen sich, sodass Sie Stress abbauen, Ihren Puls verlangsamen können und mehr Energie spüren. Das alles hat eine positive Auswirkung auf Ihren Alltag, sowohl im Beruf als auch privat.

„Wer nur halb atmet, lebt auch nur zur Hälfte."

ACHARYA MILIND KUMAR BHARDWAY

Sie wissen jetzt einiges über Zusammensetzung und Funktion der Atmung und Sie haben die ersten Übungen durchgeführt. Einige Bereiche sind **für eine praktische Anwendung besonders** geeignet. Ein Bereich ist natürlich der Sport. Ob Sie nur gelegentlich Sport treiben oder Spitzensportler oder -sportlerin sind, Sie werden auf jeden Fall von den Techniken aus Yoga und Apnoetauchen profitieren. Ihre Ergebnisse werden sich verbessern und darüber hinaus wird Ihr Training spannender, herausfordernder und abwechslungsreicher.

Unsere Atmung spielt eine bedeutende Rolle in der Erreichung unsere sportlichen Ziele. Das wissen wir intuitiv und es ist auch wissenschaftlich bewiesen. Wenn wir effektiv atmen, gelangt Sauerstoff in unsere Muskeln. Damit können sie besser arbeiten. Gleichzeitig wird das Kohlendioxid entfernt, das jeder unserer Körperzellen in riesigen Mengen produziert, wenn wir aktiv sind. Mich erstaunt, wie wenig Aufmerksamkeit der Atmung in ihren ganzen Facetten in Sport, Unterricht und Bildung gewidmet wird. Vielleicht liegt es daran, dass in unserer westlichen Kultur etwas so Diffuses und „Luftiges" wie der Atem nicht wissenschaftlich genug ist.

Unsere Muskeln sind leichter zu verstehen. Sportler investieren eine Menge Ressourcen in die Verbesserung und Stärkung ihrer Muskeln, denn sie sind der „Motor“ unseres Körpers. Muskeln sind aber schwer, und manche Sportler (darunter Ruderer, Reiter oder Langstreckenläufer) müssen aufpassen, nicht zu viel zu wiegen. Da sind schwere Muskeln nachteilig. Bei der Atmung bestehen solche Probleme nicht.

Die Atmung ist ein fester Bestandteil jeder Sportart. Wir passen unsere Atmung den jeweiligen Bedürfnissen der Sportart an und es gibt eine enorme Spannweite beispielsweise zwischen Marathonläufer und Bogenschütze.

„Citius, Altius, Fortius.“
(schneller, höher, stärker)

DAS OLYMPISCHE MOTTO

Darüber hinaus verbessern größere Muskeln die Aufnahme von Sauerstoff und Zucker, was für einen Apnoetaucher oder Langstreckenschwimmer katastrophal wäre. Spitzensportler und -sportlerinnen, deren Muskeln auf eine Sportart gezielt trainiert und ausgebildet sind, können ihre Leistung nicht durch rohe Gewalt verbessern. Eine einfache aber oft übersehene Lösung ist, die Muskelmasse leicht zu reduzieren aber gleichzeitig die Zufuhr von Sauerstoff zu jeder Zelle zu erhöhen, sodass die Gesamtkapazität nicht reduziert wird. Lediglich das Körpergewicht und der Gesamtenergieverbrauch werden geringer.

Wenn wir mit unserer Atmung arbeiten, können wir unsere Leistung verbessern. Wir können also sehr viel gewinnen, wenn wir unsere Lunge trainieren. Das wird noch deutlicher, wenn wir sie als „Filter“ und „Tank“ des Körpers betrachten. Wenn Sie die Qualität der Luft verbessern, die Ihre Lungen erreicht (höhere „Oktan“), wird Ihr Körper sowohl kurzfristig als auch langfristig leistungsfähiger sein. Er wird „explosiv“ und auch ausdauernd sein. Wenn Sie bewusst atmen und wenn Ihre Atmung den jeweiligen Bedürfnissen angepasst ist, werden Sie die vollständige mentale Kontrolle über Ihren Körper erreichen, was besonders in Krisensituationen das wünschenswerte Ziel eines jeden Athleten ist.

> „Ich laufe, spiele Tennis und Squash, schwimme und fahre Fahrrad um mich fit zu halten. Insbesondere beim Laufen und Fahrradfahren benutze ich meine Atmung, um in einen Rhythmus zu kommen und um meine Leistung zu verbessern. Während den ersten 10 bis 15 Minuten meines Trainings, liegt meine Aufmerksamkeit auf der Schaffung eines

Rhythmus von Bewegung und Atmung. Damit schaffe ich die optimalen Voraussetzungen für eine ausdauernde Leistung. Wenn ich nach einiger Zeit Intervalltraining mache, versuche ich, meine Kapazität zu erweitern, indem ich das Verhältnis zwischen Ein- und Ausatmen variiere. In den Übungen habe ich dann eine größere Kontrolle über meinen Atem und das wiederum verbessert meine Leistung auf kürzeren und längeren Strecken."

Heidi Have (38)
Geschäftskunden-Managerin, Hewlett-Packard

Es besteht keinen Zweifel, dass wir in den meisten Sportarten schnell bessere Athleten werden, wenn wir unsere mentale Einstellung ändern. Es ist somit äußerst interessant, mit der Sportpsychologie zu arbeiten. Doch bevor Sie die mentalen Schichten eines Sportlers oder einer Sportlerin formen, ist es wichtig, dass der „Motor" gut geschmiert und mit so vielen Pferdestärken wie möglich ausgestattet wird.

Deshalb schauen wir jetzt genau dorthin, wo Atmung und Luftanhalten verschiedene physiologische Prozesse optimieren können. Einige der Ideen, die ich Ihnen jetzt vorstelle, finden Sie vielleicht etwas weit hergeholt im Vergleich zu Ihrem täglichen Training. Ich hoffe aber, dass die konkreten Beispiele diese Ideen genügend unterstützen werden.

**Gute Lungen**

Es ist nicht weiter verwunderlich, dass gute Athleten sowie Sänger und Blasmusiker ein oft überdurchschnittliches Lungenvolumen haben. Die Elastizität der Lunge und die Fähigkeit, sie zu kontrahieren, sind wichtige Elemente des Atmungsprozesses.

Die Elastizität von Lunge und Brust ist besonders wichtig, denn sie spiegelt den normalen Widerstand während des aktiven Teils der Atmung, das Einatmen, wider. Je elastischer, desto weniger Energie wird benötigt, um die Lunge zu füllen. Da wir natürlich häufig atmen, und oft mit Druck, gibt es hier eine Menge Energiesparpotenzial.

Atemübungen stärken die beteiligten Muskeln und geben ihnen mehr Ausdauer. Führen Sie Dehnungsübungen durch, um die Muskeln und Sehnen in der Brust weicher zu machen. In nur wenigen Wochen werden Sie effektiver und harmonischer atmen.

Beim Freitauchen (im Gegensatz zu anderen Sportarten) werden viele dieser Dehnungsübungen mit vollständig gefüllten Lungen durchgeführt. Allerdings brauchen Sie dafür einige Techniken. Eine nützliche Technik, um Ihr Lungenvolumen über das normale Maß hinaus zu verbessern, ist das sogenannte „Lung Packing". Diese Technik ist bei Freitauchern weit verbreitet, doch sie erfordert Wachsamkeit. Packen Sie nie zu viel Luft in die Lunge, und achten Sie bei jedem Schritt auf Ihren Körper. Am besten lassen Sie sich von einem Lehrer begleiten.

Ein Experiment mit schwedischen Eliteschwimmern hat gezeigt, dass sie ihr Lungenvolumen nach fünf bis sechs Wochen Übung deutlich erhöhen konnten. Das ist wichtig, denn ein größeres Lungenvolumen gibt mehr Sauerstoff bei jedem Atemzug und eine verbesserte Ausscheidung von Kohlendioxid. Darüber hinaus verbessert ein größeres Lungenvolumen den Auftrieb von Schwimmern, sodass Sie höher im Wasser liegen, was zu weniger Wasserwiderstand führt. Ein größeres Lungenvolumen führt auch zu mehr Sauerstoff in allen Zellen. Dadurch erholt sich der Körper schneller nach Zeiten intensiver körperlicher Anstrengung, zum Beispiel bei Sportarten wie Handball, Fußball und Eishockey.

Sie erzielen eine optimale Wirkung, wenn Sie in einer Pause durch die Nase ein- und durch den Mund ausatmen. Grund hierfür ist ein kleines Stickoxid-Gasmolekül, Stickstoffoxid (NO), in der Nasenhöhle, das die Sauerstoffanreicherung von Blut in den Lungen während des Einatmens erhöht. Gleichzeitig entweicht Kohlendioxid am einfachsten durch den Mund beim Ausatmen.

> „Stig hat meinen Schwimmern geholfen, ihre Atmung zu optimieren, was für einen Elite-Schwimmer von entscheidender Bedeutung ist. Er hat gezeigt, dass Yoga und Atemübungen die Lungenkapazität erhöhen."
>
> Bo Jacobsen (43), Cheftrainer von WestSwim Esbjerg
> 4 Mal Weltmeister und ehemaliger Weltrekordhalter im Flossenschwimmen

Ein weiteres interessantes Phänomen der Lunge ist, dass sie sich (wie die Nase) im Laufe eines Tages verändert. Es gibt Tageszeiten, an denen die Lunge besser arbeitet. Ein so kleines Detail wie dieses sowie eine geringe Erhöhung des Lungenvolumens, mag für einige Menschen trivial erscheinen. Aber sowohl für Spitzensportler als auch für engagierte Amateure geht es darum, die eigene Leistung zu optimieren. Es kommt auf jede Kleinigkeit an.

## Herz und Blut

Ausdauersportler haben oft relativ große Herzen und ein stark verzweigtes Gefäßsystem. Sie können durch kraftvolle Atemübungen schnell den gleichen Trainingseffekt erzielen. Diese Übungen sind auch eine wunderbare Alternative für Sportler, die nicht trainieren können. Es gibt unzählige Möglichkeiten, während einer längeren Verletzungspause durch Atemübungen fit zu bleiben. Auch das Luftanhalten ist eine interessante Alternative, da es das Herz und auch den Kreislauf anregt.

Effiziente Atmung gibt uns eine einmalige Möglichkeit, die Blutzirkulation sowie die Zusammensetzung und Säuregehalt des Bluts zu beeinflussen. Wie bereits beschrieben, wird der Tauchreflex ausgelöst durch Luftanhalten und durch den Kontakt mit Wasser. Daraufhin zieht sich die Milz zusammen und gibt seine eingelagerten roten Blutkörperchen an die Körperzellen ab. Hierdurch erhöht sich die Sauerstoffreserve des Blutes. Ich kann mir mehrere Sportarten vorstellen, bei denen dies von enormem Vorteil wäre. Wenn Sie mit leerer oder fast leerer Lunge die Luft anhalten, ist der Effekt noch großer und tritt schneller ein.

Gut trainierte Athleten haben in der Regel keine große Anzahl von roten Blutkörperchen im Blut (Hämatokritwert). Sie haben stattdessen eine große Menge Blut. Wenn Blut zu „dick" wird, kann es sich nicht schnell genug durch alle feinen Blutgefäße bewegen. Es wäre interessant zu untersuchen, inwiefern ein kurzer Anstieg der roten Blutkörperchen eine sportliche Leistung beeinträchtigen würde.

Verschiedene Atemübungen, bei denen die Luft angehalten wird, beeinflussen das Blut langfristig, weil sie das natürliche Hormon EPO (Erythropoetin) in den Nieren stimulieren. Dieses Hormon fördert die Bildung von roten Blutkörperchen im Knochenmark, wo etwa 2 bis 3 Million davon pro Sekunde erzeugt werden. Die werden jedoch alle von der Niere im gleichen Zeitraum abgebaut.

Das Luftanhalten ist daher eine praktische und billige Art, die Menge an roten Blutkörperchen im Blut zu erhöhen – viel billiger als Höhentraining oder ein Höhenzelt (hypoxic Zelt), die die gleiche Wirkung haben.

## Muskeln und Gehirn

Mehr Sauerstoff in den Muskelzellen verbessert ihre Leistung auf natürlicher Weise. Sie können härter und länger arbeiten, bevor sie anfangen, sauer zu werden. Wenn Sie kräftig atmen (hyperventilieren), können Sie größere Mengen an Kohlendioxid aus Ihrem Blut entfernen und es alka-

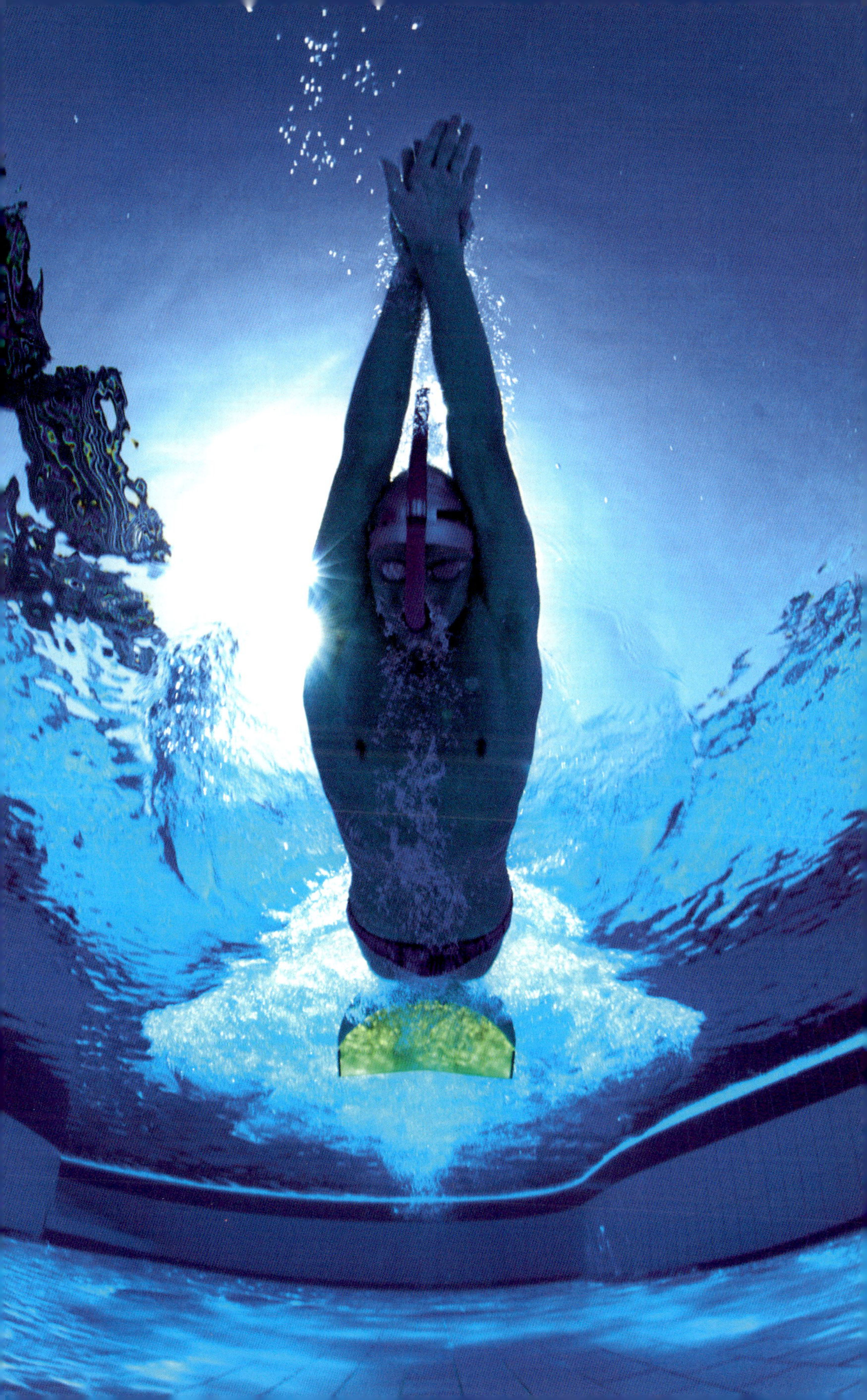

lisch machen. Versuche haben gezeigt, dass Muskeln in einem alkalischen Umfeld bei mäßiger Arbeit eine bessere Leistung erzielen.

Ein weiteres wichtiges Element in unseren Muskeln ist das Sauerstoff-Bindungsprotein Myoglobin. Myoglobin ist mit dem Hämoglobin im Blut verwandt. Myoglobin ist allerdings weniger bereit, Sauerstoff freizugeben. Es ist daher eine zusätzliche Sauerstoffreserve in den Muskelzellen. Im Gegensatz zu Hämoglobin ist es schwierig, die Menge an Myoglobin in den Muskeln zu verändern.

Es gibt eine Hypothese, wonach lang anhaltende niedrige Sauerstoffspannung in den Muskeln die Menge an Myoglobin beeinflussen kann. Dieser Zustand könnte durch die Aktivierung des Tauchreflexes und das Eintauchen in sehr kaltes Wasser (ohne Neoprenanzug) erreicht werden. Es ist extrem aber dennoch interessant, denn eine erhöhte Menge an Myoglobin führt nicht nur zu mehr Sauerstoff in den Muskeln, sondern auch zu einer höheren Pufferkapazität für verschiedene Abfallprodukte in den Zellen. Damit wird die Herstellung von Milchsäure verzögert. Genau das machen auch Robben und Wale und es funktioniert!

Ein starker Tauchreflex ist besonders wichtig, um das Nervensystem und insbesondere das Gehirn zu beeinflussen. Wir haben gesehen, wie beim Luftanhalten der Puls schnell langsamer wird und das ist in vielen Sportarten sehr vorteilhaft. Das unmittelbare Ergebnis ist eine Mischung aus erhöhter Konzentration und Ruhe.

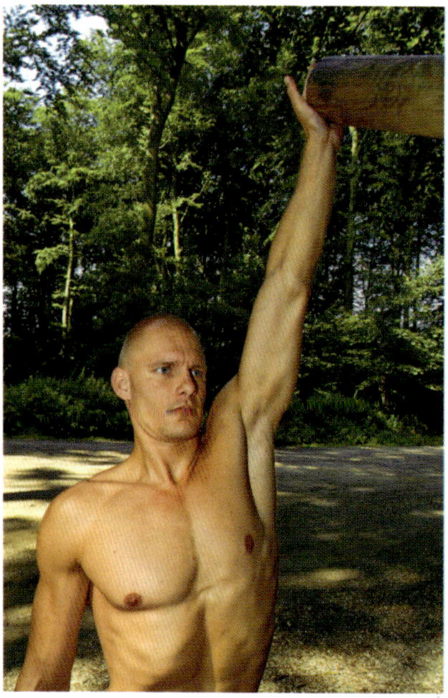

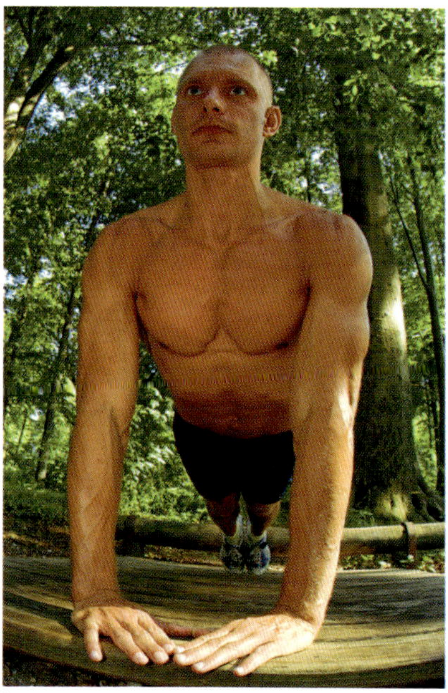

Eine weitere, leicht anwendbare Methode ist, Ihr Gesicht mit einem kalten nassen Handtuch zu bedecken. Vor allem die Stirn und den Bereich um die Nase müssen bedeckt sein. In diesem Dreieck befindet sich der Nervus trigeminus, der den Tauchreflex auslöst durch Senkung des Pulses und Entspannung des Körpers. Auf diese Weise können Sie ganz schnell vor einem Wettbewerb Ihre Nerven beruhigen. Wenn Sie Ihren Tauchreflex trainieren, können Sie das Signal an Ihr Gehirn, dass der Kohlendioxidpegel hoch ist, modifizieren. Die meisten Menschen verspüren nach langem Luftanhalten das Bedürfnis zu atmen. Der Grund ist nicht, dass Sie zu wenig Sauerstoff im Körper haben, sondern dass die Menge an Kohlendioxid hoch ist. Mit anderen Worten: Der Körper wäre in der Lage, weiter die Luft anzuhalten. Bei gut ausgebildeten Freitauchern ist das Nervensystem so trainiert und angepasst, dass es hohe Konzentrationen an Kohlendioxid tolerieren kann. Der Atemreflex wird nur dann ausgelöst, wenn der Sauerstoffgehalt ein kritisches Minimum erreicht.

Ein Experiment mit einer Gruppe von Triathleten zeigte, dass die Kohlendioxid-Toleranz nach nur drei Wochen Übungen zum Luftanhalten signifikant anstieg. Das Ergebnis ist natürlich für alle Sportarten relevant, denn es zeigt, dass wir uns alle weiter vorantreiben können. Auch tiefe, harmonische Atmung kann hilfreich sein, da der Körper durch den Vagusnerv sofort entspannt. Besonders effektiv ist langsames Ausatmen mit zusammengepressten Lippen, sodass ein „psss" zu hören ist. Probieren Sie es aus!

## Mentale Atmung

Wenn der Körper mit seiner Kraft am Ende ist, übernimmt die mentale Kraft die Leitung. Sie können mentale Werkzeuge einsetzen, um sich selbst oder andere Menschen zu besseren sportlichen Ergebnissen zu bewegen. Das ist effektiver, als wenn Sie nur technische oder physische Mittel einsetzen. In aller Bescheidenheit glaube ich, dass einer meiner größten Stärken die Fähigkeit ist, an die Träume anderer Menschen zu glauben – in vielen Fällen lange bevor Sie Ihre eigenen Träume geträumt haben. Ob dieser Glaube mit meiner Naivität oder meinem kindlichen Optimismus zusammenhängt, dürfen andere entscheiden.

Während der Apnoe-Weltmeisterschaft in Japan 2010 trainierte ich die dänische Nationalmannschaft. Unter unseren Konkurrenten waren die amtierenden französischen Weltmeister. Weitere starke Mannschaften kamen aus Neuseeland, Japan und Finnland – mit anderen Worten, wir Dänen waren die Underdogs.

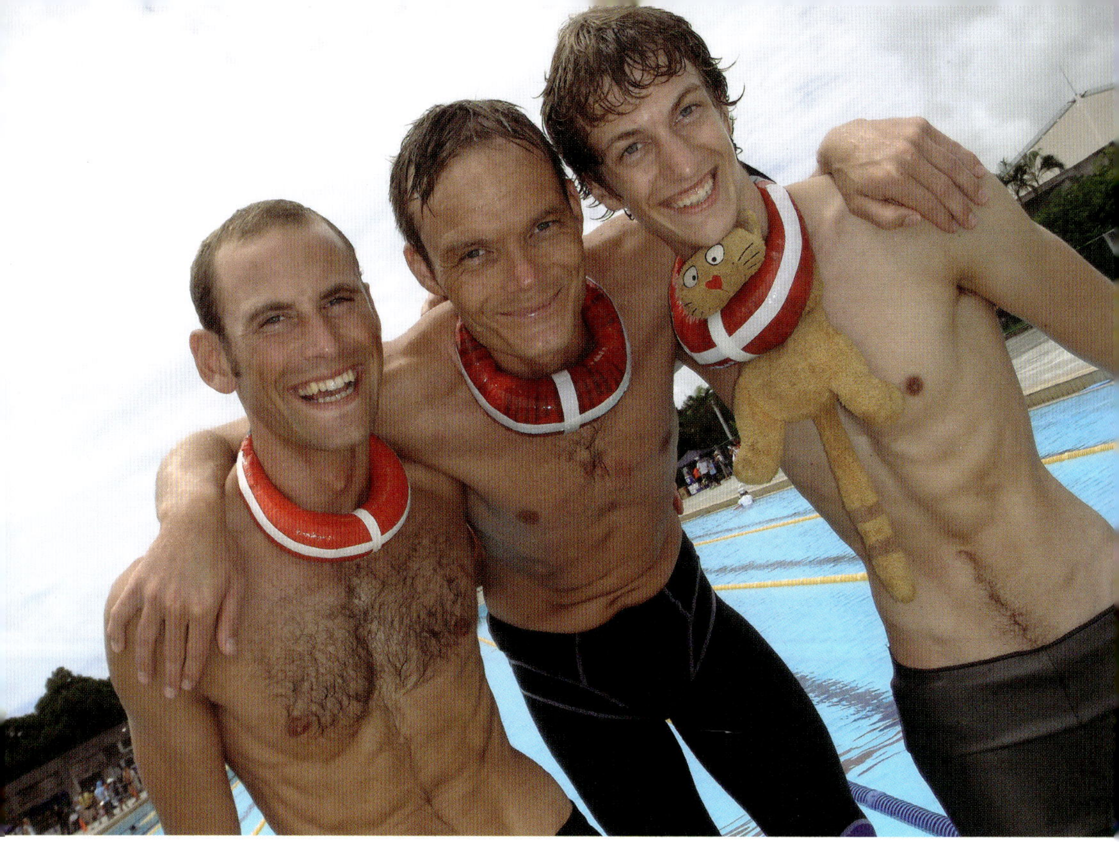

Die drei dänischen Athleten waren in einer ausgezeichneten körperlichen Verfassung und sie hatten sich im Vorfeld der Meisterschaft optimal vorbereitet. Sie waren aber alle unerfahren, was Wettbewerbe auf diesem hohen Niveau anging. Meine größte Herausforderung war daher, sie zu überzeugen, dass sie in der Lage waren, über ihre eigenen Grenzen hinauszugehen und die besten Tauchgänge ihres Lebens zu machen. Erstaunlicherweise schafften sie es alle, die hohe Stressbelastung unter Kontrolle zu bringen und weit über ihre persönlichen Bestleistungen zu gehen.

Ich habe das erreicht, indem ich bei den Athleten den Glauben an die eigenen Fähigkeiten gestärkt habe. Das durch die Verwendung von Vorstellungen (Bilder-Techniken), die ihre mentalen Anker wurden. Die größte Herausforderung war herauszufinden, was der bestmögliche psychologische Ansatz für jeden einzelnen Sportler war. Ich habe mit ihrem Unterbewusstsein gearbeitet. Ich habe sie davon überzeugt, dass sie diese unglaubliche Leistung erreichen, indem ich ihnen spezifische Ziele erläutert und im Detail erklärt habe, wie und warum sie jetzt diese Ziele verwirklichen.

Und im Finale wurden Träume wahr. Sie wurden die neuen Weltmeister. Sie haben es geschafft, weil sie körperlich, seelisch und mental sich weit aus ihrer Komfortzone hinauswagten. Ihre schönen und kontrollierten Tauchgänge brachten ihnen die Weltmeisterschaft im Apnoetauchen 2010. Ich bin überglücklich, Teil dieses erstaunlichen Erfolgs gewesen zu sein und ich bin sehr stolz auf unsere Fähigkeit, als Team zu arbeiten.

In der modernen Sportpsychologie wird viel Wert auf mentales Training gelegt. Athleten versuchen, ihr psychologisches Profil durch Änderung von Einstellungen, Zielen, Motivation, Leistungsangst und Konzentration zu stärken. Es gibt auch eine lange Liste von Techniken zur psychosomatischen Entspannung wie zum Beispiel Visualisierung oder Autogenes Training.

Diese Techniken sind in vielerlei Hinsicht sehr nützlich, aber sie sind in erster Linie „Gedankentechniken“ und hierin liegt ihre Schwäche. In einigen Fällen haben Sie vielleicht nicht die Zeit oder die Ruhe, sie zu üben, weder vor oder nach dem Wettbewerb. Aber wenn Sie tausend Gedanken im Kopf haben, können sich Spannungen im Körper aufbauen, die negative Auswirkungen haben. Manche Menschen reagieren mit Resignation oder Panik.

Die Atmung aber spielt in der modernen Sportpsychologie kaum eine Rolle. Atemübungen werden schon zur Entspannung, nicht aber als psychologisches Werkzeug eingesetzt. Es gibt zwei Hauptgründe, warum die Atmung ein starkes und zuverlässiges geistiges Werkzeug ist: Die meisten von uns können eher ihre Atmung bewusst steuern, als ihre Gedanken unter Kontrolle bringen. Wenn wir eine vollständige mentale Kontrolle erreichen wollen, gibt es den einfachen Weg des Yoga und vor allem des Pranayama.

Der zweite Grund liegt in der „klassischen Konditionierung“. Vor etwa 100 Jahren hat der russische Physiologe Iwan Pawlow bei Hunden den Speichelfluss ausgelöst durch den einfachen Klang einer Glocke. Das erreichte er dadurch, dass er die Glocke jedes Mal läuten ließ, bevor die Hunde ihre Mahlzeit erhielten. Nach einiger Zeit assoziierten die Hunde den Klang der Glocke mit einer Mahlzeit und begannen sofort zu sabbern, wenn sie das Geräusch hörten, auch wenn keine Nahrung vor ihnen stand. Sie waren konditioniert.

Ich glaube, dass unser Geist in der gleichen Weise durch den Atem konditioniert werden kann – nicht nur in der Welt des Sports. Wenn es Ihnen gelingt, eine positive, fokussierte oder entspannte Stimmung mit Ihrem Atem zu verbinden, verfügen Sie über eine große Ressource, wenn Ihr Geist oder Ihre Nerven scheitern. Sie haben damit einen neuen geistigen Anker geschaffen. Unser Atem hat einen direkten Einfluss auf den Körper. Gedankentechniken wie Visualisierung dagegen beziehen sich lediglich auf einen bestimmten Teil des Gehirns. Da unsere Atmung dynamisch und lebendig ist, beeinflusst sie Körper und Geist zugleich. Dadurch wird ein positives Feedback und einen Pingpong-Effekt geschaffen. Das führt zu einem hellen und kontrollierten Geist zusammen mit einem ausgewogenen und starken Körper.

Wenn die Verbindung zwischen Ihrem Atem und einem bestimmten mentalen Zustand sich gefestigt hat, wird es als „Trigger" (Auslöser) funktionieren und Ihre mentalen Prozesse entlasten. Mit anderen Worten: Ein bestimmter Atemzug wird genügen, damit Sie einen gewünschten fokussierten Zustand erreichen. Dadurch werden mehr Gehirnressourcen freigesetzt.

In unserer Atemluft liegen aber noch mehr Vorteile versteckt. Das liegt vor allem daran, dass der Rhythmus der Atmung so eng mit den Bewegungen unseres Körpers verbunden ist. Wenn wir uns mit den feineren Nuancen unserer Atmung bekannt machen, können wir die Leistung unseres Körpers optimieren. So können Sie im richtigen Moment entspannen, um im nächsten Moment wach und angespannt zu sein. Viele Sportler arbeiten bereits mit solchen Techniken, oft auf einer unbewussten Ebene. Wenn wir uns auf unsere Atmung konzentrieren, können wir auch unser körperliches Bewusstsein schärfen.

Da der Atem ein fester Fokuspunkt ist, können wir ihn auch verwenden, um uns abzulenken. Das kann sehr hilfreich sein, besonders dann, wenn wir Schmerzen haben, einfach erschöpft sind oder unter psychischen Stress leiden (beispielsweise während des Elfmeterschießens beim Fußball).

Schließlich glaube ich, dass der Atem eine Abkürzung zum „Flow" sein kann, dem Zustand, bei dem Geist und Seele verschmelzen, bei dem die Zeit aufhört und die Dinge von selbst geschehen. Dies passiert häufig im Sport und es kann zu außergewöhnlichen Ergebnissen führen. Dieser Zustand wird auch während des Luftanhaltens erreicht und kommt oft überraschend schnell.

Wenn wir die Bedeutung des Atems ganzheitlich sehen, können wir eine große Wirkung erzielen, sowohl auf der bewussten als auch auf der unbewussten Ebene. Dies ist die einzigartige Kraft der Atmung.

### Atemexperimente

Je mehr wir über die Atmung und ihre Verbindung zum Körper und Geist lernen, desto besser können wir die verschiedenen Atem- und Luftan-

halte-Techniken beim Sport und zur Behandlung von Krankheiten anwenden.
Ärzte, Biologen und Naturwissenschaftler haben ein wissenschaftliches Interesse an Apnoetauchern, weil wir für eine so lange Zeit unter kontrollierten Bedingungen die Luft anhalten können. So wird es möglich, zu untersuchen, wie verschiedene Organe unter extremen Bedingungen reagieren, beispielsweise wenn der Körper auf eine niedrige Sauerstoffspannung reagieren muss (Hypoxie) und gezwungen wird, anders als normal zu funktionieren. Personen, die unter chronischen Krankheiten leiden oder einen Unfall hatten, können ähnlich extreme Körperreaktionen zeigen, aber diese können nicht kontrolliert untersucht werden.
Apnoetaucher zu untersuchen ist besonders interessant, denn wir geben Wissenschaftlern nützliches Wissen, das sie anwenden können, um bessere Behandlungen und Therapien zu schaffen. Von diesem Wissen profitieren Menschen, bei denen Teile des Nervensystems beschädigt sind, unter Herzinsuffizienz oder unter zerebraler Thrombose leiden. Auch wenn dieses Wissen in erster Linie für die Medizin nützlich ist, können auch Apnoetaucher davon profitieren, indem sie neue Trainingsmethoden entwickeln.
Ich habe im Laufe der Jahre an vielen wissenschaftlichen Studien teilgenommen, oft als Versuchskaninchen. Es ist immer aufregend, interessant und befriedigend, an dieser Pionierarbeit beteiligt zu sein, die sich mit unserer Atmung und vor allem mit dem Luftanhalten an Land und im Wasser beschäftigt. Die Organe, die von den Wissenschaftlern untersucht werden, sind vor allem das Herz, das Gehirn und die Lunge. Diese haben die größte Bedeutung für die Gesundheit des Körpers und seine Leistung unter Stress.

## Das starke Herz

Mein Herz wurde an verschiedenen Orten auf der ganzen Welt untersucht. Einmal haben die Ärzte Rubén Leta und Francesc Carreras aus Barcelona eine Ultraschalluntersuchung durchgeführt. In einem solchen Scan können Sie beobachten, ob die verschiedenen Herzkammern richtig mit Blut gefüllt werden und Sie können beurteilen, ob sich die Herzklappen zum richtigen Zeitpunkt öffnen und schließen. Mein Herz war normal und in einem guten Zustand. Möglicherweise mit einer Tendenz zu einer vergrößerten linken Herzkammer, die bei vielen Elite-Athleten zu beobachten ist, und das „Sportlerherz“ genannt wird.

Während der Untersuchung hielt ich den Atem für fast sieben Minuten an. Das hatten die Ärzte zuvor noch nie gesehen. Gegen Ende dieser

Zeit fiel mein Puls auf etwa 30 Schläge pro Minute, was etwa 10 Schläge unter meinem normalen Ruhepuls ist. Versuchen Sie, Ihren eigenen Puls zu messen. Legen Sie dafür einen Finger für eine Minute auf die Halsschlagader und zählen Sie die Schläge.

Bei einer anderen Gelegenheit wurde mein Herz im Skejby Hospital in Aarhus, Dänemark, von dem Herzspezialisten Anders Kirstein gescannt. Wieder hielt ich den Atem für mehr als sieben Minuten an und erreichte einen noch niedrigeren Puls. Ich bin während der Untersuchung ein wenig in Stress geraten, aber der Arzt blieb „cool". Sogar dann noch, als meine Gesichtsfarbe sich von Purpur nach farblos veränderte und der Puls nur noch schwer zu spüren war. Die Situation war noch stressiger durch die Anwesenheit eines Fernsehteams, das eine Dokumentation über das Experiment drehte.

Ich besuchte später Labman Hawaii Inc. und den Herzspezialisten Neal Shikuma. Zum ersten Mal produzierte ich eine flache Linie auf einem Herz-Monitor – das heißt, mein Herz schlug für vier bis fünf Sekunden nicht mehr. Das habe ich erreicht durch eine von Apnoetauchen und Yoga bekannte fortgeschrittene Technik. Doktor Shikuma erzählte, dass eine derartige Pause des Herzschlags eines normalen Herzens in seiner Klinik noch nie registriert wurde. Mein Herz war gesund und normal, aber Doktor Shikuma äußerte sich besorgt darüber, ob es eine gute Idee war, das Training auf Elite-Niveau fortzusetzen, weil es zu Herzerkrankungen führen kann.

Es sollte selbstverständlich sein, dass Sie keine Sportart intensiv trainieren sollten, ohne immer wieder Erholungspausen zu nehmen. Aber ich gebe zu, dass ich nicht besonders besorgt war. Zu dieser Zeit erschien mein Herz normal und es fühlte und arbeitete sich sagenhaft an. Das wurde auch von dem italienischen Herzspezialisten Alessandro Pingitore und seinem Team von Wissenschaftlern bestätigt, während sie eine Reihe von Top-Freitauchern während einer Weltmeisterschaft im Tieftauchen untersuchten.

Ich habe ihn gebeten, die Beobachtungen, die an meinem Herzen gemacht wurden, gründlich zu untersuchen. Doktor Pingitore hat bestätigt, dass mein Herz gesund und in einem guten Zustand zu sein scheint. Die Studie zeigte sogar, dass das Herz eines Freitauchers besser funktioniert nach einem tiefen Tauchgang. Dies könnte möglicherweise auf den Tauchreflex zurückzuführen sein, der dafür sorgt, dass mehr Blut in die Lungen gepumpt wird, sowohl während als auch nach dem Tauchgang. Ich finde diese Beobachtung interessant. Es scheint, dass das Freitauchen das Herz entspannt während gleichzeitig eine bessere Leistung erzielt wird.

Eine weitere Untersuchung wurde während einem großen internationalen Wettbewerb in Monaco von dem französischen Arzt Frédéric Lemaître durchgeführt. Hier waren die besten Freitaucher der Welt eingeladen, in der Disziplin Static Apnea (Luftanhalten) miteinander zu konkurrieren. Zum ersten Mal wurde bei dieser Studie bewiesen, dass die Elite der Freitaucher sich von anderen guten Freitauchern unterschied, da bei ihnen während des Tauchgangs der Puls sich zum zweiten Mal verlangsamt.

Einfach ausgedrückt haben Elite-Freitaucher einen zusätzlichen „Niedriggang", den sie bei Bedarf einschalten können. Natürlich wird dabei der Sauerstoffverbrauch gesenkt und die Sportler können die Luft länger anhalten. Ob dieser Gang angeboren ist oder durch ein hartes und entschlossenes Training ausgebildet wird, ist noch unklar. Ich glaube allerdings, dass letzteres zutrifft. Das wäre ein weiteres Beispiel für die fantastische Fähigkeit des menschlichen Körpers, sich an neue Gegebenheiten anzupassen.

## Das erhabene Gehirn

Nicht nur an meinem Herz, sondern auch an meinem Gehirn wurden Scans durchgeführt. Dabei sollte mehr darüber herausgefunden werden, wie das Gehirn auf eine verringerte Sauerstoffzufuhr reagiert. Diese Versuche zielten auf eine neue oder ergänzende Behandlung für Patienten, die einen Gehirnschlag (zerebraler Thrombose oder Hämorrhagien) erlitten hatten, ab.

Bei einer Ultraschalluntersuchung können Wissenschaftler einen Blick in das Gehirn werfen und sich davon einen Eindruck machen, wie die verschiedenen Bereiche des Gehirns aussehen, wie gut die Blutversorgung ist, wie viel Sauerstoff in den verschiedenen Teilen des Hirngewebes verbraucht wird sowie von einer Reihe anderer Aktivitäten.

Mein erster Gehirn-Scan wurde von Christine Solling durchgeführt, die sich damals mit zerebraler Thrombose beschäftigte. An zwei Tagen hielt ich den Atem für etwa sieben Minuten an, während mein Gehirn gescannt wurde.

Eine der Schwestern glaubte, dass mit der letzten Blutprobe etwas schiefgelaufen war, denn das Blut war fast schwarz, oder wenigstens so dunkel wie ein sehr dunkler Rotwein. Der Grund war natürlich der niedrige Sauerstoffgehalt. Dagegen ist Blut, das vollständig mit Sauerstoff angereichert ist, sehr rot. Auch wenn mein Blut am Ende des Experiments einen sehr niedrigen Sauerstoffgehalt hatte, gab es keine Anzeichen für eine Schädigung des Hirngewebes, weder kurz- noch langfristig.

Doktor Mahmoud Ashkanian führte später einen neuen Gehirn-Scan durch, um den Einfluss von Carbogen auf die Sauerstoffaufnahme des Gehirns zu untersuchen. Carbogen ist ein Gemisch aus Kohlendioxid und Sauerstoff, in diesem Fall 5 % Kohlendioxid und 95 % Sauerstoff. Die Idee der Verwendung dieser Mischung von Gas als Behandlung kam von der Krebstherapie. Es hat sich gezeigt, dass bestimmte Arten von Krebs empfindlicher gegenüber der Strahlentherapie sind, wenn das Gewebe gut mit Sauerstoff angereichert ist. Carbogen hat die Fähigkeit, das Ausmaß der Sauerstoffversorgung des Gewebes zu verbessern.

Es gibt zwei Hauptgründe die für die Verwendung von Carbogen sprechen. Wie zuvor beschrieben, ist Sauerstoff zum Überleben jeder Zelle lebensnotwendig, allerdings nur in der richtigen Konzentration. Wenn Sie für einen längeren Zeitraum reinem Sauerstoff ausgesetzt sind, wirkt er wie ein tödliches Gift. Sauerstoff kann auch die Blutgefäße verengen. Es ist daher nicht angemessen, eine zerebrale Thrombose mit reinem Sauerstoff zu behandeln, obwohl es das ist, was wir im Moment tun: in Krankenwagen und Schwimmbädern usw. enthält die lebensrettende Ausrüstung reinen Sauerstoff.

Kohlendioxid hat die entgegengesetzte Wirkung, da es die Blutgefäße erweitert. Wie Sie sich vielleicht erinnern, ist Kohlendioxid ein Abfallprodukt, das in den Zellen produziert wird, wenn diese arbeiten. Dennoch dürfen wir Kohlendioxid nicht als ein reines Abfallprodukt betrachten, das umgehend beseitigt werden muss, denn es hat eine positive Wirkung auf die Blutgefäße, sodass sie sich entspannen und erweitern. Darüber hinaus ist es ein Teil der Regelung des Atemzyklus, indem es kontinuierlich das Atemzentrum des Gehirns beeinflusst.

„Kohlendioxid breitet seine schützenden Flügel
über die Sauerstoffzufuhr des Körpers."

JOHANNES FRIEDRICH MIESCHER, 1885

Im Jahr 2005 schrieb mir mein Freund William Trubridge (Weltmeister im Tieftauchen) aus Neuseeland den folgenden Satz, als wir über die optimalen Atemtechniken vor einem tiefen Tauchgang diskutierten: „Denk dran: $CO_2$ ist dein Freund." Es ist eine Überlegung wert, dass Sie Ihren Atem benutzen können, um die Konzentration von Kohlendioxid in Ihrem Blut – und damit seine Säure (pH-Wert) – zu manipulieren. Allerdings gibt es Grenzen, wie viel Kohlendioxid von Ihrem Körper toleriert wird.

Die Versuche mit Carbogen waren erfolgreich und die Ergebnisse vielversprechend. Die Hypothese lautete: Es wird von Vorteil sein, die Men-

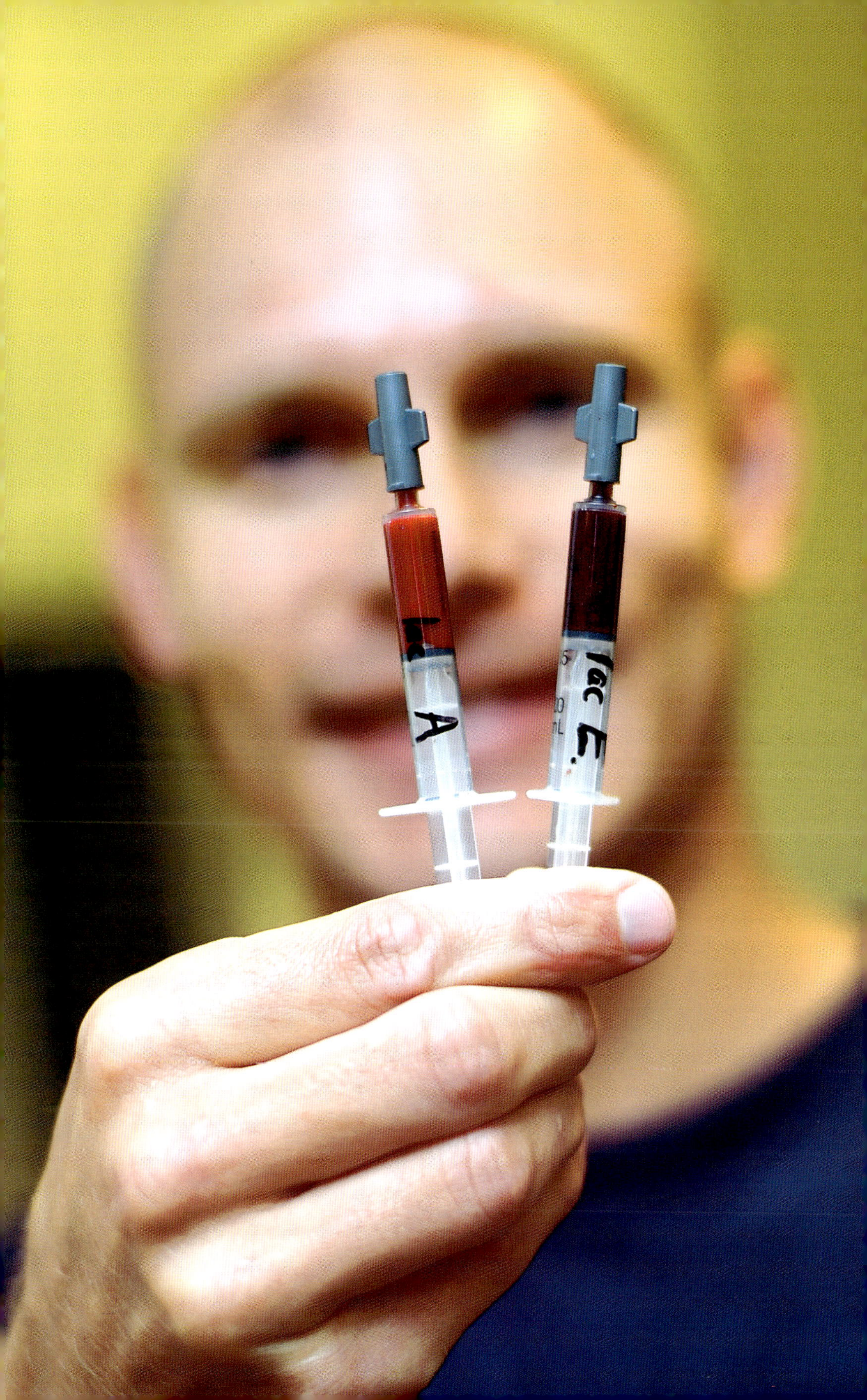

ge an Sauerstoff im Blut zu erhöhen und zur gleichen Zeit mehr Blut in das beschädigte Gewebe zu lenken. Dadurch wird die Sauerstoffkonzentration des Gewebes ansteigen. Auf dieser Weise erhalten Sie gleichzeitig die wohltuende Wirkung von Sauerstoff und die von Kohlendioxid.
Eine weitere interessante Entdeckung ging aus den Versuchen hervor: Mehrere Beobachtungen legen nahe, dass das Gehirn von Apnoetauchern anders aussieht als bei anderen Menschen. Das betrifft insbesondere zwei Bereiche im Hirnstamm. Ein Bereich ist der Pons (eine Struktur auf dem Hirnstamm), der an der Regulierung des Atmungsprozesses beteiligt ist. Der andere Bereich ist der Thalamus, eine Art Relaisstation, der sensorische Signale empfängt und bestimmt, welche davon an die Großhirnrinde im Cerebrum weitergeleitet werden.

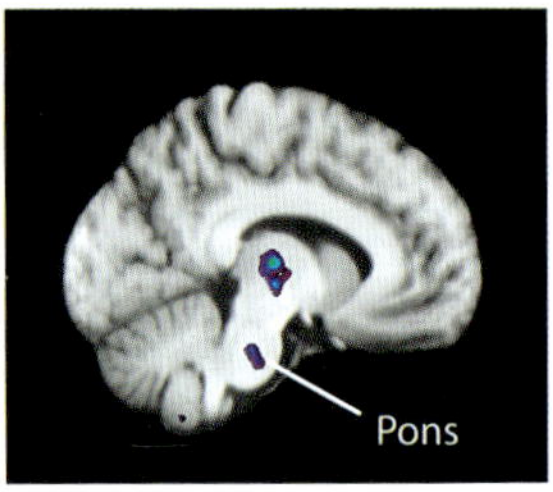


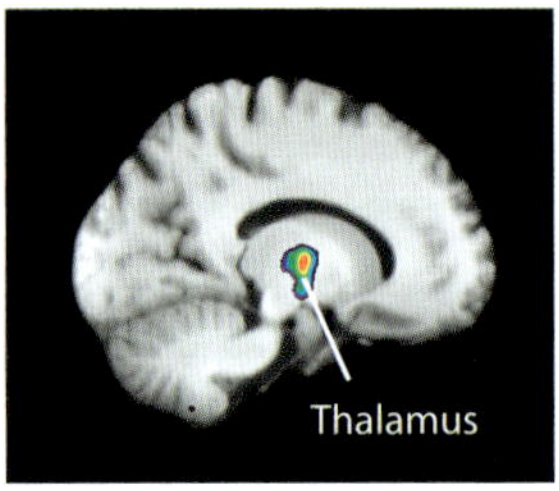


*Das Gehirn eines Freitauchers sieht anders aus als bei anderen Menschen, besonders in diesen Bereichen des Gehirnstamms*

Die Studien sind noch nicht abgeschlossen und die Ergebnisse sind begrenzt, doch was dabei herauskam, ist überzeugend. Es sieht nämlich bisher so aus, als könnten wir verschiedene Zentren im Gehirn durch Atemübungen trainieren und entwickeln – insbesondere durch Luftanhalten. Dies eröffnet neue Perspektiven in Bezug auf unser Training und nicht zuletzt auf Reha-Maßnahmen von Menschen, die an Hirnschäden leiden.
Auch bei Menschen, die Yoga und Meditation praktizieren, wurden positive Veränderungen der Hirnstruktur beobachtet. Die größten Veränderungen in der Struktur des Gehirns waren zu erkennen bei Menschen, die sehr viel meditierten. Die wissenschaftliche Forschung steht also kurz davor, zu beweisen, dass es von Vorteil sein kann, ab und an zu meditieren und die Luft anzuhalten.
Eine neue Studie des dänischen Hirnforschers Peter Vestergaard-Poulsen aus Aarhus hat ergeben, dass verschiedene Übungen wie zum Bei-

spiel bewusste Atmung, Konzentration und Achtsamkeitsmeditation mit anatomischen Veränderungen in der Struktur des Hirnstamms in Verbindung gebracht werden können. Insbesondere ein Bereich im Hirnstamm zeigt eine größere Dichte von Nervenzellen. Es ist bezeichnend, dass dieser Bereich im Zusammenhang mit der Regulierung der Atmung und des Herzrhythmus steht. Außerdem ist es der Stammort des Vagusnervs.
Es ist das erste Mal, dass Wissenschaftler einen Hinweis auf die Formbarkeit des Hirnstamms gefunden haben. Es bedeutet, dass der Mensch möglicherweise in der Lage ist, durch Atmung und Gedanken die Struktur des Gehirns zu verändern. Dies ist allerdings nicht verwunderlich, denn wir wissen, wie Stress das Gehirn zerstören kann. Aber in der westlichen Welt bestehen wir auf solide wissenschaftliche Untersuchungen.

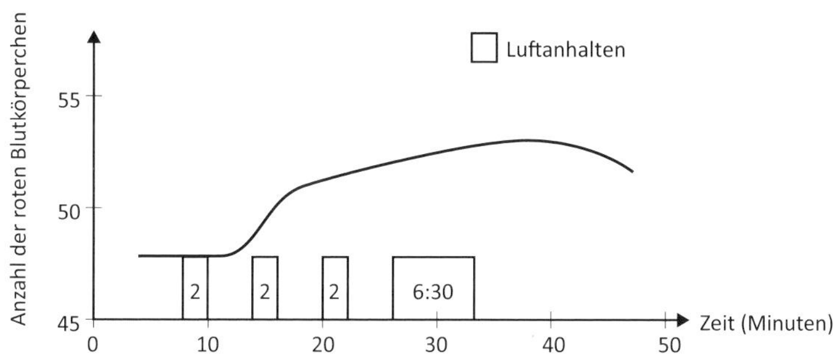


*Nach längerem Luftanhalten erhöht sich die Anzahl der roten Blutzellen, weil sich die Milz zusammenzieht.*

## Viele rote Blutkörperchen

Ein weiteres für Sportler und für das Gesundheitssystem wichtiges Organ ist die Milz, die sowohl eine Art Zerstörungseinrichtung als auch Speicher für rote Blutkörperchen ist. Vor ein paar Jahren wurde meine Milz von der schwedischen Professorin für Zoophysiologie, Erika Schagatay, untersucht. Sie ist seit Jahren eine der führenden Wissenschaftlerinnen, die den Taucheffekt von Menschen untersucht. Auf Scans zeigte sie, wie die Milz während und nach längerem Luftanhalten sich zusammenzog. Dieses Wissen ist nützlich, denn die Milz gibt sehr viele rote Blutkörperchen frei, während sie sich zusammenzieht. Dadurch wird der Sauerstoffvorrat des Körpers erhöht.

Um sicher zu sein, dass die roten Blutkörperchen nicht von irgendwo sonst im Körper stammten, machte sie die gleichen Experimente unter den gleichen Bedingungen mit Menschen, die keine Milz mehr hatten. Bei dieser Gruppe trat nach langem Luftanhalten keine Erhöhung der roten Blutkörperchen auf. Daher liegt die Vermutung nahe, dass die Milz für diese Erhöhung verantwortlich ist.
Seltsamerweise fing meine Milz an zu pulsieren, kurz bevor ich die Luft anhielt. Für mich ist das ein Anzeichen, dass die Milz psychisch beeinflussbar sein könnte. Sie reagierte, weil sie wusste, dass ich kurz davorstand, die Luft anzuhalten. Über meine Gedanken wurde eine psychologische Wirkung ausgelöst, die das selbststeuernde vegetative Nervensystem beeinflusste.
Eines der großen Geheimnisse des Yogas ist die Fähigkeit, die Kontrolle über das gesamte Nervensystem zu erlangen. Dies gilt auch für den Teil, der normalerweise nicht durch eine Anstrengung des Willens beeinflussbar ist. Eine derartige Kontrolle dringt tiefer in den Körper als die moderne Wissenschaft es sich bisher vorstellen konnte. Aber vielleicht ist das ein Anzeichen für ein psychosomatisches Phänomen, das in Zukunft leicht getestet werden kann.
Nach mehr als 6 Minuten Atemanhalten, schrumpfte meine Milz auf die Hälfte ihres ursprünglichen Volumens (von 600 ml auf 300 ml) und gleichzeitig wurde eine große Menge an roten Blutkörperchen in den Blutstrom freigegeben. Der Anstieg der Menge von roten Blutkörperchen war ganz enorm, etwa 10 %. Das entspricht einer 48 bis 53-prozentigen Steigerung des Hämatokrit-Werts, der Volumenanteil der roten Blutzellen im Blut. Ihr Hämatokrit-Wert liegt wahrscheinlich bei um die 42 bis 45 %. Männer haben in der Regel einen etwas höheren Hämatokrit-Wert als Frauen.
Die Vorstellung, dass die Fähigkeit des Blutes, Sauerstoff zu transportieren, durch Luftanhalten verstärkt werden kann, ist nicht nur für Freitaucher und andere Athleten wichtig, sondern auch für Patienten, die Ihre körpereigene Sauerstoffbilanz stärken müssen. Darüber hinaus kann diese Fähigkeit zur Herstellung von gesunden und ethisch vertretbaren Alternativen zu künstlich produziertem EPO (Erythropoietin) angewendet werden. Das ist besonders wichtig für Patienten, die eine Intoleranz gegenüber Injektionen von künstlichen EPO haben.
Neue Studien haben zudem gezeigt, dass ein vernünftiges Training zum Luftanhalten die natürliche Konzentration von EPO an nur einem Tag auf 24 % erhöhen kann. Diese Tatsache ist besonders dann wichtig, wenn es gilt, in kurzer Zeit die Menge an roten Blutzellen und die Sauerstoffmenge zu erhöhen.

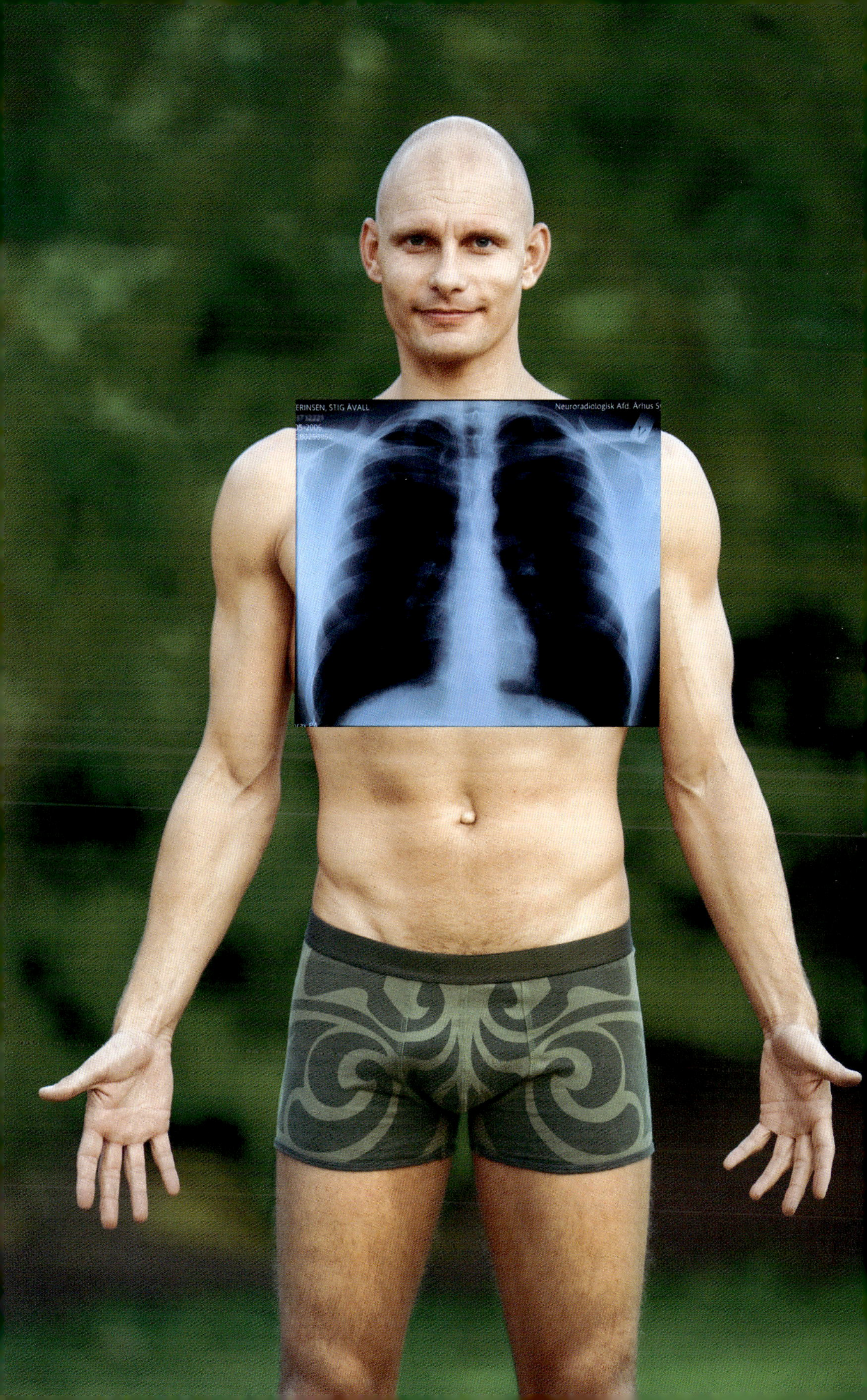
STIG ÅVALL
Neuroradiologisk Afd. Århus

## Die Lunge *kann* permanent erweitert werden

In der Regel nimmt unsere Lunge mehr Luft auf als die meisten Menschen glauben. In der Regel sind das vier bis fünf Liter. Diese Menge heißt Vitalkapazität (VC) – die Einheit, die oft im Zusammenhang mit Lungenmessungen genannt wird. Wenn Sie normal ausgeatmet haben, bleibt immer noch eine große Menge Luft in den Lungen. Diese Menge wird funktionelle Residualkapazität (FRC) genannt. Wenn Sie sich anschließend bücken und so auf Bauch und Zwerchfell drücken, können Sie noch mehr Luft herauspressen. Es bleibt immer noch eine kleine Menge, das Restvolumen (RV), in der Lunge. Wenn Sie die Vitalkapazität und das Restvolumen (VC + RV) zusammen addieren erhalten Sie die totale Lungenkapazität (TLC), die in der Regel fünf bis sieben Liter beträgt.

Wie bereits erwähnt, verwenden einige Freitaucher eine spezielle „Lung Packing"-Methode, bei der die Zunge als Kolbe verwendet wird. Mit dieser Methode können Sie noch mehr Luft in Ihre Lunge pumpen und erhöhen dadurch die Gesamtlungenkapazität. Es ist auch möglich, die Lunge über das Restvolumen hinaus zu leeren, indem Sie diese Technik nach einer maximalen Ausatmung umkehren (negatives Packing). Meines Wissens wurde diese Technik bisher nirgendwo beschrieben, noch nicht mal in den fortgeschrittenen Yoga-Schriften. Dennoch ist negatives Packing bei Elite-Apneotauchern weit verbreitet, insbesondere um Lunge und Brust an den enormen Druck zu gewöhnen, den der Körper während tiefer Tauchgänge ausgesetzt ist.

Während einer Studie an der Universität Aarhus in Dänemark, wurde bei mir eine totale Lungenkapazität von mehr als 14 Litern gemessen. Das ist doppelt so viel wie normal bei einer Person meiner Größe. Das habe ich geschafft, indem ich so viel Luft wie möglich eingeatmet habe und danach durch „Lung Packing" noch weitere drei Liter Luft hineingepresst habe. „Lung Packing" verhilft Ihnen zu einer größeren Menge Luft und damit zu mehr Sauerstoff in den Lungen. Es ist so, als würde die Batterie des Körpers vergrößert. Dadurch können Sie die Luft länger anhalten. „Lung Packing" wurde bei allen Apnoetauch-Weltrekorden der letzten fünf Jahre angewandt.

Darüber hinaus führt, „Lung Packing" zu einem dauerhaft verbesserten Lungenvolumen. Wenn Lunge und Brust zusammengedrückt und größer als normal werden, wird auch die Vitalkapazität erhöht. Das ist wichtig für unsere Leistung und Gesundheit während unseres gesamten Lebens. Früher hieß es, man könne das Lungenvolumen durch Training nicht verbessern. Dieser Mythos wurde inzwischen wissenschaftlich wi-

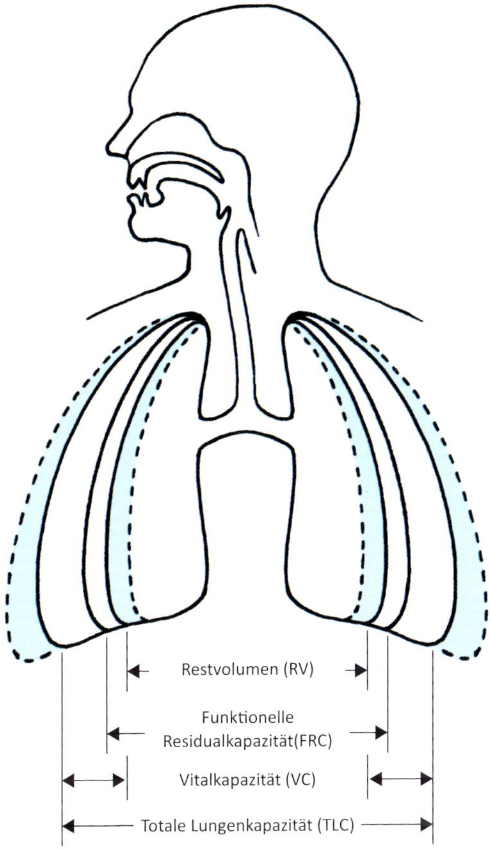


*Unterschiede im Lungenvolumen und die Auswirkung von Lung Packing (äußerer blauer Bereich) und negativem Packing (innerer blauer Bereich)*

derlegt. Aber es muss betont werden, dass „Lung Packing" auch gefährlich sein kann. Im schlimmsten Fall kann die Lungenmembran platzen, da der Druck in der Lunge verdreifacht wird. Führen Sie daher „Lung Packing" nur dann durch, wenn Sie wirklich erfahren oder unter professioneller Aufsicht sind.

Die lebenswichtige Bedeutung der Atmung auf alle Körperprozesse ist leicht zu erkennen. Die genannten Beispiele beschreiben viele der Auswirkungen, die Atemübungen und Luftanhalten bei der Optimierung von sportlichen Leistungen haben können. Gleichzeitig können ähnliche Atemtechniken erfolgreich angewendet werden, um körperlichen Schäden vorzubeugen oder im Rahmen einer Behandlung zu heilen. Die verschiedensten Experimente haben deutlich gemacht, dass Atemübungen viel zu bieten haben.

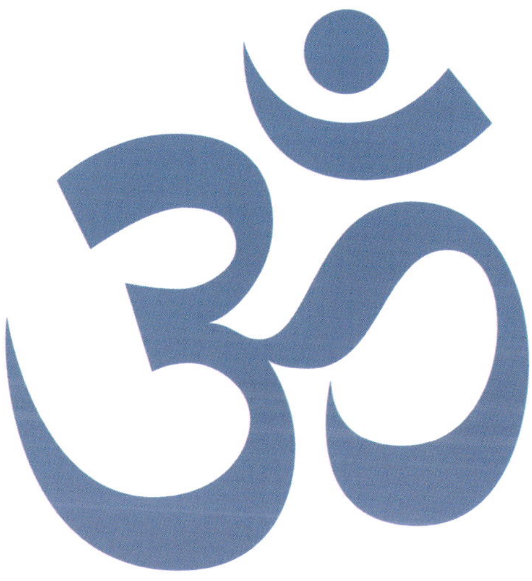

# Übungen

Die folgenden sechs Übungen sind einfache aber sehr effektive Atemübungen. Wenn Sie sie täglich trainieren, werden Sie besser atmen und besser die Luft anhalten können. Sie sind hervorragend als Aufwärmübungen geeignet, denn sie bauen Ihren ganzen Körper auf, besonders die Brust, und machen ihn geschmeidig. Machen Sie die ersten vier Übungen im Stehen und die letzten zwei im Sitzen.

1) BRUST-UND-SCHULTER-STRETCH

Lassen Sie Ihre Arme locker an den Seiten Ihres Körpers herunterhängen. Während Sie nun einatmen, ziehen Sie Ihre Schultern so weit wie möglich zurück. Bleiben Sie einige Sekunden in dieser Haltung, dann kreuzen Sie die Arme vor Ihrem Körper und atmen vollständig aus. Dabei entspannen Sie Ihre Brust. Wiederholen Sie die Übung fünf bis sechs Mal und ändern Sie jedes Mal die Richtung.

*Brust-Und-Schulter-Stretch*

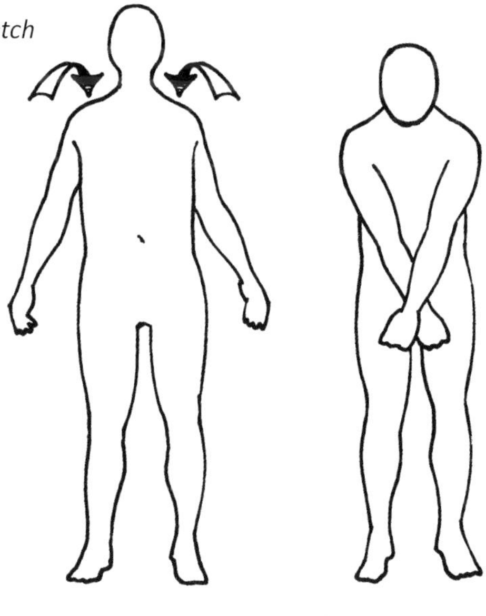

2) ALBATROS

Holen Sie tief Luft und strecken Sie Ihre Arme über den Kopf. Atmen Sie nach einer kurzen Pause aus und senken Sie dabei Ihre Arme. Wiederholen Sie die Übung fünf bis zehn Mal in ruhiger Haltung und passen Sie Ihren Atem den Körperbewegungen an.
Im Anschluss halten Sie Ihre Arme mit den Handflächen nach innen ausgestreckt vor sich. Atmen Sie ein und bewegen Sie die Arme dabei so weit wie möglich nach hinten. Halten Sie kurz an und bewegen Sie während des Ausatmens die Arme wieder nach vorne. Wiederholen Sie die Übung fünf bis zehn Mal in ruhiger Haltung und passen Sie Ihren Atem den Körperbewegungen an.

Wiederholen Sie die ersten zwei Übungen mit fließenden, dynamischen aber dennoch schnellen Bewegungen. Wenden Sie Kraft und Schnelligkeit an aber denken Sie dran, dass Ihre Atmung Ihren Bewegungen angepasst werden muss.

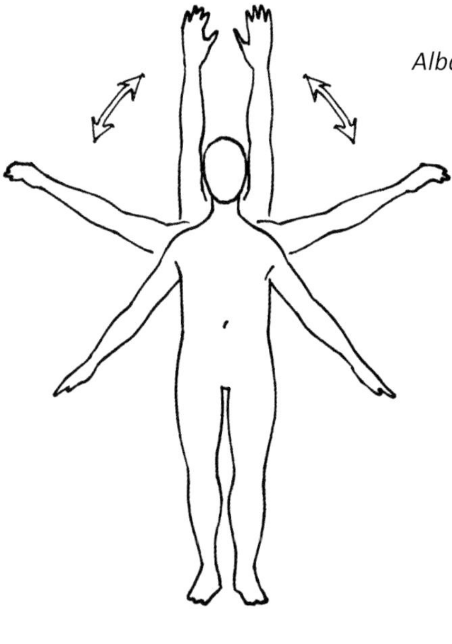

*Albatros (zwei Positionen)*

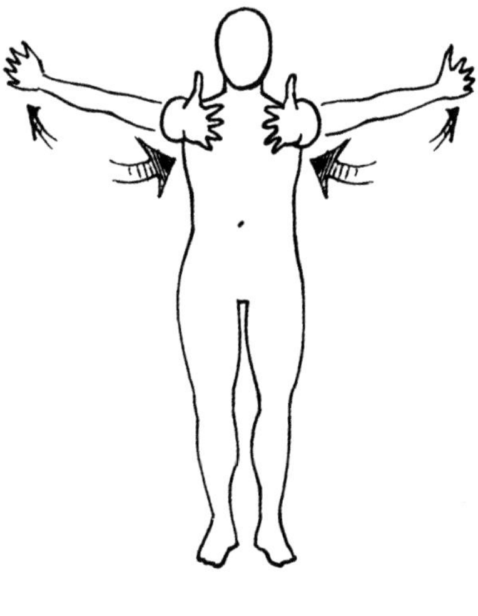

3) HIMMELSTRETCH

Strecken Sie einen Arm so weit über den Kopf nach oben wie möglich, während Sie langsam einatmen. Versuchen Sie fünf bis zehn Sekunden in dieser Haltung zu bleiben (mit voller Lunge) und atmen Sie anschließend langsam aus. Jetzt machen Sie das gleiche mit dem anderen Arm. Wiederholen Sie die Bewegung zehn Mal auf jeder Seite. Wenn der Arm gesenkt wird, atmen Sie langsam und kontrolliert. Wenn Sie können, stellen Sie sich auf die Zehenspitzen und strecken Sie den ganzen Körper.

*Himmelsstretch*

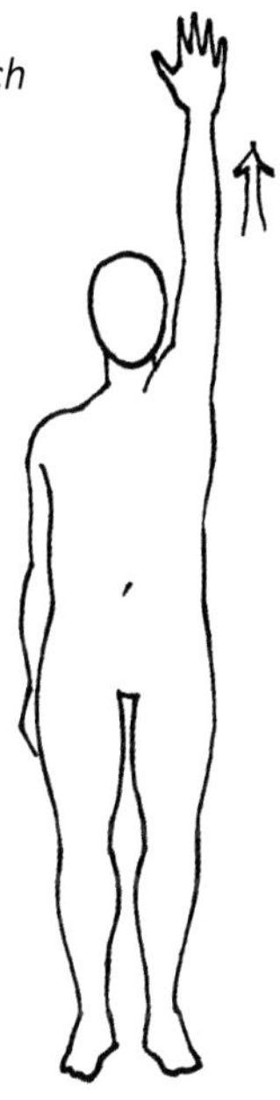

4) STOFFPUPPE

Bücken Sie sich mit leicht angewinkelten Knien nach vorn. Lassen Sie Ihre Arme locker auf dem Boden herunterbaumeln. Atmen Sie ruhig und sagen Sie während der Ausatmung: „Ahhhh". Lassen Sie Ihren Körper entspannen, vor allem den Nacken, die Schultern, den Kiefer, das Gesicht, die Zunge und die Augen.

Um ein Maximum an Kraft, Ausdauer und Flexibilität in Lunge und Brust zu erreichen, empfehle ich zwei „Popeye"-Übungen, die zusammen mit der siegreichen Atmung durchgeführt werden können.

*Stoffpuppe*

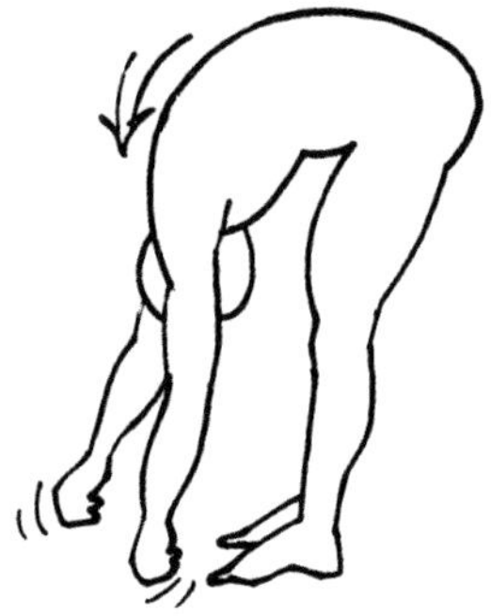

5) NATÜRLICHES BRUSTPRESSEN (TARZAN)

Drücken Sie Ihre Handflächen fest gegen die Seite Ihres Brustkorbs während Sie langsam und kontrolliert ein- und ausatmen. Überprüfen Sie ständig Ihre Atmung, um sicherzustellen, dass Sie die restliche Luft aus der Lunge während des Ausatmens quetschen. Halten Sie den Atem fünf bis zehn Sekunden zwischen jedem Atemzug an.

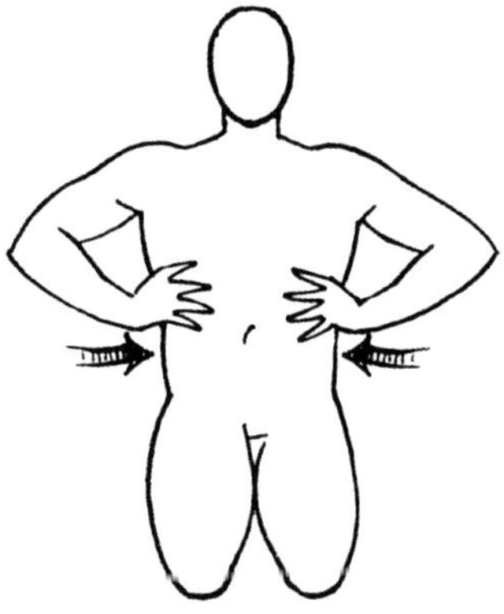

*Tarzan*

6) KÜNSTLICHE BRUSTPRESSE (SCHLANGE)

Binden Sie einen Fahrradschlauch oder ein anderes elastisches Material um die Brust und atmen Sie langsam und mit Kontrolle. Sie können auch zwischen jedem Atemzug die Luft fünf bis zehn Sekunden halten. Wenn

Sie den Schlauch niedrig binden, wird es vor allem die Bauch- und Zwerchfellmuskeln stärken.

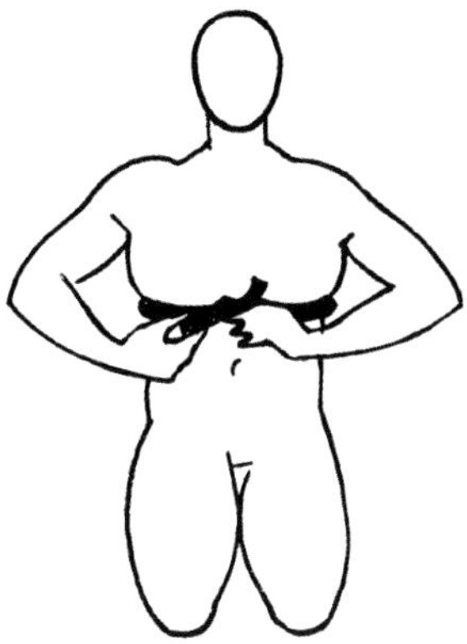

*Schlange*

7) RHYTHMUS- UND RATIO-TRAINING

Diese Art von Übung macht Spaß und ist leicht anwendbar bei Aktivitäten wie Gehen, Laufen, Schwimmen, Fahrradfahren, Gewichtheben und so weiter. Hier kommt es auf das Verhältnis zwischen einer bestimmten Bewegung (Schritte, Armbewegungen, Wiederholungen) und einer bestimmen Anzahl von Sekunden sowie dem Rhythmus Ihrer Atmung bzw. auf die Länge Ihres Luftanhaltens an.

Beim Laufen können Sie zum Beispiel einen Rhythmus von 2:2:4 anwenden: Sie atmen zwei Schritte ein, halten die Luft für zwei Schritte an und atmen vier Sekunden aus.

Oder probieren Sie 2:4:2 oder 2:4:8 und so weiter. Sie können auch eine ganz andere Kombination ausprobieren. Finden Sie Ihren eigenen Rhythmus, bei dem Sie nicht erschöpft werden. Versuchen Sie den Rhythmus von Woche zu Woche langsam zu erhöhen.

Bei diesen Übungen trainieren Sie Ihre Atemkontrolle. Sie werden besser atmen und Ihr Körper wird besser auf einen niedrigen Sauerstoff- und höheren Kohlendioxidspiegel reagieren.

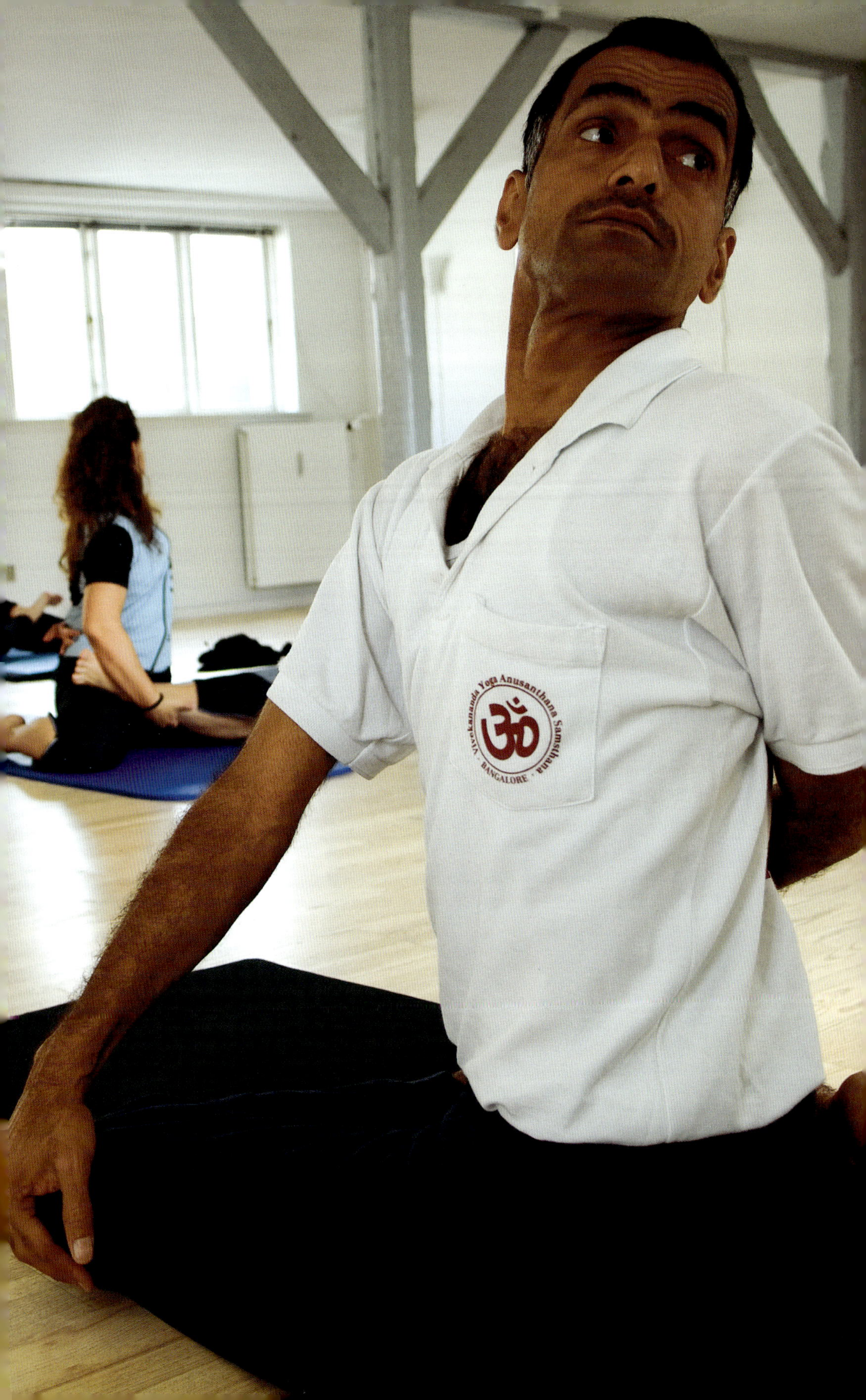
Vivekananda Yoga Anusanthana Samsthana
BANGALORE

# Therapeutische Atmung

# Werden Sie schneller gesund

## Ein langes und gesundes Leben

Unser Gesundheitszustand wird zu einem großen Teil von der Quantität und Qualität unsere Atmung bestimmt. Wir könnten viele Krankheiten vermeiden, wenn wir nur richtig atmen würden. Auf den ersten Blick mag es wie eine exzentrische Idee klingen, dass Krankheiten wie hoher Blutdruck, Lungenentzündung, Depression oder auch nur Kopfschmerzen mit unserem Atem zusammenhängen. Sie wissen aber schon, dass Ihre Atmung direkt mit Ihrem Kreislauf zusammenhängt. Mit anderen Worten: Es besteht ein direkter Zusammenhang zu Ihren Lungen, Ihrem Herz, Ihrem Blut, Ihren Lymphgefäßen, Ihrer Verdauung, Ihrer Hormonproduktion und Ihren Nerven zu Ihren Gedanken und Emotionen. So betrachtet leuchtet es ein, dass die beste Art gesund zu bleiben auf unsere Atmung zu achten ist und sie zu trainieren. Wenn Sie aber Ihre natürliche Atmung missbrauchen oder missachten kann es zu schwerwiegende Folgen kommen.

„Wer keine Zeit für seine Gesundheit hat, wird später viel Zeit für seine Krankheiten brauchen."

SEBASTIAN KNEIPP

Dieses Zitat wird untermauert von einer großangelegten medizinischen Studie, der Framingham-Herz-Studie (Framington Heart Study). Mit der Langzeitstudie begann im Jahre 1948 die systemische Untersuchung von 5.000 Erwachsenen aus der Stadt Framingham, Massachusetts, auf Ursachen und Risiken der koronaren Herzkrankheit (KHK). Die Studie ist heute in der dritten Generation bei den Enkelkindern der ursprünglichen Probanden.

Den Teilnehmern wurden unterschiedliche Faktoren zugeordnet, zum Beispiel Ernährung, Rauchen, Sport und Bewegung. Alle zwei Jahren werden sie gründlich untersucht (Blutdruck, Blutzucker, Cholesterin,

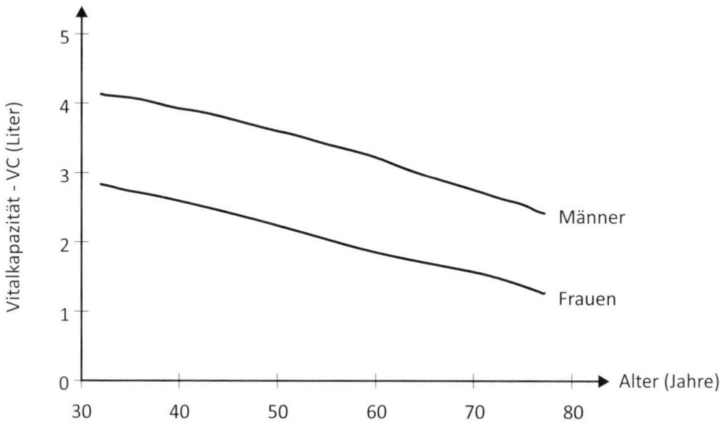


*Die Vitalkapazität der Lunge nimmt mit zunehmenden Alter ab.*

Puls, Lungenvolumen etc.) und ihr Gesundheitszustand ermittelt. Die ersten Ergebnisse wurden 20 Jahre nach Beginn der Studie veröffentlicht. Daraus ging hervor, dass (abgesehen vom Lebensalter) das Lungenvolumen bzw. die Vitalkapazität (VC) am meisten darüber aussagte, ob eine Person erkranken oder sogar sterben würde. Die Vitalkapazität nimmt mit zunehmendem Alter stetig ab und das Verhältnis zwischen VC und Sterberate hängt miteinander zusammen – je geringer die Vitalkapazität, desto kürzer die Lebenserwartung.

Doch über den Zusammenhang zwischen Krankheit und Atmung zu reden, ist wie das Henne-Ei-Problem zu untersuchen: Sind Sie krank geworden, weil Sie falsch atmen? Oder atmen Sie falsch, weil Sie krank sind? Die Antwort ist unwichtig. Wichtig ist nur, dass richtiges Atmen Ihren Körper und Ihr Immunsystem unterstützt und Sie vor einer Reihe von Krankheiten und unangenehmen Symptomen rettet.

Bei gesunden Menschen führen schwache oder kranke Muskeln oft zur Krankheit. Das gleiche Phänomen sehen wir bei Menschen, die zum Beispiel einen Arm gebrochen haben und wochenlang einen Gips tragen müssen. Die Armmuskeln werden kleiner und schwächer und die Armgelenke werden sehr steif. Mit Ihrem Oberkörper ist es ähnlich. Wenn Sie die Muskeln nicht aktivieren, wird Ihre Lungenkapazität sich signifikant verringern. Auch ein schwaches Nervensystem kann Ihre Atmung beeinträchtigen. Das ist besonders dann der Fall, wenn die zentrale Atemkontrolle im Gehirn durch jahrelangen Missbrauch falsch programmiert ist. Sowohl eine falsche Atemtechnik als auch eine reduzierte Lungenfunktion kann also zu einer schweren Krankheit führen und als Folge dessen können viele sekundäre Krankheiten entstehen.

## Die Wahrnehmung von Gesundheit

Große historische und kulturelle Unterschiede existieren zwischen der traditionellen Medizin und der modernen Schulmedizin. Trotz großer technologischer Entwicklung steckt die moderne schulmedizinische Behandlung oft in einer dualistischen Denkweise, in der eine Trennung zwischen Geist und Körper existiert. Diese Denkweise geht zurück auf große Philosophen wie Locke und Descartes oder Aristoteles und Platon. Doch in der zweiten Hälfte des neunzehnten Jahrhunderts haben sowohl Philosophen als auch Ärzte die Trennung von Körper und Geist infrage gestellt. Ein Beispiel ist der amerikanische Psychologe William James, dessen Theorie von der Fusion von Geist, Gehirn und Körper im Jahre 1890 veröffentlicht wurde.
Trotz solcher Gedanken bleibt die traditionelle westliche Schulmedizin reaktiv und nicht proaktiv. Mit anderen Worten: Es werden Krankheitssymptome und nicht Krankheitsursachen behandelt. Das bedeutet, dass Diagnosen oft als konkrete physische Phänomene angesehen und dementsprechend therapiert werden. In den asiatischen Ländern dagegen wird der Mensch in der Regel ganzheitlich betrachtet. Zum Beispiel in der indischen Wissenschaft des *Ayurveda.* Hier liegt ein Schwerpunkt auf dem Zusammenhang zwischen gesunder Ernährung und einem aktiven Lebenswandel. Das gleiche gilt für Yoga, wo der Fokus auf der Atmung liegt.

„Vorbeugung ist besser als Heilung."

Auch in der chinesischen Kultur werden Gesundheit und Krankheit ganzheitlich betrachtet, zum Beispiel in der Meditation und Akupunktur. Im alten China wurden Ärzte nicht nach der Anzahl der Patienten bezahlt, die sie behandelten, sondern nach denen die gesund blieben. Das wäre vielleicht ein interessanter Ansatz auch für unsere Gesellschaft.

Je mehr die moderne Schulwissenschaft über die Funktion von Körper und Geist herausfindet, desto mehr fasziniert mich das Wissen, das in den alten asiatischen Weisheiten versteckt liegt. Die Verbindung zwischen Körper, Geist, Seele und dem ganzen Universum ist beeindruckend. Meiner Meinung nach sollte jeder, ob Mediziner oder Laie, die alten indischen Schriften lesen.

Ich habe eine scharfe Linie gezogen zwischen der modernen Wissenschaft und den alten asiatischen Traditionen. Ich möchte allerdings betonen, dass ich unsere moderne westliche Schulmedizin nicht immer als mechanisch und einseitig betrachte. Genauso wenig erscheinen immer rosafarbene Lotusblüten vor meinen Augen, wenn ich an asiatische Traditionen denke. Am besten ist eine Symbiose beider Welten. Ich glaube, dass wir alle von dem Ergebnis einer solchen Verbindung profitieren würden.

Zum Glück gibt es in der westlichen Welt eine neue Offenheit gegenüber östlichen Kulturen und in den letzten Jahren wurde eine Reihe biologischer und medizinischer Studien durchgeführt, die die ganzheitliche asiatische Vorgehensweise bestätigt. Ein Bespiel ist die Akupunktur. Noch vor 20 Jahren wurde die Akupunktur von vielen westlichen Schulmedizinern als Hokuspokus angesehen. Heute wird die Technik zunehmend akzeptiert und von vielen Ärzten, Zahnärzten und Physiotherapeuten genutzt. Und wir werden zurzeit geradezu überflutet von Angeboten zur Achtsamkeit und anderen Entspannungs- und Meditationstechniken. Darüber können wir uns wirklich freuen. Auf der gleichen „Wellness-Welle“ kommen auch Yoga und Pilates zu uns. Allerdings sind die beiden bei uns noch etwas in den 1980er und 1990er Jahren stehengeblieben, wo der Schwerpunkt auf Fitness und Bodybuilding lag.

Trotz der vielen neuen Entwicklungen und den positiven Trends, fehlt immer noch der wichtige Fokus auf unsere Atmung, die Verbindung von Körper, Gehirn und Geist. Doch je mehr wir auf unsere Umwelt und auf den Atem der Natur achten, desto bewusster wird uns, wie wichtig richtiges Atmen ist. So werden alte Methoden wie *Tai-Chi* und *Qigong*, immer populärer. Wir müssen noch besser auf uns selber hören und wir müssen unsere Lungen mit vitalisierendem Sauerstoff und energiereichem Prana füllen. Je mehr Luft wir einatmen, desto mehr Energie und Leben gewinnen wir. Übrigens – die Begriffe *chi* und *qi* bedeuten das Gleiche wie Prana: Lebensenergie.

Durch gesunde und effektive Atmung bleiben wir gesund oder erholen uns schneller, wenn wir krank sind. Gute Atmung kostet nichts, und wir können sie überall ausüben. Atemtechniken werden im Kreißsaal angewandt, aber richtiges Atmen ist nicht nur wichtig, wenn ein Leben beginnt, sondern während des ganzen Lebens. Soviel ich weiß ist richtiges Atmen eine Randerscheinung in der modernen Medizin. Zum Beispiel wenden einzelne Therapeuten Atemtechniken bei Epilepsie an. Doch es gibt viel mehr Bereiche, die davon profitieren würden.

Wenn Ärzte, Pfleger, Physiotherapeuten und andere Mitarbeiter des Gesundheitswesens mehr über die vielen Vorteile von richtiger Atmung wüssten, würden sie spezielle Programme entwickeln, die genau auf die individuellen Bedürfnisse der Patienten abgestimmt wären. Dafür müssten natürlich Zeit und andere Ressourcen investiert werden, aber ich bin überzeugt, dass es sich langfristig auszahlen würde.

## Vorbeugung von Krankheit

An dieser Stelle möchte ich betonen, dass richtige Atmung kein Wundermittel ist, die auch schwere Krankheiten heilt. Aber ich glaube, dass Sie viele Symptome mit der richtigen Atmung lindern oder sogar verhindern können.

> „Durch die richtige Ausübung von Pranayama können alle Krankheiten ausgerottet werden.
> Durch falsche Ausübung können alle Krankheiten entstehen."
>
> HATHA YOGA PRADIPIKA

Viele Menschen wissen, dass eine schlechte Atemtechnik negative Konsequenzen hat. Aber nur wenige kennen die Vorteile einer guten Atemtechnik. Das ist schade, denn durch Atemübungen bleiben gesunde Menschen gesund und kranke Menschen genesen schneller. Wenn Sie krank und geschwächt sind, sind Sie in der Regel weniger aktiv oder sogar passiv. Viele schwer kranke Menschen sind bettlägerig und bewegen sich gar nicht, was zum weiteren körperlichen Abbau beiträgt.

Der menschliche Körper ist nicht dafür bestimmt, reglos zu sein. Schon nach wenigen Tagen Inaktivität zeigt er klare Zeichen des Verfalls. Das Herz und die Muskeln werden schwächer und sogar die Haut verschlechtert sich. Die Lunge verliert ihre Spannkraft und wird anfälliger für Flüssigkeitsretention (Ödeme) oder Krankheiten, die mit dem Abbau der Alveolen zusammenhängen, wie etwa der Raucherlunge oder der Lungenentzündung.

Der Atem ist ein ideales Werkzeug für geschwächte oder bettlägerige Patienten. Er bietet unzählige Möglichkeiten, dem Abbau des Körpers entgegenzuwirken. Und das tolle ist, dass wir dieses Werkzeug immer zur Hand haben. Jeder von uns kann mit einfachen Atemübungen Zirkel-, Flexibilitäts- und Cardio-Training machen. Damit meine ich, dass Sie mit Atemübungen die meisten Muskeln Ihres Oberkörpers aktivieren und dehnen. Das Gleiche gilt für das Zwerchfell, den zentralen Pumpmuskel für effiziente Atmung.

Wenn Sie Atemübungen machen, wird Ihre Lunge gestärkt, während Ihre Brust elastischer wird und somit werden Sie effektiver atmen. Das bedeutet, dass Sie effizienter atmen und die Mengen an Sauerstoff reduzieren, die für Ihre Atmung erforderlich ist. Der gesparte Sauerstoff kann an anderen Körperstellen genutzt werden, wo mehr Bedarf besteht, zum Beispiel um Entzündungen oder andere Krankheiten zu bekämpfen. Wenn Sie Atemübungen machen, trainieren Sie auch gleichzeitig Ihre Fitness, denn wenn Sie schneller atmen, wird auch Ihr Puls schneller. Der Blutfluss im Körper wird stärker und das wiederum stärkt Ihr Herz. Außerdem werden alle inneren Organe und die Verdauung angeregt, was gleichzeitig reinigt, ausgleicht und vitalisiert. Erreichen können Sie das alles, ohne sich auch nur einen Zentimeter zu bewegen.

Soviel ich weiß, wird in dänischen Krankenhäusern nur eine Atemübung praktiziert, und zwar der sogenannte PEEP-Flow (PEEP bedeutet Positiv-endexspiratorischer Druck). Diese Methode wird vor allem bei Patienten mit Lungenerkrankungen eingesetzt. Der Patient oder die Patientin bläst Luft durch ein kleines Rohr, wodurch der Luftwiderstand erhöht wird. Dies führt zu einem erhöhten inneren Lungendruck und so zu Sauerstoffspannungen. Zudem wird die Atmungsmuskulatur gestärkt. Im Grunde erweitern sich die kleinen luftgefüllten Alveolen und mehr Sauerstoff gelangt in den Blutstrom.

Die gleiche Wirkung kann mithilfe einer CPAP-Maske (CPAP steht für Continuous Positive Airway Pressure – kontinuierlicher positiver Druck auf die Luftwege) erzielt werden. Freitaucher benutzen die gleiche Technik wie PEEP und CPAP wenn sie einen Tauchgang vorbereiten. Die Technik wird als „Purge-Atmung“ bezeichnet und der Luftwiderstand wird mit der Zunge oder durch Schließen der Lippen aufgebaut. Alternativ halten sie beim Ausatmen einen Finger auf den Mund. Damit will ich nur zeigen, dass Atemübungen vereinfacht werden können, ohne dass die Wirkung beeinträchtigt wird. Sie brauchen keine Geräte und die Übungen sind einfach und praktisch, innerhalb und außerhalb eines Krankenhauses.

Es ist auch wichtig, das gesamte Nervensystem zu aktivieren. Dabei sind die unglaublichen und unmittelbaren Auswirkungen von Atemübungen auf die psychische Verfassung wohl der wichtigste Faktor. Darüber hinaus können Atemübungen eine sinnvolle Beschäftigung für bettlägerige Patienten darstellen. Sie können zu jeder Zeit gemacht werden und sie können die Monotonie des Lebens in einem Krankenhaus unterbrechen.

Aber warum und wie genau sind verschiedene Atemtechniken so hilfreich während einer Behandlung? Und wie genau reagiert der Körper sowohl physisch als auch mental auf die verschiedenen Übungen? Das schauen wir uns jetzt etwas genauer an.

## Benutzen Sie Ihre Nase!

Ich habe immer wieder betont, wie wichtig es ist, dass Sie durch die Nase atmen. Dies gilt für uns alle, überall und zu jeder Zeit. Es gibt zahlreiche Gründe dafür, aber hier folgt eine physiologische Erklärung, die sehr leicht zu begreifen ist: Vor einigen Jahren wurde in Schweden durch ein einfaches aber geniales Experiment festgestellt, dass Blut mit 10 bis 15 % mehr Sauerstoff angereichet wird, wenn durch die Nase anstatt durch den Mund geatmet wird. Der Grund ist die Freisetzung von Stickoxid (NO) aus den Nebenhöhlen, die durch kleine Öffnungen mit der Nasenhöhle verbunden sind.

Wenn Sie durch die Nase atmen, fließt Stickoxid mit der Atemluft in die Lunge. Dadurch werden die Blutgefäße in den Alveolen erweitert und größere Mengen Blut können durchfließen. Somit werden größere Mengen Sauerstoff aufgenommen. Bei dem Experiment haben einige Probanden durch den Mund geatmet und bekamen Stickoxid verabreicht. Der Effekt war der Gleiche, wie bei denen, die durch die Nase atmeten. Das Experiment zeigte, das eine signifikante Erhöhung des Sauerstoffs im Blut mit dem Gehalt an Stickoxid zusammenhängt.

Problematisch wurde es in diesem Experiment für Menschen, die durch ein Beatmungsgerät atmeten. Hier führte ein Schlauch direkt in die Luftröhre, sodass die Nase umgangen wurde. In der Studie wurde bei diesen Probanden mit einer einfachen Pumpe Luft aus einem Nasenloch angesaugte und mit der Luft des Beatmungsgerätes gemischt. Das Resultat war eine 10- bis 20-prozentige Erhöhung des Sauerstoffgehalts im Blut.

Die Studie hat also festgestellt, wie wichtig die Nasenatmung ist. Und wir haben ein weiteres schönes Beispiel einer einfachen und kostengünstigen Standardbehandlung, die leicht modifiziert und verbessert werden kann. Ebenso wird veranschaulicht, dass die Behandlung mit Luft oder reinem Sauerstoff nicht immer die beste Lösung ist. Nicht nur Patienten an Beatmungsgeräten können von der Erweiterung der Blutgefäße dank Stickoxid profitieren; die Behandlung ist auch geeignet für Menschen, die an schweren chronischen Krankheiten leiden wie Bluthochdruck (Hypertonie), Lungenkomplikationen, kardiovaskuläre Erkrankungen oder die bereits einen Schlaganfall erlitten haben.

Stickoxid ist auch einer der Wirkstoffe von Nitroglyzerin, das als Herzmittel verwendet wird, da es die Blutgefäße des Herzens entspannt und ausdehnt. Vielleicht haben Sie schon einen Herzpatienten beobachtet, der sich eine Nitroglyzerin-Pille unter die Zunge legte, weil er sich unwohl fühlte. Die Wirkstoffe treten schnell durch die Schleimhäute in den

Blutkreislauf. Ich habe keine Ahnung, wie lange es dieses Verfahren schon im Westen gibt, aber ich weiß, dass schon vor über 1.000 Jahren ein ähnliches Verfahren in der chinesischen Medizin beschrieben wurde. Das Rezept wurde in einer buddhistischen Höhle in Dunhuang entdeckt. In einer der Schriften heißt es: „Unter die Zunge gelegt, lässt es das Herz-Qi frei fließen. Zur Behandlung der Symptome – von dem Bösen geschlagen werden, akute Herzschmerzen oder Kälte in Händen und Füßen – die einen Patienten in einem Augenblick töten können (...) ist das ein sicheres Mittel." Die Schriften benutzen den Begriff Qi. Wie wir schon gesehen haben, ist der Begriff identisch mit dem indischen Konzept des Prana – Lebensenergie, die Kraft des Universums. Hier wird der Ausdruck in einem ganz bestimmten Kontext verwendet, und es macht Sinn, da Qi genau die Energie ist, die unheilbar kranke Patienten wieder Lebensenergie spendet. Dies ist ein perfektes Beispiel dafür, wie östliche und westliche Gedanken im Sinne von Yoga aufeinandertreffen – auch wenn es 1.000 Jahre brauchte, um die Brücke zu bauen.

Stickoxid hat noch mehr positive Eigenschaften. Dazu gehört eine starke antibakterielle Wirkung, denn es kann sowohl Bakterien als auch Viren töten. Studien haben gezeigt, dass Stickoxid sogar Bakterien wie *Salmonella* und *Shigella* beseitigen kann. Vernichtet werden auch andere Bakterien, die häufig auftreten bei Patienten mit Lungenkrankheiten, die durch Rauchen oder zystische Fibrose verursacht werden. Somit wird der Effekt nicht auf die Verbesserung der Sauerstoffversorgung von Blut beschränkt: Auch das Immunsystem wird geschont und gestärkt.

Darüber hinaus hat Stickoxid die erstaunliche Eigenschaft, ohne Beeinträchtigung der Gesamtenergieproduktion den Sauerstoffverbrauch der Zellen zu reduzieren. Diese ganz besondere Eigenschaft ist natürlich von Vorteil für uns alle, aber besonders für Menschen, die krank sind. Sie können dadurch die Sauerstoffverwertung in jeder erdenklichen Art und Weise optimieren, damit sie schneller gesund werden.

## Pranayama auf Rezept

Heutzutage ist es ganz normal, dass Ärzte Krankengymnastik verschreiben. Das ist im Prinzip eine großartige Idee. Aber der Gedanke, dass Bewegung immer gut sein muss, ist eine typische Vorstellung der modernen Schulmedizin. Denn es stimmt nicht immer. Wenn die Übungen nicht geeignet sind, oder wenn die verordnete Menge falsch ist, kann Bewegung mehr Schaden als Nutzen. Der Körper könnte überfordert werden oder die Übungen werden nur noch zu einer lästigen Pflicht, die jeden Tag erfüllt werden muss.

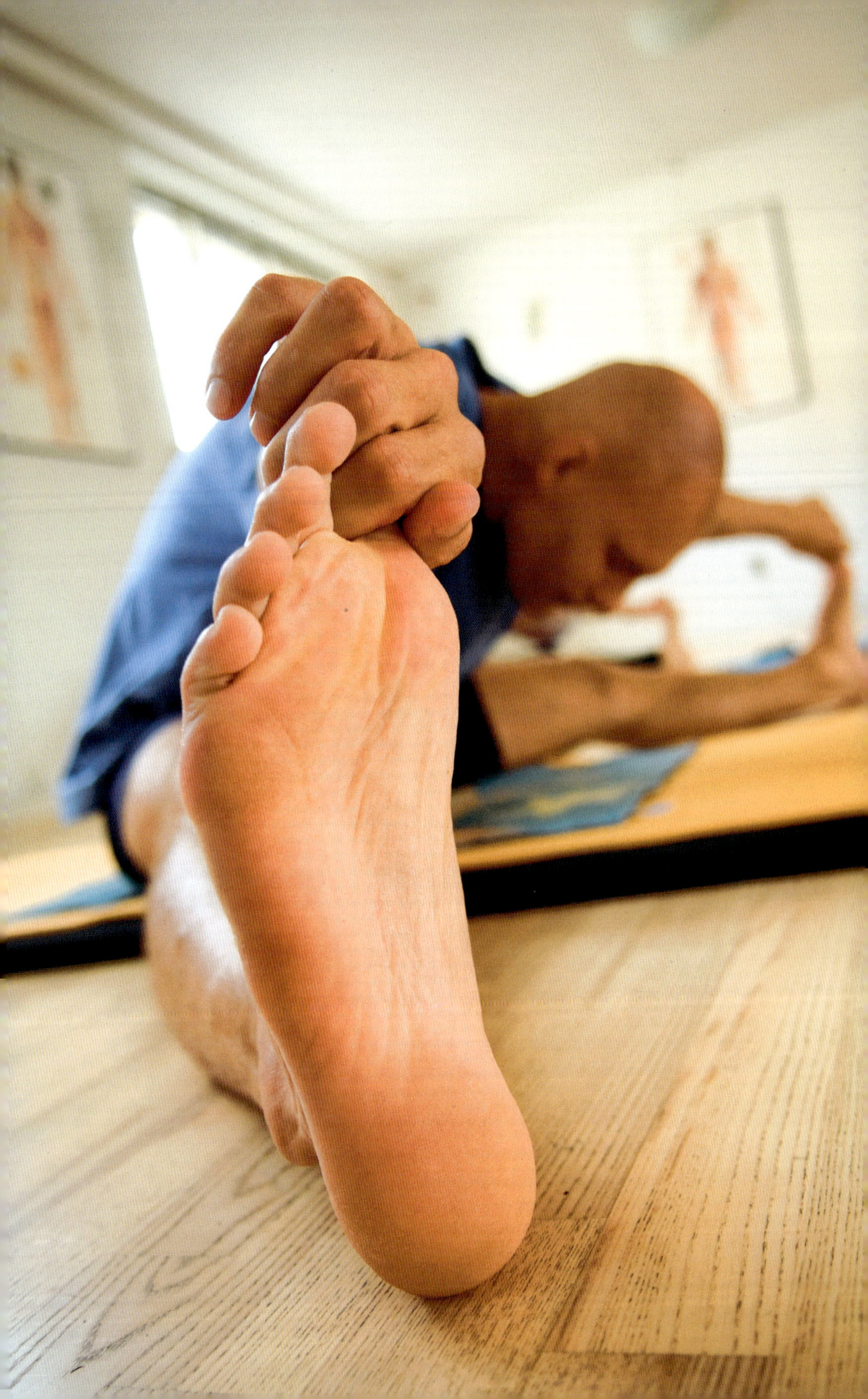

Bewegung ist auch nicht immer das richtige Rezept, um abzunehmen. Viele Menschen behaupten, sie seien dick, weil sie genetisch vorbelastet sind. Aber die Gründe für Übergewicht und Fettsucht sind eher in persönlichen Problemen, sozialer Herkunft oder schlechten Gewohnheiten zu suchen. Meines Erachtens wäre es eine sehr gute Idee, diese Tatsachen nüchtern zu betrachten. Selbstverständlich kann Bewegung ein hervorragendes und motivierendes Werkzeug sein, um abzunehmen. Ich glaube allerdings, dass es besser ist, Gewicht zu verlieren, um sich mehr zu bewegen als sich zu bewegen, um abzunehmen. Hierfür ist eine neue Einstellung zum Leben gefragt und darum geht es bei einer gesunden und ehrlichen Ernährungsweise.

Der Fokus in diesem Buch liegt auf kontrollierter und bewusster Atmung und das ist genau das, was im Herzen der verschiedenen Techniken innerhalb der Disziplin des Pranayama liegt. In Grunde kommt es darauf an, Ihre Atmung zu regulieren und damit auch die Energie des Lebendes, das Prana, zu regulieren. Manche Pranayama-Übungen aktivieren das unruhige Nervensystem und sind nützlich gegen Stress und Erschöpfung. Andere Übungen stimulieren die stresserzeugenden Teile des Nervensystems und beleben Ihren Stoffwechsel.

Wenn es Ihnen gelingt, die Übungen richtig miteinander zu kombinieren, werden Sie die zwei entgegengesetzten Teile des autonomen Nervensystems harmonisieren und dadurch Körper und Geist in Balance bringen. Pranayama beeinflusst nicht nur das autonome Nervensystem, sondern auch den Teil des Nervensystems, den wir bewusst steuern können. Das wurde festgestellt bei Versuchen, bei denen es um die Kraftaufwendung beim Händeschütteln ging. Dieser Aspekt macht Pranayama zu einem natürlichen Werkzeug zur Stärkung der Nerv-Muskel-Kopplung. Somit ist es bestens geeignet für Rehabilitationsprogramme, wie in einer Fallstudie, die am Ende dieses Kapitels beschrieben wird, bewiesen wurde. Leider ist die Anwendung von Pranayama-Techniken nicht weitverbreitet und sie werden bei der normalen Behandlung von Patienten nicht berücksichtigt. Ich hoffe, dass sich das in Zukunft ändern wird und dass Pranayama-Übungen in Zukunft von Ärzten verschrieben werden.

Schauen wir uns jetzt die physiologischen Mechanismen an, die in den letzten Jahren von der modernen Schulmedizin identifiziert wurden als Teil der positiven und starken Wirkung Pranayama auf unseren Organismus.

Der primäre Mechanismus von Pranayama ist die Aktivierung der Lunge und damit der gesamten Atemwege. Dadurch werden Blut- und

Lymphkreislauf aktiviert. Wir nehmen an, dass ein tiefer, langsamer und kontrollierter Pranayama-Atemzug den Körper durch Rezeptoren im Lungengewebe aktiviert, wenn die Lungenwand über die normale Atemkapazität hinaus gedehnt wird. Außerdem sind sowohl Rezeptoren in den Muskeln des Bauches und des Zwerchfells sowie die glatten Muskeln in den Lungen aktiv und passiv an unserem Atemrhythmus beteiligt. Auch das Bindegewebe, das unsere Lunge umgibt, wird beeinflusst. Die Gesamtwirkung ist eine Verschiebung des autonomen Nervensystems, sodass der beruhigende parasympathische Teil die Kontrolle übernimmt. Das Ergebnis ist eine Verlangsamung des Pulses sowie eine Senkung des Blutdrucks und des Sauerstoffverbrauchs. Sie kennen sicherlich die beruhigende und entspannende Wirkung eines langen und tiefen Seufzers, nachdem Ihre Lunge und Ihr Zwerchfell gestreckt waren.

Eine weitere positive Wirkung eines langsamen und tiefen Atemzugs ist, dass verschiedene Rezeptoren in Ihrem Körper empfindlicher werden. Diese Rezeptoren werden in der Regel mit zunehmendem Alter, durch Herzerkrankungen oder Bluthochdruck schwächer. Auch die Hormonproduktion des Körpers, des Nervensystems und der Immunabwehr werden positiv beeinflusst. Eine weitere wichtige und gut dokumentierte Wirkung von Pranayama ist eine Verschiebung der Gehirnschwingungen, was ein höheres Maß an Entspannung und Wohlbefinden erzeugt.

Doch die größte Kraft des Pranayama liegt in der regulierenden Wirkung der Verbindung von Lunge, Herz und Hirn. Diese Komponenten werden nicht nur ausgeglichen, sondern auch synchronisiert. Pranayama ist eine sehr komplexe Disziplin, da es den Körper durch das gesamte Nervensystem beeinflusst. Genau diese Allmacht macht es zu einem idealen therapeutischen Werkzeug, das auf die verschiedensten Krankheiten und Patientenanforderungen angepasst werden kann.

Pranayama erweist sich als besonders wirksam in Fällen von Krankheiten, die mit psychischen Störungen in Verbindung stehen. Atemübungen haben erwiesenermaßen sowohl bei Kindern als auch bei Erwachsenen mit geistiger Behinderung zu einer Verbesserung in den Bereichen Intelligenz, Lernfähigkeit, Sozialverhalten und des allgemeinen psychologischen Profils geführt. Atemübungen wurden auch erfolgreich eingesetzt bei Personen mit Konzentrationsschwäche. Die betroffenen Personen wurden nach den Übungen aufnahmefähiger und ruhiger und zeigten mehr Stresstoleranz. Es ist daher naheliegen, Pranayama bei der Behandlung von Aufmerksamkeitsdefizit-/Hyperaktivitätsstörung (ADHS) einzusetzen.

Fast 5 % der Erwachsenen in den USA zeigen ADHS-Symptome. Oft wissen sie nichts von ihrem Zustand. Besonders wirksam bei ADHS sind Pranayama-Übungen mit langem Luftanhalten und einer langen Ausatmungsphase in Kombination mit verschiedenen Konzentrationsübungen und Formen der Meditation. Bei den Übungen wird der Vagusnerv kraftvoll aktiviert, was zu geistiger und körperlicher Ruhe führt. Dadurch können Pranayama-Übungen erfolgreich bei Patienten, die unter Depression oder posttraumatischem Stress leiden eingesetzt werden. Neue Forschungen deuten auf eine enge Verbindung zwischen Stress und Depression hin. Es überrascht nicht, dass unsere Stimmung besser wird, wenn der beruhigende Teil unseres Nervensystems aktiviert wird. Einige auf Epilepsie spezialisierte Krankenhäuser in Dänemark setzen Atemübung prophylaktisch ein. Dieser positive Trend wird hoffentlich bald auch in anderen Bereichen des Gesundheitssystems eingesetzt.

Wie bereits beschrieben, ist einer der wichtigsten Vorteile von Pranayama der direkte Einfluss auf den Vagusnerv. Diese vagale Aktivierung des beruhigenden Teils des Nervensystems wird seit mehreren Tausend Jahren im Yoga verwendet. Erst seit zehn Jahren beschäftigt sich die moderne Schulmedizin damit. Doch besser spät als nie. Lassen Sie uns einen genaueren Blick darauf werfen, wie der Vagusnerv therapeutisch eingesetzt werden kann.

## Die Bedeutung des Vagusnervs

Seit fast einem Jahrhundert wissen Neurologen, dass einige Krampfanfälle und Herzerkrankungen gestoppt werden können, wenn Druck auf die Arteria carotis ausgeübt wird. Der Druck aktiviert den Vagusnerv, der seinen Ursprung im Hirnstamm hat, dort wo unser Atem- und Herzrhythmus geregelt werden. Nervenäste reichen in den Hals, die Lunge, das Herz und in viele andere innere Organe des Körpers. Jüngste Studien an Tieren haben gezeigt, dass epileptische Anfälle reduziert werden können, wenn der Vagusnerv elektrisch stimuliert wird – seit 1997 wird Vagusnervstimulation (VNS) an Menschen eingesetzt.

Das Verfahren ist relativ einfach: Ein kleines Gerät wird in die Brust implantiert. Ein Draht erstreckt sich von dem Gerät in den Hals, wo er direkten Kontakt zum Vagusnerv hat. Ungefähr alle fünf Minuten schickt das Gerät Niederspannungsstrom an den Vagusnerv. Die Nachricht wird an den Bereich im Gehirn gesendet, der zuständig für Atemrhythmus, Schlafstörungen, Stimmung und Krampfanfälle ist. Patienten können sogar das Gerät aktivieren, wenn sie den Beginn eines epileptischen Anfalls spüren.

Auch die Essstörung Bulimie (übermäßiges Essen, gefolgt von Erbrechen) kann durch Stimulierung des Vagusnervs erfolgreich behandelt werden, was eine gute Alternative zur traditionellen medizinischen Behandlung darstellt. Zusätzlich scheint vagale Stimulation eine positive Wirkung bei Schwangeren zu haben, die während der Schwangerschaft an Übelkeit leiden. So können Medikamente vermieden werden, die dem ungeborenen Kind schaden könnten. Das VNS-Implantat ist ein kleiner Metallstab, der in den Hals in der Nähe des Vagusnervs implantiert wird. Der Stab kann von außen gesteuert werden, und arbeitet nach dem gleichen Prinzip wie bei Epilepsie.

Den Vagusnerv mit Strom zu stimulieren ist auf jeden Fall sanfter, als Medikamente zu verabreichen. Doch ist eine natürliche Stimulierung des Vagusnervs noch besser. Die nützlichsten, sichersten und leicht zugänglichsten Methoden sind die tausendjährigen Atemübungen.

Bei längeren Tauchgängen erleben Apnoetaucher manchmal eine „Samba", einen Zustand, der an einen epileptischen Anfall erinnert. Eine Samba kann auftreten, wenn Sie einen niedrigen Sauerstoffgehalt im Körper haben. Durch spezielle Atemtechniken in Verbindung mit der Aufnahme von verschiedenen speziellen Elementen, die das Nervensystem beeinflussen, können solche Vorfälle verhindert oder gemildert werden, selbst wenn das Sauerstoffniveau niedrig ist. Es könnte sich lohnen, dieses Phänomen näher zu betrachten.

## Vibrationstherapie für Körper und Seele

Man kann sich denken, dass alle Stimuli die durch den Vagusnerv und die inneren Organe aufgenommen werden als Folge von Vibrationen auftreten. Denn alles vibriert. Sogar dieses scheinbar feste Buch, das Sie in Ihren Händen halten, ist Teil einer großen „atomaren Tanz-Party". In diesem Sinne wird „heilende"t Musik bereits in vielen Krankenhäusern eingesetzt. Diese Art der Therapie zielt auf eine direkte Senkung der Herzfrequenz und die Schaffung von beruhigenden Wellen im Gehirn ab.

Klänge sind magisch, denn sie bestehen aus Wellen, die mehr oder weniger aufeinander abgestimmt werden können. Wenn Töne gleichmäßig oszillieren, erzeugen sie Schwingungen und dadurch wird eine Resonanz in verschiedenen Körperteilen erzeugt. Ein Klang besteht aus Wellen von Energie und diese Energie funktioniert wie eine anregende und vitalisierende Mikromassage Ihrer Zellen. Ihre Körperzellen arbeiten am effektivsten wenn sie alle miteinander in ihrer optimalen Frequenz vibrieren. Beim Yoga ist das Ziel, Ihr Bewusstsein so weit zu erweitern, dass es schmilzt und zum Teil des Universums wird – ein Zustand, der Samadhi oder Nirvana genannt wird. Dieser Zustand wird genau dann erreicht, wenn die Schwingungen und Energien Ihrer Zellen den gleichen Rhythmus haben wie der Rhythmus der Natur, die von Prana gesteuert wird – der universellen Lebensenergie.

Es gibt immer mehr wissenschaftliche Untersuchungen über die vielen komplexen Mechanismen der Musik und die positiven Auswirkungen, die verschiedene Töne auf unser Gehirn und damit auf unseren Geisteszustand haben. Das ist ein positives Zeichen von Offenheit und Erneuerung. Aber es gibt eine einfache Methode, die mühelos und ohne Risiko praktiziert werden kann: Wir können ganz einfach die Schallwellen nutzen, die durch unsere eigenen Stimmbänder erzeugt werden. Sie können verschiedene Töne nutzen, je nachdem, was Sie bewirken wollen. Schließen Sie die Augen für einen Moment und sagen Sie das heilige Mantra OM (oder Aum) dreimal laut und deutlich – und halten Sie den Ton so lange wie möglich. Om, das wie „AAUUMMMMM“ ausgesprochen wird, schafft belebende Schwingungen im ganzen Körper, vor allem in Lunge, Herz, Hals, Kiefer, Zunge und Gehirn. Sie können auch ein langes und weiches Amen erzeugen. Damit erzeugen Sie ähnliche Schwingungen, die eine sofortige beruhigende Wirkung haben.

Im Yoga wird große Bedeutung auf die Fähigkeit gelegt, den beruhigenden Teil des Nervensystems durch Töne zu stimulieren. Das ist ein effektiver Weg, eine Verbindung zwischen Körper, Geist, Emotionen, Intellekt und den Energiefluss von Prana zu schaffen. Jede Zelle unseres Körpers wird gleichzeitig vitalisiert, verwandelt und geheilt.

Andere wohltuende Klänge sind saubere „A“- oder „O“-Klänge. Sie lassen Brust, Brustbein und Hals vibrieren. Brustbein-Vibrationen stimulieren das Immunsystem. Sie stoßen den Thymus (eine kleine Drüse in der Brust, die die Hauptabwehrzellen des Körpers, die T-Lymphozyten, steuern) an. Der Thymus wird mit zunehmendem Alter immer kleiner bis er fast verschwindet. Einige Forscher glauben sogar, dass der Rückgang der T-Lymphozyten-Produktion eng mit verschiedenen Infektionen und Krebserkrankungen bei älteren Menschen verbunden ist. Wenn das stimmt, ware es gut, wenn Sie Ihren Thymus in irgendeiner Weise stimulieren. Das kann zum Beispiel durch ein Gebet oder ein Lied sein. Ältere sowie kranke Menschen können nach einer Behandlung von einem starken Immunsystem profitieren.

Durch Schwingungen in der Kehle wird eine weitere wichtige Drüse, die Schilddrüse, stimuliert. Diese Drüse produziert Hormone, die den

Stoffwechsel regulieren und damit Einfluss auf unseren Energieverbrauch und unser Körpergewicht haben. Darüber hinaus hilft sie, das Herz zu stärken. Abgesehen von der Tatsache, dass Sie diese Drüse zu einem gewissen Grad durch Schwingungen anregen können, kann eine Kombination von Klängen und der Schulter-Position des Yoga eine zusätzliche Stimulation erzeugen. Das ist zurückzuführen sowohl auf einen erhöhten Blutfluss im Hals und Kopf als auch darauf, dass die natürliche Halssperre, die diese Haltung erzeugt, den Druck in der Schilddrüse erhöht und sie damit sanft massiert.

Ein weiteres Resultat von Schwingungen in der Kehle und der daraus resultierenden Stimulation des Vagusnervs ist die sofortige Senkung des Blutdrucks und des Pulses. Menschen mit Herzerkrankungen oder die einen Herzinfarkt schon erlitten haben, können Atemübungen mit Klangerzeugung als einfaches, präventives und therapeutisches Verfahren kombinieren.

Ich sprach mit italienischen Ärzten über die Initiierung eines neuen Projekts, bei dem Atemübungen bei der Behandlung von Schlaganfällen mit in die Therapie aufgenommen werden. Kardiologe Alessandro Pingitore vom National Research Council (CNR) in Pisa hatte bereits eine Methode entwickelt, die er in Dänemark und Italien gerne testen wollte. Wir sprachen über eine Anzahl von möglichen Lösungen für eine bessere, sicherere und preisgünstigere Behandlung dieser Herzpatienten. Außerdem schickte er mir eine interessante Notiz, in der er über die Behandlung von Herzkrankheiten nachdachte. Ich hoffe sehr, dass die pulsierenden Herzen unseres Planeten eine bessere Zukunft haben als in den aktuellen Prognosen. Derzeit sind Herz- und Kreislauf-Erkrankungen die Haupttodesursachen weltweit.

> „Bei Herz-Kreislauf-Erkrankungen richtet sich die Therapie in erster Linie an das Herz. In Fällen von akutem Myokardinfarkt werden die großen Blutgefäße geöffnet und eine Operation durchgeführt, wenn die Herzklappen nicht richtig funktionieren.
> Aber wir müssen uns bewusst werden, dass das Herz Teil des komplexen und hoch organisierten Systems ist, das den menschlichen Organismus ausmacht. Somit wird bei einer Fehlfunktion im Herzen das gesamte System beeinträchtigt. Den Beweis sehen wir darin, dass Menschen, die einen Herzinfarkt hatten, oft an Depression leiden und Menschen mit Depression neigen dazu, einen Herzinfarkt zu bekommen.
> Daher wäre bei Herzpatienten ein ganzheitlicher Ansatz kombiniert mit einer konventionellen Behandlung von Vorteil. Entspannungs- und Atemübungen sind die offensichtliche Wahl, denn sie beeinflus-

sen den gesamten menschlichen Organismus durch das zentrale Nervensystem, das Hormonsystem und das Immunsystem.
In dieser Hinsicht ist die Erfahrung von Athleten wie Stig Åvall Severinsen wertvoll, da sie Entspannungs- und Atemübungen verwenden, um sich selbst besser zu verstehen. Mit anderen Worten, sie lernen ihr eigenes Bewusstsein und Ihre Grenzen besser kennen, was die extreme sportliche Leistung verbessert. Wenn wir eine Krankheit als eine extreme Erfahrung betrachten – oder noch treffender sogar als eine Erfahrung, die über das normale Leben hinausgeht – werden wir auch besser verstehen, welche möglichen Vorteile in Entspannung- und Atemübungen, die mit einem ganzheitlichen Ansatz ausgeführt werden, liegen und wie sie die modernen schulmedizinischen Behandlungen ergänzen können."

Alessandro Pingitore
Institut der Klinischen Physiologie, Pisa

Ein weiterer Grund, warum Sie Ihrer Atmung mit Ihrer Stimme verbinden sollten ist der, dass die Atemfrequenz dann gesenkt und Ihr natürlicher Atem länger wird. Das Gleiche passiert, wenn Sie summen oder singen. Und wie Sie wissen, verursacht beides ein Gefühl von Glück.

## Asthma *kann* durch Training geheilt werden

Viele Menschen müssen ein Leben lang mit Asthma leben. Doch wie leben Sie ein Leben lang damit, ohne dass es Ihr ganzes Leben bestimmt?

Es gibt schon ein echtes Arsenal von hormonhaltigen Inhalatorien und Pillen, um einen Asthmaanfall zu lindern. Leider können diese Medikamente Asthma aber nicht heilen. Obwohl sie die Symptome gut lindern, können sie negative Nebenwirkungen haben. Dann müssen Sie noch mehr Medikamente gegen die Nebenwirkungen nehmen.

Bei einem Abendessen anlässlich einer Forschungskonferenz in Pisa im Frühjahr 2008 saß ich neben einer Ärztin, die Patienten mit Asthma behandelte. Sie erklärte, dass die Asthma-Patienten eine Vielzahl von Hormonprodukten nach ihren individuellen Bedürfnissen einnehmen würden. Meine Frage, ob sie an ihrer Klinik Atemtechniken wie Pranayama oder Buteiko anwendete, verneinte sie. Sie räumte ein, dass sie noch nie davon gehört hatte, dass Atemübungen eine positive Wirkung auf Asthma haben könnten.

Ehrlich gesagt, war ich etwas überrascht. Ich kannte mehrere Beispiele von Freitauchern in meinem Club in Aarhus, die die Einnahme von

Medikamente deutlich verringert hatten. Dies war vor allem darauf zurückzuführen, dass Freitaucher ständig neue Atemtechniken trainieren – langsame, kontrollierte Atmung und Luftanhalten. Außerdem wusste ich von vielen anderen Fällen, bei denen Menschen in der Lage waren, alle ihre Medikamente im Schrank zu lassen. Darunter ist Peter Wurschy, ein niederländischer Freitaucher und Meister im Streckentauchen, der jahrelang an schwerem chronischen Asthma litt, aber heute völlig frei von Symptomen ist.

„Es fing bei mir nach einer längeren Infektion an, die ich mir wahrscheinlich bei einer Reise durch Indien zuzog. Am Anfang war es nicht so schlimm. Aber nach einigen Monaten hatte ich schwere Atemprobleme immer dann, wenn ich laufen ging oder wenn die Umgebung kalt oder staubig war.
Ich ging zum Arzt. Nachdem er meine Lunge geröntgt und einen Lungenfunktionstest gemacht hatte, erhielt ich mein erstes Medikament, das Inhalat Salbutamol. Am Anfang habe ich es nur einmal am Tag benutzt aber nach einer Weile musste ich es manchmal täglich drei bis fünf Mal verwenden. Ich ging wieder zum Arzt. Diesmal hat er ein neues Medikament (Salmeterol) verschrieben, auch zum Inhalieren. Ich habe es zweimal täglich genommen und zusätzlich Salbutamol bei Bedarf.
Ich war damals Gerätetaucher. Nach einer erneuten Lungenuntersuchung wurde mir das Tauchen von einem Arzt verboten. Asthma und Gerätetauchen war ein „No-Go".
Also suchte ich eine neue Sportart und fing mit dem Apnoetauchen an. Ich trainierte meine Lungen mit Yoga-Atemzügen und Pranayama. Nach sechs Monaten konnte ich das Salbumatol absetzen, aber ich musste die anderen Medikamente immer noch nehmen. Allerdings brauchte ich immer weniger davon, in der Regel nur morgens.
Ich setzte meine jährlichen Arztbesuche fort und nach einer langen Untersuchung sagte der Arzt, dass meine Lungen immer stärker und weniger Schleim produzierten würden. Ich fragte, ob ich wieder mit dem Gerätetauchen beginnen konnte, aber die Antwort war nein.
In dem darauffolgenden Jahr waren meine Testergebnisse sogar noch besser. Endlich erhielte ich die Erlaubnis vom Arzt, wieder zu tauchen. Allerdings sollte ich das Salbutamol inhalieren, bevor ich ins Wasser sprang.
Nach dem dritten Jahr hatte ich keine Symptome mehr. Mein Arzt bat mich, den Lungenfunktionstest dreimal durchzuführen. Danach konnte er sehen, dass meine Lunge wieder normal war. Er schickte mich ins Krankenhaus, wo ein weiterer Test durchgeführt wurde, da er nicht

glauben konnte, dass eine solche Änderung möglich war. Ich habe insbesondere trainiert, die Luft anzuhalten und lange Tauchgänge durchgeführt."

Peter Wurschy (38)
Lehrer am Apnea Academy, Amsterdam

Die vielen auf Hormone basierende Produkte haben natürlich ihre Berechtigung. Es besteht kein Zweifel daran, dass sie Millionen von Menschen helfen, im Alltag besser klarzukommen. Aber es ist schade, dass so wenig Wert auf natürliche Heilmittel gelegt wird.

Eine Reihe von wissenschaftlichen Studien belegen, dass Yoga und insbesondere Pranayama eine positive Wirkung auf Asthma-Patienten haben. Auch Übungen in ihrer einfachen Form, zum Beispiel mit einem Verhältnis von 1:2 (die Ausatmungsphase ist zweimal so lang wie die Einatmungsphase), können eine positive Wirkung haben. In einigen Studien konnten Fortschritte innerhalb einer Woche beobachtet werden. Allerdings ist ein Behandlungsprogramm für Asthma oft langfristig und der Erfolg hängt davon ab, ob die Patienten mit den Übungen im Alltag weitermachen. In den besten Fällen verschwinden die Asthma-Symptome völlig und in vielen Fällen können die Medikamente reduziert werden, während sich die Fitness-Bewertung und die Lungenleistung erhöht.

## Optimierung der Atmung

Als Kind hatte ich eine Art Asthma, die wahrscheinlich von meinem geliebten Meerschweinchen ausgelöst wurde. Zum Glück hielte der Zustand nicht an. Nur manchmal habe ich Atemschwierigkeiten, besonders, wenn ich hart trainiere, in gechlortem Wasser schwimme oder im Winter laufe.

Einmal hatte ich einen Asthmaanfall als mein kleiner Bruder mich mitnahm auf eine Mountainbike-Tour im Wald und mich überredete, einen steilen Hügel hinaufzufahren. Das Wetter war kalt, ich gab mich voll der Herausforderung hin und als ich oben ankam, fing ich an zu keuchen. Ganz spontan nahm ich einige tiefe „Hook"-Atemzüge, die sofort eine beruhigende Wirkung hatten. „Hook Breathing" bedeutet ganz einfach die Lungen vollständig zu füllen und die Luft anzuhalten. Das machen Sie, indem Sie die Luft im Hals abschneiden während Sie gleichzeitig mithilfe Ihrer Zwerchfell- und Bauchmuskulatur die Luft nach oben drücken. Dadurch erhöht sich der Luftdruck in Ihren Lungen und erweitert die

Atemwege – Bronchien, Bronchiolen und die kleinen Alveolen. Versuchen Sie es, falls Sie einen ähnlichen Asthmaanfall erleben.

Ich behaupte gar nicht, Asthmaexperte zu sein; ich möchte lediglich zeigen, warum Atemübungen so viel Sinn machen. Insbesondere langsames Ausatmen und einfache Pausen mit angehaltener Luft können Asthmasymptome lindern und manchmal können sie die Krankheit sogar heilen. Wenn Sie langsam und kontrolliert atmen, können Sie die Konzentration von Kohlendioxid in der Lunge sowie in den Blutgefäßen erhöhen. Da Kohlendioxid Blutgefäße in den Lungen und dem Rest des Körpers ausdehnt, hat es eine positive Wirkung. Es scheint auch sehr wahrscheinlich, dass Kohlendioxid helfen kann, die Steuerzentrale des Atemrhythmus im Hirnstamm neu zu kalibrieren. Mit anderen Worten: Es kann eine gesunde und natürliche Atemfrequenz und Atemtiefe wiederherstellen.

Das Gasmolekül Stickoxid (NO) das (wie wir wissen) durch Nasenatmung aktiviert wird, trägt ebenfalls zur Entspannung und Erweiterung der Blutgefäße bei, genau wie Kohlendioxid. Dazu kommt eine antibakterielle Funktion, die bei einer gereizten Lunge zu Linderung führen kann. Sie können die Konzentration von NO erhöhen und damit Ihre Blutgefäße erweitern, wenn Sie während der Nasenatmung Brummgeräusche machen. Diese Art der Nasenatmung ist besonders vorteilhaft, denn das Brummgeräusch kann die Konzentration von Stickoxid in der Nasenhöhle bis zum 15-Fachen erhöhen, denn die Luft in der Nase mischt sich eher mit stickoxidreicher Luft aus den Nebenhöhlen.

Darüber hinaus ist das einfache *Valsalva-Manöver* zum Druckausgleich hilfreich, weil es Luft in alle Vertiefungen des Schädels drückt – und davon haben wir um Nase und Stirn eine ganze Menge. Wenn Sie je mit einer verstopften Nase unter Wasser geschwommen oder wenn Sie stark erkältet sind, kann es sein, dass Sie starke Schmerzen in den Nebenhöhlen haben. Da hilft das Valsalva-Manöver. Es ist einfach und jeder kann es sofort durchführen, weil es keine Vorkenntnisse erfordert. Schließen Sie den Mund, halten Sie Ihre Nase zu und benutzen Sie das Zwerchfell und die Bauchmuskulatur, um Luft in Ihren Kopf zu drücken. Dabei hören Sie eventuell wie Luft durch die eustachischen Röhren zum Trommelfell rauscht (psssttt).

Diese Technik wird häufig beim Tauchen, Fliegen oder wenn man in die Berge fährt genutzt. Wenn Sie nach dem Valsava-Manöver die Luft aus Ihren Lungen 20 bis 30 Sekunden lang in Ihrem Kopf behalten, wird eine bedeutende Menge Stickoxid der Luft hinzugefügt, die Sie anschließend in die Lunge einziehen können.

Eine andere hilfreiche Methode bei Asthma ist die Wechselatmung durch die Nase. Hierbei wird abwechselnd durch die Nasenlöcher ein- und ausgeatmet. Dadurch wird die ganze Nase gereinigt und die NO-Aufnahme begünstigt. Um eine noch bessere Wirkung zu erzielen, machen Sie die Pause zwischen Ein- und Atmung länger als gewöhnlich, oder schließen Sie sogar beide Nasenlöcher mit den Fingern gleichzeitig. Dadurch können Sie die Konzentration sowohl von Kohlendioxid als auch von Stickoxid erhöhen.

## Sauerstoffbehandlung

Es steht außer Zweifel, dass Sauerstoff für jede einzelne Körperzelle lebenswichtig ist. Es ist eine wohlbekannte Tatsache in der Sportwelt, dass der Körper leistungsfähiger ist, wenn im Blut mehr Sauerstoff ist. Wie schaffen Sie es also, den natürlichen Sauerstoffgehalt im Körper dauerhaft zu erhöhen? Es gibt Grund zur Annahme, dass das durch eine Behandlung mit Sauerstoff unter Druck erreicht werden kann.

Im Jahre 1999 führte der belgische Neurophysiologe Constantino Balestra eine Studie mit einer Gruppe von italienischen Apnoetauchern durch. Nach fünf Trainingstagen mit drei Tauchgängen in einer Tiefe von 40 Metern wurde das Hämoglobin in den roten Blutzellen gemessen. Die Ergebnisse zeigten einen 14-prozentigen Anstieg des Sauerstoffbindungsmoleküls. In dieser Wassertiefe ist der Druck fünfmal höher als an der Oberfläche, und die Sauerstoffspannung in den Lungen der Freitaucher hat sich verfünffacht. Da die atmosphärische Luft in der Lunge der Freitaucher 20 % Sauerstoff enthält, müsste eine Person an Land 100 % reinen Sauerstoff atmen, um den gleichen Körperzustand zu erreichen.

Die erhöhten Blutwerte, die Doktor Balestra beobachteten, führten ihn dazu zu untersuchen, ob eine engere Korrelation zwischen Sauerstoffspannung und der erhöhten Produktion von roten Blutkörperchen existierte. Ein offensichtlicher „Kandidat" um die Erhöhung zu erklären, war das natürliche Hormon EPO, das in unseren Körpern vorhanden ist und das die Bildung neuer Blutkörperchen stimuliert.

Doktor Balestra ließ 16 gesunde Probanden über einen Zeitraum von zwei Stunden unter normalen Druckbedingungen 100-prozentigen Sauerstoff atmen. Zu seiner großen Überraschung konnte er nach 36 Stunden eine 60-prozentige Erhöhung der EPO-Konzentration im Blut messen. Die Untersuchung deutete also darauf hin, dass das Einatmen von reinem Sauerstoff unter normalen Druckbedingungen die Produktion von EPO stimuliert.

Eine weitere Methode, die mehr an Bedeutung gewinnt, ist die Behandlung von Patienten mit Sauerstoff unter einem höheren Druck als Atmosphärendruck (hyperbare Sauerstofftherapie). In der Druckkammer an der Universitätsklinik in Kopenhagen wird die Drucktherapie für die Behandlung von Wunden und für verschiedene Formen von Entzündungen eingesetzt.

ॐ

In diesem Zusammenhang traf ich einen kleinen Jungen namens Frederik, der mit Sauerstoff behandelt wurde. Als Frederik eineinhalb Jahre alt war, wurde bei ihm zerebrale Kinderlähmung diagnostiziert – ein Oberbegriff für eine Vielzahl von körperlichen Behinderungen, bei denen das Gehirn die Muskeln nicht richtig kontrollieren kann. Die behandelnden Ärzte waren alle sehr zurückhaltend, wenn es darum ging, Prognosen zu stellen oder gar helfende Hinweise zu geben. Der sehr pessimistische Oberarzt meinte, es wäre eine Leistung, wenn Frederik eines Tages ohne Stütze sitzen könne.

Seine Mutter ließ Frederik mit Akupunktur behandeln und langsam begann er, körperliche Fertigkeiten zu entwickeln. Im Sommer 2006 lasen seine Eltern über eine besondere Art von Sauerstoffbehandlung, hyperbare Sauerstofftherapie (HBO), die in etwa die gleiche Behandlung ist, die für die Dekompressionskrankheit bei Tauchern angewandt wird. Diese Art von Behandlung wird in Großbritannien schon seit mehr als 25 Jahren bei Multipler Sklerose (einer Nervenerkrankung, die das Gehirn und das Rückenmark betreffen) eingesetzt. Dort wird es auch seit einiger Zeit an Kindern mit zerebraler Kinderlähmung ausprobiert. Frederiks Eltern kontaktierten Professor Philip James in Dundee, Schottland, der auf diesem Gebiet spezialisiert ist. Sie baten ihn, Frederik in Schottland zu behandeln. So gingen sie im Januar 2007 für einen Monat nach Dundee, wo Frederik mit HBO behandelt wurde.

Vor der Reise, konnte Frederik nur mit Schienen an beiden Beinen und von einer Gehhilfe unterstützt gehen. Nach nur drei Wochen in Schottland, lief er ohne Gehhilfe. Die Behandlung brachte viele Bonuseffekte und eine Steigerung seines Energieniveaus. Seine Eltern beschlossen daher, im Sommer 2007 einen weiteren Monat in Dundee zu verbringen. Es folgten wieder bemerkenswerte Erfolge. Frederik konnte plötzlich ohne seine Schienen laufen und heute benötigt er nur die Unterstützung von orthopädischen Schuhen, um seine Entwicklung zu unterstützen. Seine Eltern haben dann eine tragbare Sauerstoffkammer gekauft, von der Frederik ständig profitiert.

## Kann Sauerstoff Krebs heilen?

Die Sauerstoffbehandlung, mit und ohne Druck, hat in den letzten Jahren einige vielversprechende Ergebnisse besonders bei der Behandlung von Krebs gebracht. Ein Beispiel hierfür ist eine Patientin mit Stadium III Brustkrebs, die während ihrer Chemotherapie mehrmals am Tag mit 100-prozentigem Sauerstoff behandelt wurde. Der Hämoglobinspiegel in ihrem Blut war während der Chemotherapie stark gefallen. Durch die Sauerstoffbehandlung wurde er schnell wieder angehoben.

Diese Wirkung wird auch erzielt durch das Einspritzen von großen Mengen des Hormons EPO, das die Bildung von roten Blutzellen stimuliert. Abgesehen davon, dass das Verfahren sehr teuer ist, kann es manchmal zu einer ungünstigen Immunabwehr führen. Dagegen ist eine Erhöhung des EPO-Spiegels durch die eigenen natürlichen Mechanismen des Körpers, die durch Zugabe von 100-prozentigem Sauerstoff in Gang gesetzt wird, eine einfache, sichere und preisgünstige Methode, die bei einer Reihe von Krebsarten leicht implementiert werden kann.

Eine norwegische Studie hat kürzlich gezeigt, dass bei Ratten mit Brustkrebs Tumore nach nur einigen Behandlungen mit 100-prozentigem Sauerstoff bei normalem und leicht erhöhtem Luftdruck um bis zu 60 % schrumpften. Das ist fast doppelt so effektiv wie bei Tieren, die mit einer Chemotherapie behandelt wurden. Bei der Gruppe schrumpften die Tumore im Durchschnitt um 38 %. Zusammen mit einer Verringerung der Tumorgröße wurde nach der Sauerstoffbehandlung eine große Zunahme in der Anzahl von toten Tumorzellen gemessen.

Es ist bemerkenswert, dass etwas so Einfaches wie das Atmen reinen Sauerstoffs so wirksam sein kann gegen etwas so Ernstes und Erschöpfendes wie Krebs. Auf die Spitze getrieben könnte man sagen, dass das Beste was Sie machen könnten, wenn Sie auf einer einsamen Insel gestrandet wären und Krebs hätten, die Luft anzuhalten und so oft wie möglich zu tauchen, am besten in einer Tiefe von etwa 40 bis 50 Metern.

Die Sauerstoffbehandlung ist bei Weitem keine neue Erfindung. Bereits in den 1920er Jahren sprach sich der Nobelpreisträger Otto Warburg dafür aus, reichliche Mengen an Sauerstoff im Kampf gegen den Krebs anzuwenden. Otto Warburgs Interesse galt dem „Atmungsprozess“ der einzelnen Zellen. Er glaubte, dass normale Zellen sich in Krebszellen verwandelten, wenn sie weniger Sauerstoff als normal bekamen.

In Vorträgen sagte er: „Krebs, mehr als andere Krankheiten, hat zahlreiche sekundäre Ursachen. Aber es gibt eine primäre Ursache im Falle von Krebs. In ein paar Worten, die primäre Ursache von Krebs ist der Ersatz der Atmung von Sauerstoff in normalen Körperzellen durch die Fermentation von Zucker."

Auch der deutsche Physiker Manfred von Ardenne war ein großer Anhänger der vielen Anwendungen von Sauerstoff. Er entwickelte einen beeindruckend systematischen und gründlichen Ansatz zur Behandlung von Krebs und gab einige konkrete Beispiele für Sauerstoffbehandlung bei Lungenkrebs und Knochenkrebs. Eine seiner Hauptthesen war, dass eine niedrige Sauerstoffspannung zu Veränderungen der Mikrozirkulation des Blutes, des Sauerstoffs und anderer Nährstoffe in einigen Zellen führen könnte, die sich dann zu Krebszellen entwickelten. Das Problem sei besonders relevant in der Nähe der venösen Blutgefäße, die sauerstoffarmes Blut aus dem Körper zurück zum Herz tragen. Von Ardenne empfahl daher Krebspatienten zusätzlich zur Sauerstoffbehandlung große Mengen Antioxidantien zu nehmen, um die Produktion von roten Blutzellen zu stimulieren. Zusammengenommen würden diese Maßnahmen zu einer besseren Oxidation des Körpers führen.

## Mehr Sauerstoff durch Pranayama

Einige einfache Pranayama-Übungen sind ideal für Sauerstoffbehandlungen. Besonders nützlich sind die Übungen, bei denen Sie hyperventilieren müssen (z. B. Blasebalg-Atmung oder Hirnreinigung), denn die senken die Konzentration von Kohlendioxid im Blut.

Das sauerstoffarme Blut in dem venösen System, das zum Herz führt, wird durch Hyperventilation signifikant mit Sauerstoff angereichert. Da 80 % unsers Blutes sich in dem venösen System befindet, kann das eine positive Wirkung auf unsere Körperzellen haben.

Im Gegensatz dazu hat die Hyperventilation keinen großen Einfluss auf das Blut im arteriellen System, das aus dem Herzen fließt und Sauerstoff zu den Zellen trägt, denn dieses Blut ist schon fast gesättigt. Dieser Bereich wurde so viel ich weiß noch nicht besonders erforscht. Aber es stellt eine interessante Möglichkeit dar. Einige Ärzte mögen glauben, dass Übungen oder Studien für den Kampf gegen den Krebs nicht geeignet sind. Ich glaube aber, dass in diesem Kampf alle Möglichkeiten erforscht werden sollten.

Es scheint so zu sein, dass eine hohe Sauerstoffkonzentration eine effektive Methode sein könnte, das Energiesystem unserer Körperzellen zu stärken. Eine größere Menge atmosphärischer Luft kann auch nützlich sein, wenn Sie wissen, wie.

## Lung Packing – der simple Weg zu einem besseren Leben

In den letzten Jahren habe ich eine Reihe von Vorträgen für Menschen mit Verletzungen des Rückenmarks oder einer zerebralen Kinderlähmung gehalten. Was diese Menschen gemeinsam haben ist, dass sie auf einen Rollstuhl angewiesen sind und sich daher nicht sehr viel bewegen können. Oft ist ihre Lungenfunktion beeinträchtigt und das lässt sie anfällig für Lungenkomplikationen und andere Folgeerkrankungen werden. In meinen Vorträgen spreche ich über das Apnoetauchen, über die Physiologie des Tauchens und über die Zielsetzung während eines Tauchgangs, aber ich freue mich auch, diesen Menschen einige praktische Übungen zu zeigen, mit denen sie ihre Atmung anregen können oder sogar ihr Lungenvolumen erhöhen. Wie wir bereits gesehen haben: Wenn Sie ein größeres Lungenvolumen haben, fühlen Sie sich im täglichen Leben vitaler. Sie haben mehr Energie. Und, nicht zuletzt, Sie haben die Möglichkeit, Ihr Leben zu verlängern.

Menschen, die eine Fraktur im oberen Teil des Halses erlitten haben oder die an Muskeldystrophie leiden, können insbesondere ihre Atemmuskulatur nur eingeschränkt nutzen. Daher ist die „Lung Packing"-Technik für diese Gruppe nützlich, da sie ohne Aktivierung der Brust gemacht wird. Obwohl diese Technik bereits in den frühen 1950er Jahren beschrieben wurde, ist sie heute noch relativ unbekannt. Leider findet sie nur sehr selten in der modernen Schulmedizin Beachtung – weder in Verbindung mit Behandlungen, Training oder Rehabilitierung. Das ist schade und es ist der Grund, warum ich in diesem Buch darüber schreibe.

„Lungen-Verpackung" oder „Mund-Pumpe" ist einfach und jeder kann es von einer kompetenten Person erlernen. Das Schlüsselelement dieses Manövers ist, dass die Zunge, der weiche Gaumen und die Stimmbänder zum Atmen genutzt werden. Freitaucher verwenden diese Technik auch, um mehr Luft in die Lungen zu pumpen.

Ich habe die Technik zum ersten Mal bei der Apnoe-WM in Nizza im Jahr 2000 gesehen. Die Franzosen und die Spanier nennen die Technik „carpa" (Karpfen) und das ist wahrscheinlich der am besten geeignete

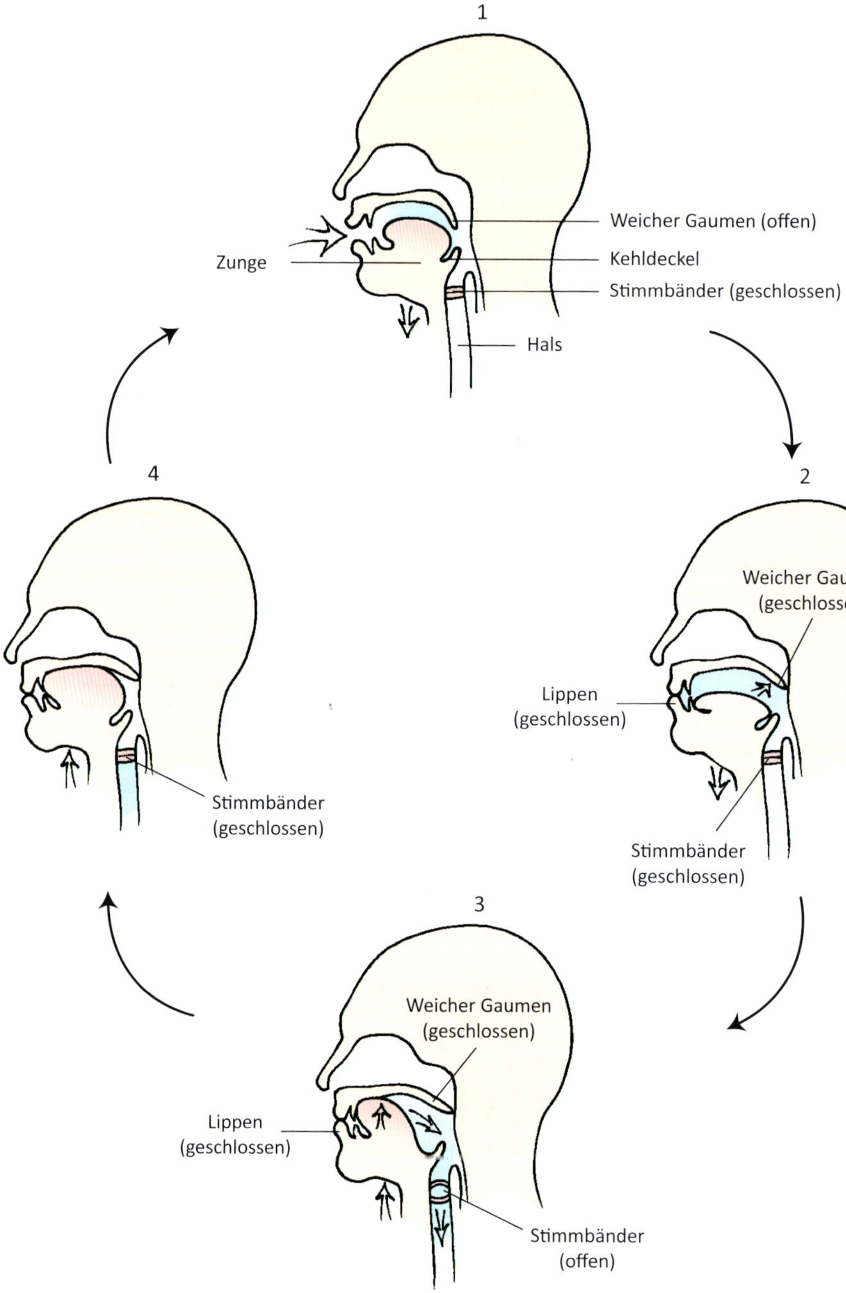


*Durch Lung Packing können wir die Lungen mit Luft füllen, ohne Brust und Zwerchfell zu benutzen. Hier sehen Sie die vier Phasen.*

Namen, weil Sie wirklich aussehen wie ein Karpfen, der nach Luft schluckt.

Unter richtiger Anleitung kann jeder die Technik lernen. Manche Menschen, die paralysiert sind, bringen sich die Technik selbst bei. Sie lernen sie spontan – wie beim Yoga, unser Körper weißt, was er tun muss, wenn wir ihn nur lassen. Manche Kinder benutzen die Technik, wenn sie Tauchen (ohne vorher etwas darüber gewusst zu haben) weil sie das Gefühl haben, dadurch länger tauchen zu können. Und sie haben damit recht: Die Technik wird von allen amtierenden Apnoe-Weltmeistern verwendet.

Das Prinzip ist ganz einfach, erfordert aber eine richtige Koordinierung. Die Zunge wird als Kolben verwendet, um einen Unterdruck zu erzeugen, wobei eine kleine Menge an Luft in den Mund eingesaugt wird (als wenn Sie durch einen Strohhalm saugen), während die Epiglottis geschlossen gehalten wird. Der Mund ist geschlossen und die Lippen fest zusammengepresst. Dann öffnen Sie die Luftröhre, während Sie mit dem hinteren Teil der Zunge (und manchmal mit den Wangenmuskeln) Luft in die Lungen schieben. Dann schließen Sie die Kehle, um die Lungen abzudichten, und nehmen erneut einen Mundvoll Luft. Sie sollten auf diese Art nicht zu oft Luft holen, nicht mehr als 10- bis 20-mal hintereinander – und auch dann nur unter fachkundiger Leitung.

„Lung Packing" hat viele Vorteile: Die Technik kann Menschen helfen, die für einen längeren Zeitraum (Minuten, Stunden, den ganzen Tag) mechanische Atemgeräte benutzen. Sie können lauter sprechen, nach Hilfe rufen, Husten, Schleim abwerfen und so weiter. Sie können einfacher an vielen verschiedenen Aktivitäten teilnehmen und sich auch ohne Atemgerät hinlegen. Das alles erleichtert die Pflege, Therapie und das Training. Die Methode kann auch angewandt werden, um die Brust zu erweitern, um sowohl Brust- als auch Lungengewebe zu strecken und um die natürliche Vitalkapazität der Lunge zu erhöhen. Außer dem Gewinn an Energie und Gesundheit bietet „Lung Packing" auch einen Gewinn an Bewegungsfreiheit.

Mein guter Freund und Freitauch-Kollege Bill Strömberg arbeitet als Atemlehrer für geschwächte Patienten. Er hat die „Lung Packing"-Technik in mehrere kleine Stufen unterteilt, die er nacheinander unterrichtet. Es ist wichtig, Zunge, weicher Gaumen, Epiglottis, Stimmbander, Hals und so weiter gut zu beherrschen. Wenn die Patienten das alles können, kann die Technik problemlos angewendet werden. Patienten, die ein Atemgerät benutzen, können dieses am Anfang für eine Minute weglassen, dann für zwei Minuten und so weiter.

Bill erzählte mir von seinem ersten Patienten, ein Junge mit Muskeldystrophie. Sein erster Lungenfunktionstest ergab eine Lungenkapazität von 300 ml, was sehr wenig ist. Nach fünf Unterrichtsstunden war seine Lungenkapazität um einen Liter gestiegen, nach zehn Sitzungen erreichte er eine Kapazität von zwei Litern, was eine Verbesserung um das Siebenfache bedeutete. Stellen Sie sich vor, wie eine derartige Erhöhung der Lungenkapazität das Leben dieses Jungen verbesserte.

„Lung Packing" ist eine einmalige und einfache Technik, die kostengünstig in verschiedenen Behandlungen und Kursen eingebaut werden kann. Ich hoffe sehr, dass die Anwendung noch weiter ausgebreitet wird, denn sie kann den Betroffenen ein ganz neues Lebensgefühl von Unabhängigkeit und Freiheit schenken.

### Die Luft anhalten – Die „Medizin" von morgen?

Die Luft für kurze Zeit anzuhalten ist ganz einfach und ungefährlich, wenn Sie es unter den richtigen Bedingungen tun. Luftanhalten ist eine sehr nützliche Technik, die eine positive Auswirkung auf eine ganze Reihe von natürlichen Prozessen in unserem Organismus hat. Wo es geeignet ist, kann das Luftanhalten eingeführt werden und bestehende Behandlungen ergänzen.

Trotz der weitverbreiteten gegenteiligen Meinung ist das Luftanhalten ein natürlicher Teil unseres Atmungsprozesses. Es ist ganz einfach die kurze Pause zwischen Einatmen und Ausatmen, die durch Training ausgedehnt werden kann und die sofort eine positive Wirkung auf den ganzen Körper hat.

Die meisten Menschen ahnen nicht, was für eine positive Wirkung das Luftanhalten auf den Körper hat. Es besteht immer noch ein weit verbreiteter Irrglaube, dass das Atemanhalten schädlich oder sogar gefährlich sei. Ich hoffe, dass Sie das nicht mehr glauben, jetzt, wo Sie mehr darüber wissen. Die Luft kurz anzuhalten kann in keiner Weise Ihr Gehirn schädigen, denn während Ihrer Atempause zirkuliert immer noch sehr viel Sauerstoff in Ihrem Körper, auch wenn die Menge während des Luftanhaltens abnimmt.

Während der ersten fünf Minuten liegt der Sauerstoffgehalt des Körpers immer noch bei mehr als 90 %. Nach sechs Minuten sinkt dieser Anteil auf etwa 80 % und fällt erst nach acht oder neun Minuten unter die kritischen 50-%-Grenze. Mit anderen Worten: Sie haben viel Sauerstoff im Körper und eine Atempause kann einigen Minuten dauert. Schäden können nur auftreten, wenn das Gehirn für mehr als vier Minuten zu wenig Sauerstoff erhalten hat. Und auch wenn die Sauerstoffsät-

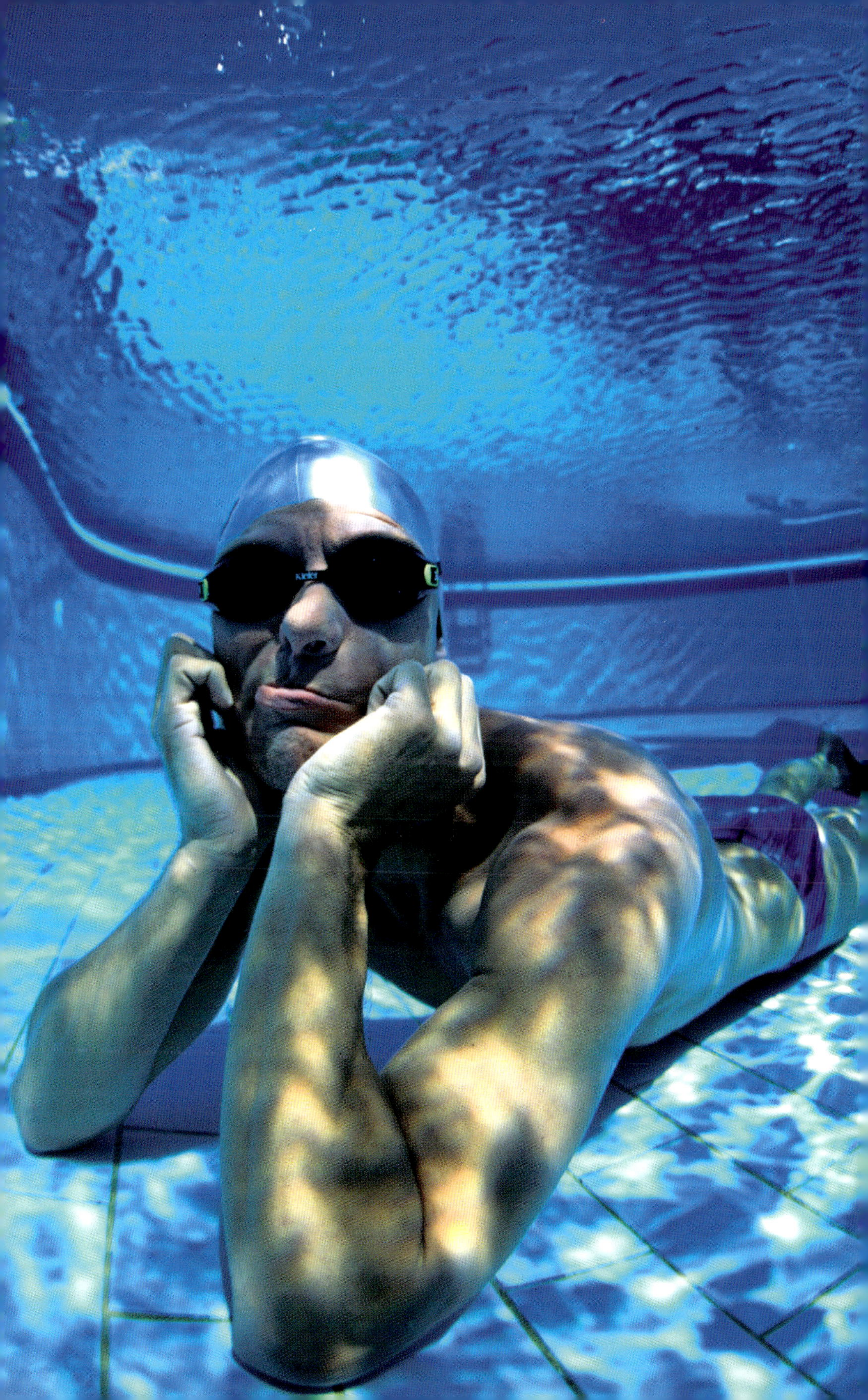

tigung zu niedrig ist, das heißt unter 50 % sinkt, oder weil die Blutzufuhr zum Gehirn aufgehört hat, zum Beispiel wegen eines Blutgerinnsels oder bei einem Herzinfarkt. Das Gehirn stirbt erst, wenn es zehn Minuten lang keinen Sauerstoff mehr erhalten hat.

Auch wenn Sie für mehrere Minuten Ihre Luft anhalten, haben Sie genügend Sauerstoff im Körper und Ihr Herz wird fröhlich weiter schlagen. Es finden aber währenddessen einige andere Änderungen in Ihrem Körper statt und viele davon sind extrem gesund. Das haben einige neuere wissenschaftliche Studien dokumentiert.

## Eine gesunde Reaktion

Wenn ein Organismus einem Stressfaktor über einen gewissen Zeitraum ausgesetzt ist, treten viele Veränderungen in den vielen kleinen Fabriken der Zellen ein, die den Organismus weniger anfällig für diesen spezifischen Stressfaktor in der Zukunft machen. Dieses Phänomen wird als *Präkonditionierung* bezeichnet. Sie können es in Ihrem eigenen Körper beobachtet, zum Beispiel wenn Sie einen Sonnenbad nehmen: Am Anfang des Sommers wird Ihre Haut schnell rot und sie verbrennt leicht. Nach einigen Tagen mit Sonneneinstrahlung bilden Ihre Hautzellen die schützende Substanz Melanin und sie können mehr Strahlung aushalten, ohne zu verbrennen.

Welche Systeme innerhalb unserer Zellen geändert werden, hängt mit dem Stressfaktor zusammen, und Präkonditionierung wird in der Regel als gesund angesehen. Ein Stressfaktor, der unsere Körperzellen besonders wach macht, ist eine variable Sauerstoffsättigung.

Es ist nicht verwunderlich, dass etwas so wichtiges wie Sauerstoffmangel eine Vielzahl von Änderungen im Zellinneren auslösen können. Aber die Antwort unserer Zellen ist überraschend laut. Wenn unsere Zellen zu wenig Sauerstoff haben, gibt unser Körper sofort Signale ab, den verfügbaren Sauerstoff so gut wie möglich zu nutzen. Das macht der Körper nicht nur indem er den Tauchreflex aktiviert, sondern auch indem er die Energiesysteme der einzelnen Zellen verändert.

Bei Tierversuchen atmeten Ratten und Mäuse drei Stunden lang Luft gemischt mit 10-prozentigem Sauerstoff ein. Im Gegensatz zu Tieren, die atmosphärische Luft mit 21 % Sauerstoffgehalt einatmeten, war ihr Gehirn geschützt vor Schäden, die ihnen zwei Tage später zugefügt wurden. Die gleiche Wirkung wurde erzielt bei Herzen, die ähnlich behandelt wurden. In manchen Fällen war der Schaden bis zu 30 % geringer nach der Präkonditionierung.

Interessant in diesem Kontext ist, dass das einfache Luftanhalten auch eine geringere Menge an Sauerstoff im Körper erzeugt. Der gleiche Effekt tritt auf, wenn Sie zu einem höher gelegenen Ort reisen, am besten über 2.000 Meter. Das ist natürlich keine sehr praktische Lösung, vor allem für Krankenhauspatienten, aber es wäre von Vorteil, vor einer Gehirn- oder Herzoperation die Luft anzuhalten. Auf diese Weise können die Körperzellen auf die Belastung der Operation vorbereitet werden. Luftanhalten könnte auch Teil eines Reha-Programms nach einem Schlaganfall oder einem Herzinfarkt sein. Das würde die Fähigkeit der Körperzellen, während Stressphasen Sauerstoff aufzunehmen, optimieren.

Es ist auch von Bedeutung, dass kurze Perioden mit niedrigem Sauerstoff eine langfristige Schutzwirkung auf unsere Körperzellen haben können. Luftanhalten wäre auch ein vorbeugendes Mittel bei chronischem oder akutem Sauerstoffmangel, Zustände, die oft im kardiovaskulären System von kranken oder älteren Menschen auftreten.

Mehrere neuere Studien haben festgestellt, dass die roten Blutkörperchen im Körper erhöht werden können, wenn wir die Luft anhalten. Diese sofortige Erhöhung kommt zustande wenn die Milz sich zusammenzieht. Die langfristige Erhöhung, die auf eine Erhöhung der Konzentration der natürlichen EPO-Konzentration im Körper zurückzuführen ist, erhöht den Gesamtpool der roten Blutkörperchen. Was das für den Körper bedeutet, ist leicht zu erklären, denn rote Blutzellen sind für die Bereitstellung von Sauerstoff an den ganzen Körper verantwortlich.

Jede Krankheit schwächt den Körper zu einem gewissen Ausmaß. Je mehr Sauerstoff zu jeder einzelnen Zelle getragen wird, desto schneller wird sich der Gesamtorganismus erholen. Bei Krankheiten wie Anämie (Mangel an roten Blutkörperchen) oder anderen Krankheiten, bei denen der Anteil der roten Blutkörperchen stark geschwächt ist, wäre das Luftanhalten besonders wertvoll. Die Besonderheit in diesem Zusammenhang ist, dass der Körper eine größere Menge an EPO produziert – und das ist besser als künstlich hergestelltes EPO, das unglückliche Nebenwirkungen haben kann, zu benutzen.

Bei Krankheiten, die sich im Körper manifestieren, kann das Atemanhalten ohne Risiko eingesetzt werden. Auch bei psychischen Störungen, insbesondere bei Depressionen, ist die Technik zweifelsohne ein leistungsfähiges und effektives Werkzeug, das eine größere innere Ruhe und Freude bringt, wie es bei Pranayama und Meditations-Übungen der Fall ist. Zwar sind psychische Störungen komplexer zu verstehen als körperliche Krankheiten, doch glaube ich, dass das Luftanhalten in Zukunft eine Rolle spielen wird bei der Behandlung solcher Krankheiten.

## Selbsthilfe bei Atemwegserkrankungen

Wir schauen uns jetzt einige Krankheiten der Atemwege an, die auch einen großen Einfluss auf Ihre allgemeine Gesundheit haben können. Einige Krankheiten können durch die verschiedenen Atemtechniken geheilt werden, wie wir in Verbindung mit Asthma gesehen haben. Doch bei schwerwiegenden Krankheiten wie zum Beispiel bei fortgeschrittenem Lungenkrebs, können Atemübungen alleine nicht heilen. Allerdings kann die richtige Atmung zweifellos als ausgezeichnetes Mittel dienen, um jede Form von Erkrankungen der Lunge und der Atemwege vorzubeugen, den Verlauf der Krankheit zu lindern und Energie und Sauerstoff für den Organismus zur Verfügung zu stellen.

Bei den nachfolgenden Krankheiten ist es generell vorteilhaft, langsam und kontrolliert zu atmen. Wenn Sie sich auf die Kraft und Flexibilität Ihres Zwerchfells und Ihrer Brust achten, können Sie die Kapazität der Lunge optimal ausschöpfen.

Wie bereits erwähnt, besteht eine direkte Verbindung zwischen der Vitalkapazität (VC) und unserer Gesundheit. Deshalb: Je besser Sie Ihre Lungen benutzen, desto gesünder werden Sie – auch wenn Sie krank sind.

## Akute Bronchitis

Bei Infektionen der großen bronchopulmonalen Zweige ist die Innenseite der Bronchien entzündet. Es bilden sich große Mengen Schleim, die den Luftdurchgang hemmen und gleichzeitig das Risiko einer Ausbreitung der Infektion bis in die Lungen erhöht.

Typische Symptome für eine akute Bronchitis sind Atemlosigkeit oder keuchendes Atmen, schleimiger Auswurf und Brustschmerzen. Die Krankheit verschwindet aber oft nach wenigen Tagen von alleine. In einigen Fällen aber kann eine akute Bronchitis sich in eine chronische Bronchitis verwanden. Beide Formen der Krankheit gehören der Kategorie „obstruktive" Lungenkrankheiten an, weil sie einen Teil der Atemwege blockieren.

Wenn Sie tief und ruhig atmen, gelangt mehr Luft in die Lunge. Achten Sie insbesondere darauf, das Zwerchfell einzuziehen und langsam auszuatmen. Dadurch aktivieren Sie den Vagusnerv und den beruhigenden Teil des parasympathischen Nervensystems. Zusammen führt das zur Entspannung und Erweiterung der Blutgefäße und der Lungenmuskeln, und Sie werden besser atmen können.

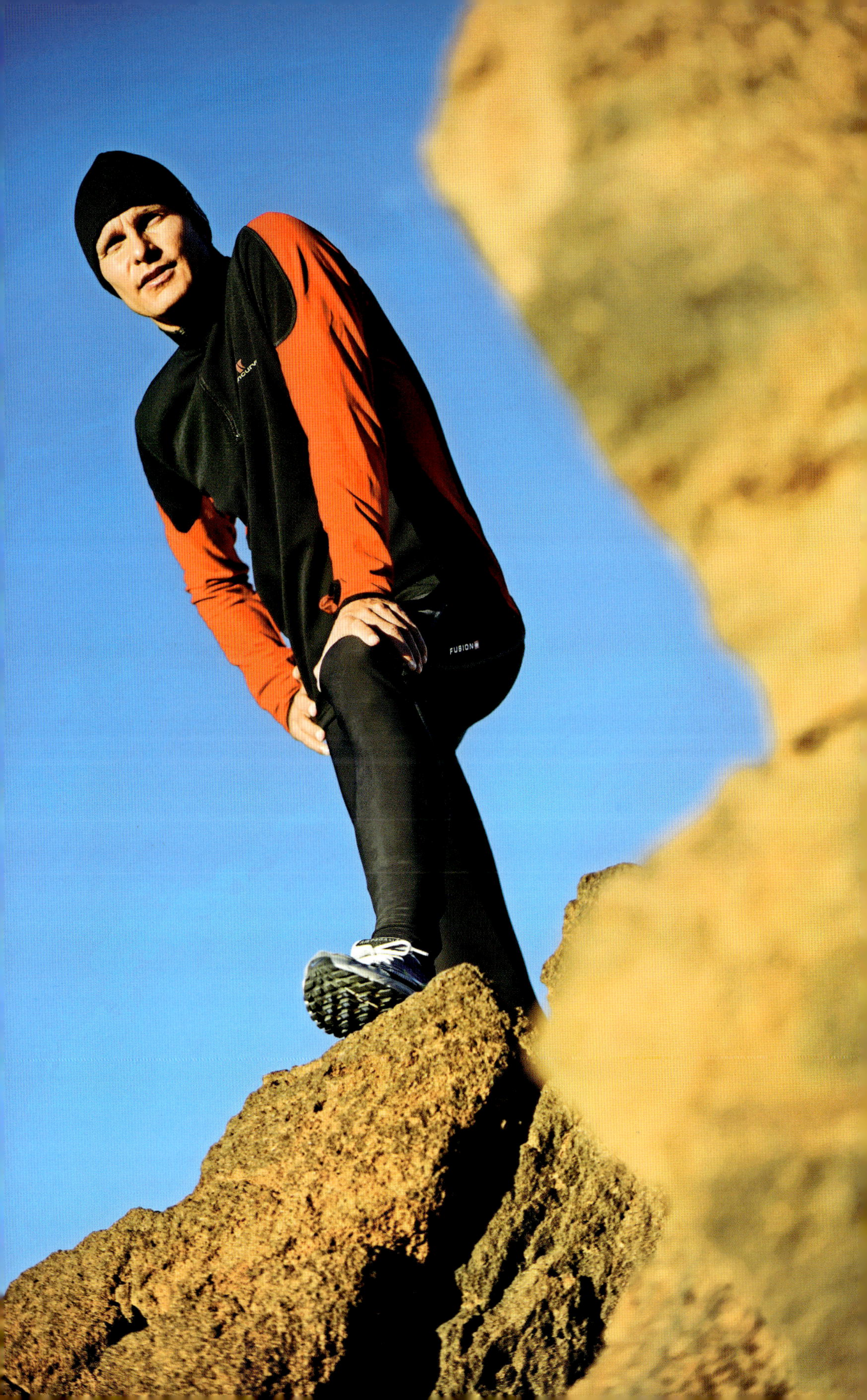
FUSION

## Tuberkulose

Weltweit gesehen ist Tuberkulose die häufigste tödliche Infektionskrankheit. Tuberkulose wird durch ein Mycobakterium verursacht, dass das weiche, schwammige alveolare Gewebe angreift und anschließend Narben und Löcher, genannt Tuberkel, bildet. *Tuberkulin Bakterien* sind in den Lungen vieler Menschen vorhanden, aber sie entwickeln sich nie zu einer Tuberkulose. Sie werden unterdrückt durch ein gut funktionierendes Immunsystem und durch die richtige Atmung, die die Lunge gründlich lüftet. Die Tuberkulin Bakterien können sich nicht zu einer Tuberkulose entwickeln, da sie hohe Sauerstoffkonzentrationen nicht aushalten können. Heute wird Tuberkulose, wie auch verschiedene Formen von Lungenentzündung, mit Antibiotika behandelt.

## Lungenentzündung

Eine Lungenentzündung wird häufig durch Streptokokken oder Staphylokokken verursacht. Die Symptome einer Lungenentzündung sind in der Regel gelber oder grünlicher Schleim, der mit Spuren von Blut gemischt sein kann. Weitere typische Symptome sind Schmerzen in der Brust, Husten und Fieber. Flüssigkeit sammelt sich in den Alveolen an, was zwangsläufig zu einer Reduzierung der Atemoberfläche in der Lunge und damit zu Atemnot und Atemstörungen führt. Patienten werden oft mithilfe einer Maske mit zusätzlichem Sauerstoff versorgt.

## Raucherlunge (COPD)

In den USA sterben jedes Jahr fast 400.000 Menschen an den Folgen des Tabakkonsums. Diese Zahl ist erschreckend. COPD (Chronisch obstruktive Lungenkrankheit) ist damit die vierthäufigste Todesursache. COPD umfasst eine Reihe von Lungenerkrankungen, die meisten davon werden durch Rauchen und andere Partikelverunreinigungen verursacht. Typische Symptome sind ständiges Husten, Atemnot und gelber oder grüner Auswurf.

COPD-Patienten leiden typischerweise an chronischem Bronchitis und Emphysem zugleich. Ein Lungenemphysem ist ein Zustand, bei dem die dünnen Wände der Alveolen durch die Einwirkung von chemischen Substanzen wie Tabakrauch und anderen Schadstoffen abgebaut werden.

Wenn die luftgefüllten Alveolen sich überdehnten und aufgrund verringerter Elastizität brechen, wird die gesamte Atemoberfläche reduziert. Dies hemmt sowohl die Aufnahme von Sauerstoff als auch die Ausscheidung von Kohlendioxid. Das ist natürlich alles sehr schädlich für den Körper. Das kann sogar zum Herzstillstand führen.

Patienten können durch tiefe und ruhige Atmung mehr Sauerstoff und dadurch mehr innere Ruhe finden, aber die beste Heilung für eine Raucherlunge ist natürlich mit dem Rauchen aufzuhören – spätestens dann, wenn die Diagnose gestellt wird.

## Asthma

Die Zahl der Asthma-Erkrankungen hat sich in den letzten Jahrzehnten drastisch erhöht. Laut Angaben der American Lung Association leiden in den USA fast 23 Million Menschen an Asthma, darunter 7 Millionen Kinder. Die Anzahl der erkrankten Kinder unter fünf Jahren hat sich zwischen 1980 und 1994 um mehr als 160 % gesteigert. Asthma kann vererbt werden, aber Umweltfaktoren spielen auch eine Schlüsselrolle. Wir wissen, dass diese Krankheit durch falsche Ernährung, Haustiere, Staub oder Fettsucht ausgelöst werden kann, aber die genaue Ursache ist nicht bekannt. Auch falsche Atmung kann zu Asthma führen. Viele Sportler leiden an Asthma, was darauf hindeutet, dass zu viel oder zu heftige Atmung unsere Atemwege reizen und möglicherweise das Gehirn des Atemzentrums verändern. Dadurch wird die Krankheit dann ausgelöst.

Bei Asthmapatienten sind die Bronchien und Bronchiolen der Lunge überempfindlich. Sie quellen auf und es kommt zur erhöhten Ausscheidung von Schleim, was den Luftdurchgang in die Lunge verengt. Die Krankheit kann mit verschiedenen Hormonprodukten behandelt aber leider nicht geheilt werden. In einigen Fällen kann Pranayama-Atmung mit langsamer Ausatmung, Wechselatmung und Luftanhalten die Symptome lindern oder die Krankheit sogar heilen.

## Schlafapnoe

Bei einer Schlafapnoe kommt es während des Schlafs immer wieder zu kurzen oder längeren Atemstillständen. Nach Angaben des Nationalen Gesundheitsministeriums sind mehr als 12 Millionen Amerikaner von einer Schlafapnoe betroffen. Schlafapnoe und Schlafstörungen im Allgemeinen haben einen schwerwiegenden Einfluss auf den ganzen Körper, insbesondere auf Blutdruck und Herz. Wenn Sie unruhig schlafen, sind Sie darüber hinaus tagsüber erschöpft, gereizt oder leiden unter Kopfschmerzen. Das Leben verwirrt Sie, denn wenn Ihr Gehirn sich nicht ausreichend ausgeruht ist, fehlt ihm die Ruhe, Ihre Gedanken und Sinneseindrücke vom Vortag zu verarbeiten. Schlafapnoe wird in vielen Fällen von Übergewicht verursacht und wird mit schwerem Schnarchen in Verbindung gebracht.

Wenn Sie bewusst Atemtraining in Ihren Alltag einbauen wird Ihre Atmung regelmäßiger. Diese Regelmäßigkeit wird Teil Ihres Atemrhythmus und setzt sich auch während des Schlafs fort.

## Lungenkrebs

Lungenkrebs ist eine leider sehr häufige und sehr tödliche Krebsart. Die überwiegende Mehrzahl von Lungenkrebs wird durch Rauchen verursacht. Durch das Rauchen werden die tiefliegenden Zellen in den Bronchien und Bronchiolen zerstört. Solange diese Zellen gesund sind, sondern sie eine dünne Schicht aus Schleim ab und sie haben kleine Zilien auf der Oberfläche, um unerwünschte Teilchen aus unserer Lunge zu entfernen. Wenn die Zellen zerstört werden, produziert unser Körper sofort neue Zellen. Diese können sich zu Krebszellen entwickeln, wenn bei der Teilung kleine Fehler in der Zellstruktur (DNA) auftreten. Diese Krebszellen teilen sich schnell, was typisch für Krebszellen ist. Eine Anhäufung solcher Krebszellen wird als Tumor bezeichnet. Wenn diese Zellen bis ins Blut oder die Lymphe durchbrechen, können sie sich im ganzen Körper verteilen. Sie bleiben dann an einigen Stellen stecken und die hemmungslose Zellteilung wird weitergeführt, was metastasieren genannt wird.

Häufige Symptome von Lungenkrebs sind chronischer Husten, Auswurf von Schleim mit Blut vermischt, Atemprobleme, Schmerzen in der Brust und Gewichtsverlust. Wenn der Krebs sehr weit fortgeschritten ist, kann auch die perfekteste Atmung nicht mehr viel machen, um die Krankheit zu heilen. Aber weiche und effiziente Atmung gibt dem Körper die maximale Menge an Sauerstoff. Darüber hinaus wird das schreckliche Gefühl, nicht richtig atmen zu können, zu einem gewissen Grad gelindert. In manchen Fällen kann durch das Entfernen des bösartigen Tumors mithilfe einer Strahlentherapie Lungenkrebs geheilt werden.

## Alkalisches Blut durch Hyperventilation

Wenn Sie zu schnell oder zu nervös atmen, wenn Sie also *hyperventilieren*, werden große Mengen an Kohlendioxid aus Ihrem Blut ausgewaschen. Der pH-Wert steigt auf einen Alkalischen an (pH > 7.45). Die Symptome reichen von Schwindel, Unwohlsein, Müdigkeit, allgemeine Gereiztheit zu Kopfschmerzen und Schmerzen in der Brust. Wenn der Zustand sich verschlechtert, kann es zu einem stacheligen, klebrigen oder sogar zu einem brennenden Gefühl auf der Haut, vor allem in den Fingerspitzen führen.

Hyperventilieren ist leider selbstverstärkend. Das Gefühl, nicht atmen zu können ist natürlich sehr unangenehm, aber tatsächlich erhält Ihr Körper genügend Sauerstoff. Das Problem ist, dass Ihrem Körper Kohlendioxid fehlt.

Glücklicherweise können Sie das alles in den Griff bekommen, wenn Sie bewusst, regelmäßig und tief atmen. Atmen Sie langsam und kontrolliert und halten Sie für fünf bis zehn Sekunden die Luft an, bevor Sie langsam ausatmen. Wenn Sie die Luft anhalten oder langsam atmen, steigt der Kohlendioxidgehalt in Ihrem Körper, und das ist genau das, was Sie erreichen wollen. Schließen Sie die Augen und hören Sie auf Ihren Atem. Vielleicht kennen Sie auch den Trick, in eine Papiertüte zu atmen. Dadurch steigen die Kohlendioxid-Werte auch an, aber Sie verzichten auf frische Luft und damit auf Sauerstoff.

## Saures Blut durch Hypoventilation

Wenn Sie langsamer oder schwächer als üblich atmen (*hypoventilieren*), steigt der Kohlendioxidgehalt im Blut an. Das führt zu einer Erhöhung der Menge an freien Wasserstoffionen (H+), was zu eine Verringerung des Säuregehalts im Blut führt (pH < 7,35). Bei sehr fettleibigen Personen kann auch ein Hypoventilationssyndrom auftreten. Häufige Symptome sind Müdigkeit, Verwirrung, Schläfrigkeit, Atemnot, schnelle Erschöpfung und in sehr akuten Fällen Bewusstlosigkeit. Der Säuregehalt des Blutes kann ausgeglichen werden durch eine gesündere und effizientere Atmung, vorzugsweise mit einigen hörbaren Aus- und Einatmungen. Dadurch verlässt Kohlendioxid das Blut durch die Lunge.

# Holistische Reha - eine Fallstudie

Wir haben jetzt gesehen, wie hilfreich Atemübungen und in einigen Fällen das Luftanhalten bei verschiedenen Krankheitsfällen sein kann. Jetzt beschreibe ich, wie Atemübungen während der Behandlung einer Krankheit eingesetzt werden können. Es ist ein konkretes Beispiel dafür, wie ein ganzheitlicher Ansatz optimale Ergebnisse bei der Behandlung einer Krankheit erzielen kann.

Ich bin fest davon überzeugt, dass wir Krankheiten am besten behandeln, wenn wir die alten asiatischen Weisheiten über die enorme Auswirkung der Atmung auf Körper und Geist mit modernen medizinischen Behandlungen und Technologie wie Gehirnscans und genetischer Analyse miteinander verbinden.

Wenn ich Patienten und Studenten effiziente Atmung lehre, machen wir Übungen sowohl am Land als auch im Wasser. Übungen im Wasser sind für geschwächte Patienten sehr vorteilhaft, weil sie sich dort besser bewegen können. Die Vorbereitungen zu solchen Wasserübungen sind aber aufwendiger. Es ist wichtig, dass die Übungen im Wasser immer unter der Aufsicht und Anleitung einer fachkundigen Person durchgeführt werden. Diese Person muss die verschiedenen Risiken im Zusammenhang mit einem Training im Wasser verstehen. Das ist eine gute Gelegenheit, um Sie daran zu erinnern: Üben Sie nie alleine im Wasser das Luftanhalten!

Dieser Fall ist eine relativ detaillierte Beschreibung einer Behandlung und Reha-Maßnahme nach einer akuten Erkrankung. Der Patient erlitt eine Erkrankung des Kleinhirns durch einen Zeckenbiss und sein Körperzustand verschlimmerte sich dramatisch über einen längeren Zeitraum hinweg. Die Aussichten waren schlecht, aber sein Zustand verbesserte sich deutlich, wie durch ein Wunder, durch eine ganzheitliche medizinische Behandlung und Reha.

Im Sommer 2007 fuhr mein Freund Morten mit einigen Bekannten in ein Wochenendhaus. Sie fuhren mit ihren Mountainbikes in den Wald und als sie zurückkehrten, entfernte Morten eine Zecke von seinem rechten Knie. Er dachte nicht weiter darüber nach, denn als aktiver Sportler hat er schon viele Zecken entfernt. Monat später bekam er einen Hautausschlag, der wie Röteln aussah. Der Ausschlag bedeckte seinen ganzen Körper, sodass er einen Arzt aufsuchte. Der Arzt meinte, der Ausschlag sei eine einfache Entzündung, ähnlich einer Halsentzündung, und er verschrieb ihm Antibiotika.

Nach einigen Tagen verschwand der Ausschlag, aber er fühlte sich immer noch ungewöhnlich schwach. Als echter Kerl aus dem Westen Jütlands, regte er sich nicht darüber auf. Er schob die Müdigkeit auf sein anstrengendes Leben mit zwei kleinen Kindern und auf seinen neuen Job als Personalchef. Obwohl er sich noch schwach fühlte, fuhr er dienstlich nach Frankreich. Während er eine Präsentation hielt, erlebte er immer wieder plötzliche Konzentrationsschwächen, etwas, das er zuvor nie erlebt hatte. Er hatte auch Probleme, seinen Blick zu fokussieren, besonders wenn er sich Menschen näherte und ihnen in die Augen sah.

Dies alles erschreckte ihn ein wenig, aber er zuckte mit den Schultern und tat das alles als Symptome seines Stresses ab. Als er nach einigen Tagen wieder in Dänemark war, fühlte er sich so müde und unwohl, dass er sich krankmeldete. Er litt auch unter schwerem Schwindel und musste sich an den Wänden festhalten, um durch seine Wohnung zu gehen. Es wurde schließlich so schlimm, dass Morten nicht mehr ohne Hilfe gehen konnte, und er wurde ins Glostrup Krankenhaus in Kopenhagen, Dänemark, eingeliefert.

Im Krankenhaus angekommen wurde er gründlich untersucht. Die Ärzte nahmen aus seiner Lende drei Proben von der Flüssigkeit, die das Gehirn und das Rückenmark umgibt und untersuchten sie auf das Bakterium Borrelia, das in Zecken gefunden wird. Seine Symptome deuteten auf Lungenkrebs hin, also wurden seine Lungen geröntgt und sein ganzer Körper gescannt, um mögliche Tumoren zu lokalisieren.

Nach zwei Tagen Tests neigten die Ärzte dazu, Multiple Sklerose als die wahrscheinlichste Ursache für Mortens Symptome anzusehen. Also begannen Sie eine Behandlung mit Kortikosteroiden, doch Morten wurde sogar noch schwächer. Im Krankenhaus verschlechterte sich Mortens Zustand ständig. Ihm wurden jetzt Antibiotika direkt in seine Adern aus einem Tropf verabreicht. Er konnte sich vom Hals abwärts kaum noch bewegen. Gehen oder stehen konnte er gar nicht. Drei Tage nachdem er eingeliefert wurde, sollte ein weiterer Gehirn-Scan gemacht werden, um festzustellen, ob eine Sklerose die Ursache für seine Symptome war. Auf dem Weg zum Test erfuhr er von einer Krankenschwester, dass der Borreliose-Test positiv war. Es war also die Zecke, die seine Krankheit verursacht hatte. Mortens Freundin, die mit ihm im Krankenhaus war, hatte ihn noch nie so glücklich gesehen und erleichtert – zum Teil, weil die Ursache jetzt bestimmt wurde und zum anderen, weil Sklerose ausgeschlossen wurde.

Morten wurden Antibiotika früh im Verlauf der Behandlung verabreicht, aber nur in kleinen Mengen. Mehrere Monate waren seit dem Zeckenbiss vergangen und die Borrelien hatten in der Zwischenzeit mehrere Bereiche seines Gehirns erreicht, einschließlich des Kleinhirns, das unsere Koordination und das Gleichgewicht steuert. Somit litt er an der Lyme-Borreliose, die sich auf das Nervensystem ausbreitet, die sogenannte Neuroborreliose.

Einer der Hauptgründe, warum die Ärzte die Krankheit nicht diagnostiziert hatten war Mortens schwere Sehbehinderung. Dieses Symptom war vorher noch nie bei einem Borreliosepatienten in Dänemark beobachtet worden. Die Bakterien hatten also den visuellen Kortex knapp über dem Kleinhirn angegriffen. Das erklärt seinen unsteten Blick, sein extremes Gefühl von Schwindel und seinen Mangel an Gleichgewicht.

Als ich das erste Mal mit Morten am Telefon sprach hörte ich, wie schwer ihm das Sprechen fiel. Aber es war immer noch der gute alte Morten am anderen Ende der Leitung – mit Galgenhumor und dem festen Glauben, dass er „verdammt noch mal wieder gehen werde". Und das war mir auch klar!

Mein erster Gedanke war, dass Morten seine Genesung im Wasser beginnen sollte. Abgesehen davon, dass das Wasser bekanntermaßen eine „heilende" Wirkung auf die Seele hat, wird der Körper darin schwerelos und er hat eine immense Bewegungsfreiheit. Gleichzeitig ist das Risiko von Überlastungsverletzungen gleich null. Auch werden die Muskeln durch den natürlichen Widerstand des Wassers anders gebildet als bei Übungen an Land. Ebenso wird das Nervensystem herausgefordert.

Mein nächster Gedanke war, dass er einige grundlegende Atemübungen lernen sollte. Die könnte er sowohl in seinem Krankenhausbett als auch während der Balanceübungen und Krankengymnastik ausführen.

Ich erklärte ihm die wichtigsten Elemente der Übungen, die er beachten sollte: Er sollte auf entspannte Schultern, Nacken und Gesicht achten und er sollte die Augen schließen. Er sollte ausschließlich durch die Nase atmen, am besten mit einer Hand auf dem Bauch und einer auf der Brust. Damit sollte er das tiefe, kontrollierte Atmen besser können lernen.

Ich habe ihm auch erklärt, wie er das siegreiche Atmen ausführen könnte, aber er konnte nicht ganz die richtigen Muskeln in Hals und Nacken finden. Er sollte es trotzdem ausprobieren, sagte ich. Aber vor allem sollte er auf seine Atemgeräusche hören – mit oder ohne den siegreichen Atem.

Morten erzählte mir, dass neben den ernsten Gleichgewichts- und Koordinationskomplikationen sein größtes Problem sei, vom Bett in den

Rollstuhl zu gelangen. Ihm war so schwindelig und er schüttelte sich so heftig, dass die Krankenpfleger befürchteten, ihn nicht festhalten zu können. Mir fiel ein, wie Apnoetaucher „Hook Breathing“ einsetzen, um die Sauerstoffspannung in der Lunge zu erhöhen und damit den Körper zu stabilisieren. Ich riet ihm, vor dem Transfer vom Bett zum Rollstuhl tief durch die Nase einzuatmen, um seinen Körper so voll wie möglich mit Sauerstoff anzureichern, um dann den Luftdruck in der Lunge durch Anspannung von Zwerchfell, Bauch, Brust- und Halsmuskeln zu erhöhen. Dieser „Trick“ hatte sofort eine positive, befreiende Wirkung. Von da an ging das Umsetzen in den Rollstuhl reibungslos, weil sein Körper stabiler war. Sowohl Morten als auch das Personal fühlten sich sicherer. Nach einigen Tagen musste nur ein Pfleger ihm helfen, vom Bett in den Rollstuhl zu gelangen. Bisher waren zwei Helfer nötig gewesen.

Ein paar Tage später hinterließ Morten eine Nachricht auf meinen Anrufbeantworter. Er sagte, „Hi Stiggy – Hier ist Morten ... Es geht 100 % aufwärts.“ Ich musste mir die Nachricht sofort wieder anhören. Ja, es war wahr – Morten machte nach viereinhalb Wochen Aktivität endlich Fortschritte.

Kurz danach besuchte ich Morten im Krankenhaus in Kopenhagen, um sein Reha-Programm zu besprechen und mit den Übungen anzufangen. Ich traf ihn im Warmwasserpool des Glostrup Krankenhauses. Ihn wiederzusehen war wunderbar. Gleichzeitig war es erschreckend, ihn im Rollstuhl zu sehen. Seine Augen waren immer noch unruhig und er schüttelte ständig den Kopf. Krankenhausmitarbeiter begleiteten ihn in die Dusche, wo er seine Badehose anziehen konnte. Dann wurde er mit einem Aufzug in das Wasser heruntergelassen.

Wir beschlossen, das Training in zwei Themenbereiche zu unterteilen. Im ersten Bereich ging darum, wieder laufen zu lernen und das Gleichgewicht zu halten. Der zweite Themenbereich war natürlich das Atmen. Das war auch Mittelpunkt aller Übungen.

### Tag 1, 21. November

Gehübungen wurden im tiefen Wasser ausgeführt (ca. 160 cm Wassertiefe), mit einem Handlauf zum Festhalten. Mortens Körper wurde zum größten Teil vom Wasser getragen und er konnte sich an dem Handlauf festhalten. Er konnte noch nicht ohne Hilfe gehen und sein ganzer Körper schüttelte sich. Wir begannen vorsichtig mit dem Schwimmteil der Übungen und ich zog Morten durch das Wasser, während ich seinen Hals stützte. Sobald er sich wohl fühlte, versuchte er auf dem Rücken zu schwimmen. Erst machte er mit den Beinen Bewegungen wie beim Kraulschwimmen, dann bewegte er die Beine wie beim Rückenschwimmen – und beides ging erstaunlich gut. Dann nahm er die Arme dazu und schwamm schließlich mehrere Längen, sowohl Kraulstil als auch Brustschwimmen. Mir fiel auf, dass er bei beiden Disziplinen Schwierigkeiten hatten, wenn Wasser in seine Nase drang, und seine Koordination war noch nicht richtig da. Ich gab ihm meine Tauchermaske und es wurde schon viel besser. Gegen Ende der Sitzung, legte Morten ein Paar Flossen an und ich bat ihn, eine Länge unter Wasser zu schwimmen, die er ohne zu zögern tat.

> „Zum ersten Mal in fünf Wochen konnte ich etwas tun, ohne Hilfe zu benötigen. Das Gefühl der Freiheit und die Freude über diese Unabhängigkeit, nachdem ich 24 Stunden am Tag versorgt werden musste, waren unbeschreiblich. Es begann, aufwärtszugehen – viel schneller als ich zu träumen gewagt hätte."

### Tag 2, 22. November

Am nächsten Tag begannen wir mit den Atemübungen. Morten hatte fleißig geübt und konnte schon sehr gut bis tief in den Bauch atmen. Allerdings schüttelte sich sein Magen am Ende jeder Inhalation, denn die Nerven in seinem Unterkörper waren am stärksten betroffen. Dieses Ungleichgewicht um den Bauch und den unteren Rücken hinderte seinen Fortschritt, also beschlossen wir, dieser Übung mehr Aufmerksamkeit zu widmen. Außerdem erklärte ich Morten, wie Gehirnreinigung funktionierte, um die Muskeln in seinem Bauch und Zwerchfell zu stärken, zu isolieren und um seine Nase zu reinigen.

Im Pool begann Morten mit leichtem Jogging entlang dem Handlauf, um sich aufzuwärmen. Da sein Gleichgewicht deutlich besser als am Vortag war, ging er in den flachen Teil des Beckens, wo ein größerer Teil seines Körpers oberhalb der Oberfläche war. Mithilfe eines Kick-Bords konnte er gehen. Nachdem er mehrere Schritte hin und zurück gemachte hatte, nahm ich das Kick-Bord von Morten und er ging zum ersten Mal seit seiner Aufnahme im Krankenhaus alleine auf seinen eigenen Beinen.

„Mit der neuen Wahrnehmung meiner Atmung wurde ich sofort ruhiger und stabiler und es wurde einfacher zu trainieren. Das war wie der Samen, der zu meinen ersten unabhängigen Schritten führte. Meine primären Werkzeuge waren „Siegreicher Atem“ und die tiefe Bauchatmung. Mein Fokus hat sich verschoben von „gehen müssen“ zu aufmerksam atmen auf eine neue, andere Art und Weise. Das machte einen riesigen Unterschied. Wenn ich mich zu sehr auf das Gehen konzentrierte, wurde alles chaotisch. Irgendwo tief in meinem Rückgrat konnte ich gehen, so war es besser, es einfach natürlich passieren zu lassen. Das Einmalige an „Siegreicher Atem“ war, dass mein Atem kontrolliert wurde, extrem beruhigend war und gleichzeitig durch die erhöhte Spannung im Oberkörper die gesamte Bauchregion stabilisiert wurde.“

Danach erfanden wir einige gemischte Übungen, wie mit zusammengepressten Beinen nach oben springen oder seitwärtsgehen. Schließlich einigten wir uns darauf, dass Morten einen Crawl-Sprint schwimmen sollte, zum Teil, um seine Muskeln zu trainieren und zum Teil, um sein Herz und Herz-Kreislauf-System herauszufordern. Das war schwierig für ihn. In der Zwischenzeit erschien eine von Mortens Physiotherapeuten (zusätzlich zu dem Therapeuten im Wasser). Sie hatte eigentlich frei, aber sie hatte gehört, dass „etwas Spannendes“ im Keller passieren würde. Morten und ich fanden es ermutigend, dass sie in ihrer Freizeit über neue und alternative Trainingsmethoden lernen wollte.

## Tag 3, 3. Dezember

Als ich diesmal zum Warmwasserbecken kam, stand Morten mit seinen Krücken. Es war ihm gelungen, selbst seine Badehose anzuziehen und es war ein bewegender Moment, als er die Stahltreppe zum Pool hinaufstieg. Seine Bewegungen waren langsam und sein Oberkörper schüttelte sich ein wenig, aber er schaffte es alleine – ohne fremde Hilfe. Morten konnte jetzt viel besser im Wasser gehen. Wenn er nun seitwärts ging, war sein Gleichgewicht viel besser, auch dann, als er große Schritte machte und die Beine zusammenlegte.

Der Physiotherapeut schlug eine Übung vor, in der Morten einen Ball auf der Oberfläche bewegen sollte, während er von Seite zur Seite drehte. Ziel der Übung war, seine Bauch- und Seitenmuskeln zu stärken und das Gleichgewicht zu trainieren. Morten führte die Übung gut durch, wurde aber nach und nach sehr schwindlig, da seine Augen nicht mithalten konnten und von Seite zur Seite sprangen.

Ich dachte, dass mehr Fokus auf dem Atem nötig wäre, um Mortens Stabilität zu stärken und um ihn zu beruhigen. Ich erinnerte mich, dass bei vielen Yoga-Übungen eine Kreis- oder Achtbewegung mit dem Atem kombiniert wird. Also entwickelte ich eine neue Übung, die nach einiger Feinabstimmung, wunderbar funktionierte. Morten hielt den Ball mit ausgestreckten Armen vor sich. Er zog den Ball näher an sich heran und atmete dabei langsam ein. Dann schob er beim Ausatmen den Ball langsam wieder weg und machte dabei eine langsame Kreisbewegung nach rechts, bis seine Arme ganz ausgestreckt waren. An diesem Punkt fing er wieder an einzuatmen, genauso langsam und ausgeglichen wie der runde Kreis, den der Ball im Wasser zeichnete. Er atmete so lange ein, bis er den Ball wieder bis an die Brust gezogen hatte. Danach begann die ganze Übung wieder von vorne, wobei die Kreisbewegung diesmal nach links ging.

Natürlich machte Morten während der ganzen Übung „Siegreicher Atem", denn der Luftwiderstand im Hals trägt wesentlich zur kontrollierten Atmung bei. Außerdem können wir uns besser konzentrieren und entspannen, wenn wir einen Ton erzeugen. Morten machte weitere Übungen mit dem Ball, wie werfen, fangen und Kopfballtraining, um die Augenkoordination zu trainieren. Eine Woche bevor ich Morten das erste Mal besuchte schickte ich ihm eine Tauchermaske, an der ein Schnorchel befestigt war, denn sein Hals wurde beim Schwimmen steif. Der Schnorchel war ein wichtiges Werkzeug das ihm erlaubte, entspannt zu schwimmen und zu atmen, ohne den Kopf zur Seite drehen zu müssen. Die Maske verhinderte das Eindringen von Wasser in seine Nase. Um Morten etwas unter Druck zu setzen, bat ich ihn, acht Längen Intervalltraining zu machen. Dabei sollte die Erholungspause zwischen den Längen jedes zweite Mal kürzer sein. Er machte die Übung mit Begeisterung und damit waren die Wasserübungen für diesen Tag abgeschlossen.

Wir machten an Land weiter. Die erste Übung, Bauchatmung, verlief ohne Probleme. Ich bat Morten dann, nur mit dem Zwerchfell zu atmen. Das war eine größere Herausforderung. Nach einigen Minuten lief es einigermaßen gut, aber es fiel ihm schwer, das Zwerchfell ganz zu trennen. Dann folgte Gehirnreinigung, und hier zeigte Morten Fortschritte, was Kraft, Ausdauer und Kontrolle anging.

Zum Schluss praktizierte Morten die siegreiche Atmung. In der ersten Stufe ist die Ausatmungsphase doppelt so lang wie die Einatmungsphase (Verhältnis 1:2). Das war kein Problem und Morten bemerkte, wie unglaublich schnell er sich bei dieser Art der Atmung vollkommen entspannen konnte. Er hatte sofort ein Gefühl von Ruhe und Ausgeglichenheit.

Die letzte Übungsphase basierte auf dem klassischen Pranayama-Yoga mit einem Atemverhältnis von 1:4:2. Das heißt, Morten hielt zwischen Ein- und Ausatmen die Luft an, und diese Pause war viermal so lang wie die Einatmungsphase. Am Anfang benutzte Morten seinen Puls als Messgerät und atmete vier Pulsschläge ein, hielt für 16 Pulsschläge die Luft an und atmetet während acht Pulsschlägen wieder aus. Danach benutzte er die laut tickende Uhr im Krankenzimmer zum Zählen. Beide Methoden funktionierten einwandfrei.

Nach einer Erholungspause und dem Mittagessen war es Zeit, die tägliche Gehübung zu machen. Er fing wie immer damit an, sich beim Gehen an dem Handlauf festzuhalten. Nachdem er sich warmgelaufen hatte, tat er seine ersten Schritte an Land ohne Stütze. Er machte die ganze Zeit „Siegreiche Atmung“, und er wurde müde, sobald er sich nicht auf seine Atmung konzentrierte. Sobald ich ihn darauf aufmerksam machte, konzentrierte er sich wieder. Sein Gleichgewicht wurde besser und er konnte ausgeglichener gehen. Zum Schluss ging er seitwärts und er stellte sich selbst der Herausforderung, immer größere Schritte zu machen.

> „Bei den Gleichgewichtsübungen war es für mich ganz wichtig, mithilfe des Zwerchfells tief in die Lunge einzuatmen. Dadurch wurde meine Körperhaltung sicherer und ich konnte länger in einer Körperstellung bleiben. Ich bin sicher, dass ich dadurch schneller wieder mit Krücken gehen konnte – das war mindestens eine Woche früher als erwartet.“

## Tag 4, 4. Dezember

Wir begannen im warmen Wasser. Morten ging erst normal vorwärts, dann ging er seitwärts. Ich bat ihn, einige Male zu hüpfen. Das machte er problemlos, was bei dem Pflegepersonal allgemeines Lächeln verursachte (es sollte immer Platz für Freude sein). Dann machte Morten einige Schwimm-Intervall-Übungen. Er trug dabei die Tauchmaske mit dem Schnorchel. Nachdem er sich gut warmgeschwommen hatte, bat ich ihn, vom Beckenboden aus einige Delfinsprünge zu machen. Er machte kraftvolle Sprünge und als er anschließend hohe Sprünge aus dem Stand machte, konnten wir alle sehen, dass er dabei war, seine ursprüngliche Kraft und sein Gleichgewicht wieder zu erlangen. Das war natürlich sehr motivierend.

Um sein Gleichgewicht zu prüfen, bat ich ihn eine Yoga-Stellung zu machen, die Baumstellung, bei der man auf einem Bein steht mit den Händen über dem Kopf. Morten machte „Siegreiche Atmung“ und er stand überraschend ruhig. Auch als ich ihn bat, die Augen zu schließen, blieb er ruhig. Das beeindruckte mich sehr, denn diese Übung ist auch für gesunde und gut trainierte Menschen nicht leicht. Anschließend machten wir die Ballübung (mit der siegreichen Atmung und einer 8-Bewegung).

Nach einem guten Mittagessen übte Morten mit seinem Physiotherapeuten das Gehen. Er konzentrierte sich darauf, seine Armbewegungen mit den restlichen Körperbewegungen zu koordinieren. Bei dem „Hindernisrennen“ (kleine Ringe und Matten aus Gummi, auf die er zugehen musste) konzentrierte er sich sehr darauf, tief und ruhig zu atmen und den Fokus nicht zu verlieren. Dann spielte er mit dem Therapeuten ein wenig Fußball. Morten liebt Fußball und hatte früher in der ersten Liga gespielt, er war begeistert. Er war wie ein kleiner Junge mit einem neuen Fahrrad – er lächelte über das ganze Gesicht.

Die nächste Herausforderung waren einige Asanas – erst die sogenannte Körperdrehung, dann der Schulterstand und die Pflugstellung. Das ging alles gut. Morten erschien besonders erfreut über meine selbst erfundene Version der Pflugstellung, wo Sie die Knie auf Ihrer Stirn ablegen dürfen. Ich zeigte Morgen dann den Kopfstand und er wollte ihn sofort ausprobieren. Das war aber ein wenig zu viel. Ihm wurde schwindelig und er fühlte sich unwohl. Also half ich ihn schnell aus der Position wieder heraus.

Wir schlossen das Tagesprogramm mit Krafttraining für Mortens Schultern, Brust, Rücken und Beine ab. Dabei konzentrierte er sich die ganze Zeit auf seine Atmung und hielt die Luft für längere Zeit an. Morten hat alle Übungen erfolgreich ausgeführt und lief ohne seine Krücken durch den Behandlungsraum.

### Tag 5, 17. Dezember

Wir telefonierten und ich erklärte Morten die Wechselatmung, bei der man abwechselnd durch die beiden Nasenlöcher ein- und ausatmet. Er erzählte mir, dass er am Morgen erst mal Probleme hatte, auf einer weichen Gummischeibe die Balance zu halten, bis er sich ganz darauf konzentrierte, tief zu atmen. Dann war das kein Problem mehr. Die Physiotherapeutin war tief beeindruckt und sagte, sie hätte so etwas vorher noch nie gesehen.

## Tag 6, 11. Januar

Der langerwartete Tag von Mortens Entlassung war endlich da. Doch zuerst mussten wir das ganze Trainingsprogramm abschließen. Am liebsten schwammen wir herum. Also machten wir als letzte Übung einige Sprints. Er musste immer schneller schwimmen mit immer kürzeren Erholungspausen zwischen den Bahnen. Um es noch aufregender zu machen, schwamm er eine ganze Bahn unter Wasser. Zu meiner Überraschung und zur Überraschung der anwesenden Therapeuten – die alle eine wichtige Rolle in Mortens Genesung gespielten hatten – ist es mir nicht gelungen, ihn richtig müde zu machen. Ich meine richtig zu erschöpfen.

In dem anschließenden Training auf dem Trockenen zeigte er große Stärke und Koordination. Ebenso zeigte er gutes Gleichgewicht als er eine Linie auf dem Boden nachlaufen sollte. Morten durfte also endlich gehen. Wir packten seine Sachen und verabschiedeten uns von Glostrup Krankenhaus, das für fast vier Monate sein Zuhause war. Wir schmissen seine Sachen in den Kofferraum und fuhren zu seiner Wohnung – „Home, sweet home".

Inzwischen war Morten bei mehreren Nachuntersuchungen bei einem Augenspezialisten und einem Neurologen. Die Wiederherstellung seiner Gesundheit ist fast ein Wunder und er trainiert immer noch täglich, um alle Körperfunktionen wieder vollständig zu erlangen. Das letzte Wort gebe ich jetzt an Morten. Er fasst die vielen langen Monate zusammen, die er seit dem Zeckenbiss, der innerhalb einer Sekunde seine Welt veränderte, erlebt hatte.

> „Denken Sie dran, Sie waren in der Hölle." Das sagte Dan Milea, der Arzt, der meine Augen untersuchte. Jesper Gyllenborg, der Neurologe, der die ganze Zeit über für mich da war, hat mir inzwischen erzählt, er habe geglaubt, ich würde nie mehr gehen. Wenn ich Aussagen wie diese höre, werde ich daran erinnert, wie schwer krank ich war. Gleichzeitig hat die Erfahrung mir gezeigt, wie wichtig es ist, neue oder alternative Therapien in Betracht zu ziehen. Als Athlet war es für mich wichtig, auch im Krankenhaus meinen Körper zu benutzen. Die Atemübungen waren besonders gut, da sie mir halfen, etwas Erleichterung in meinen Zustand zu bringen. Wenn Sie es gewohnt sind, alles zu regeln und plötzlich gar nichts mehr geregelt zu gekommen, ist es fantastisch, was für einen Unterschied die Atmung macht. Die tiefen, ruhigen und kontrollierten Atemübungen brachten mir innere Ruhe und ein Gefühl von Wohlsein, das ich während dem traumatischen Krankenhausaufenthalt sonst nicht erreichen konnte. Die schwereren

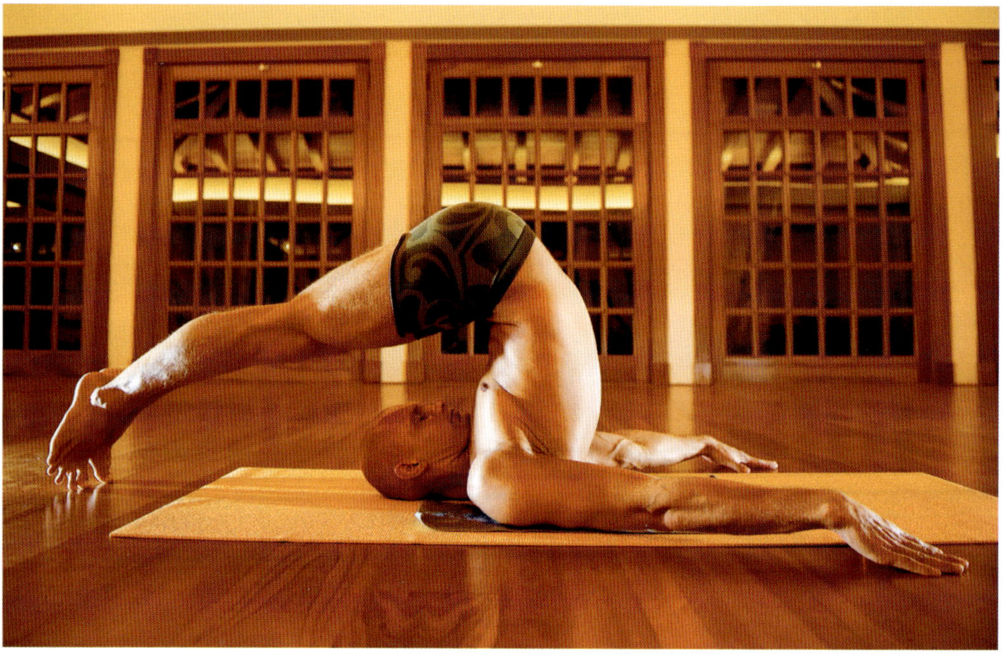

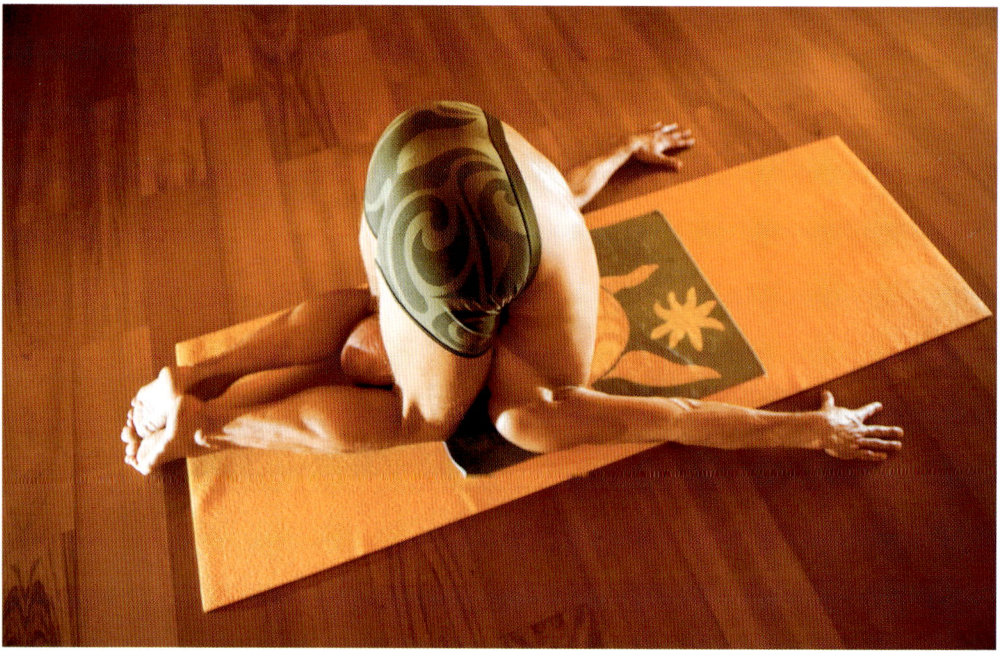

*Die Pflugstellung massiert unsere inneren Organe kräftig. Wenn Sie Ihre Knie auf Stirn oder Ohren legen, können Sie zu einer sehr angenehmen Gemütsverfassung gelangen.*

Atemübungen haben mein Nervensystem angeregt und den Kontakt zwischen meinen Nerven und meinen Muskeln wiederhergestellt. Das war besonders der Fall in meinem Bauch, der unglaublich und unkontrolliert zitterte. Besonders der kleine Trick mit der „Hook-Atmung“ erlaubte es mir, vom Bett zum Rollstuhl zu gelangen. Das gab mir Freiheit und ich konnte allein zur Toilette und ins Bad.

Während des Rehabilitationsprozesses – der physikalischen Therapie und des Trainings – konzentrierte ich mich auf meinen Atem und die gewonnene psychische Stabilität und Ruhe. So konnte ich ständig die Herausforderung in den Übungen erhöhen und mich damit schneller vorantreiben. Es war mir klar, dass, wenn ich einen Augenblick vergas, auf meine Atmung zu achten, würde ich Schwierigkeiten haben, selbst einfache Übungen durchzuführen.

In der Praxis bedeutete das, dass ich in ein paar Wochen relativ komplexe Koordinations-, Gleichgewichts- und Kräftigungsübungen durchführen konnte, die über das Niveau gingen, das wir alle für möglich hielten. Die Übungen im Wasser erwiesen sich als absolut wunderbar für meine Genesung, weil Wasser meinen Körper unterstützte und es mir möglich machte, Übungen durchzuführen, die ich am Land nicht geschafft hätte. Als wir das erste Mal in das Becken gingen, war ich eigentlich ganz besorgt, dass ich umkippen und wie ein Toter auf der Oberfläche liegen würde. Aber Stig war im Pool und das hat mir Mut gegeben. Zum Glück waren meine Bedenken unbegründet, und ich kann Wasserübungen für verschiedenen Patientengruppen oder Menschen mit arbeits- oder sportbedingten Verletzungen empfehlen.

Durch die Arbeit mit meinem Atem entdeckte ich, wie wenig ich eigentlich über mich selber wusste, und vor allem, wie mein Atem mich beeinflusst. Als Sportler kenne ich meinen Körper wirklich gut und ich bin vertraut mit seinen Reaktionen und Grenzen, aber heute weiß ich, dass man durch eine bewusste Atmung viel gewinnen kann, wenn sie richtig auf unterschiedliche Situationen angewandt wird. Obwohl ich einen Master-Abschluss in Sportwissenschaft und Psychologie habe und obwohl ich als Personalentwicklungsmanager arbeite, glaube ich, dass ich nicht genug Aufmerksamkeit auf die Bedeutung des Atems gegeben habe, weder während meiner Ausbildung noch in meiner täglichen Arbeit, um die Leistung und Arbeitszufriedenheit der Mitarbeiter zu optimieren.

Wenn ich als Elite-Fußballer mehr über Atmung gewusst hätte, hätte ich mit Sicherheit anders geatmet zum Beispiel beim Elfmeterschießen oder bei Freistößen oder Eckbällen. Aber ich habe nie darüber nachgedacht. Aber was, wenn ich anders und besser geatmet hätte? Meine Mannschaft und ich hätten noch mehr davon profitiert.

In Zukunft werde ich eine bewusste Atmung anwenden, um meine eigene Leistung zu optimieren. Ich habe gelernt, dass mein Atem inneren Frieden vermitteln kann, der mich stärkt. Also warum nicht auch in Situationen anwenden, in denen ich unter Druck bin oder wenn ich eine Präsentation gebe und fokussiert und hellwach sein muss? Es steht auch fest, dass ich Atmung in signifikanter Weise in meine Arbeit, Führungskräfte zu coachen, übernehmen werde.

Ich bin davon überzeugt, dass Führungskräfte davon profitieren werden, wenn sie sich auf ihre Atmung konzentrierten. Es kann ihnen helfen, ruhig und anwesend zu sein und das schafft gute Leistungen. Aber nicht nur Manager, sondern alle können und sollten davon profitieren, über Ihre Atmung Bescheid zu wissen und sie bewusst wahrzunehmen. In vielen Alltagssituationen zu Hause oder bei der Arbeit kann Ihre Atmung Ihre Freundin sein, die Ihnen folgt und alles ein wenig leichter macht, sodass es sich richtig anfühlt. Außerdem hat Atemtraining ein riesiges Potenzial im Gesundheitswesen. Ich habe das aus nächster Nähe erlebt.

Bevor ich krank wurde, teilte ich Stigs Interesse an Yoga und Atemübungen gar nicht. Ich interessierte mich für seine Technik, sein Mentaltraining, seine Ziele und Ergebnisse. Ich dachte sogar, dass dieses „Yoga-Zeug“ ein bisschen seltsam klang. Aber jetzt weiß ich aus eigener Erfahrung, dass es sehr effektiv ist. Ich habe dadurch ein viel tieferes und vielseitiges Verständnis für mich selbst, für Stigs Freitauch-Universum und für seine absurden und beeindruckenden Rekorde. Dafür möchte ich Stig danken.“

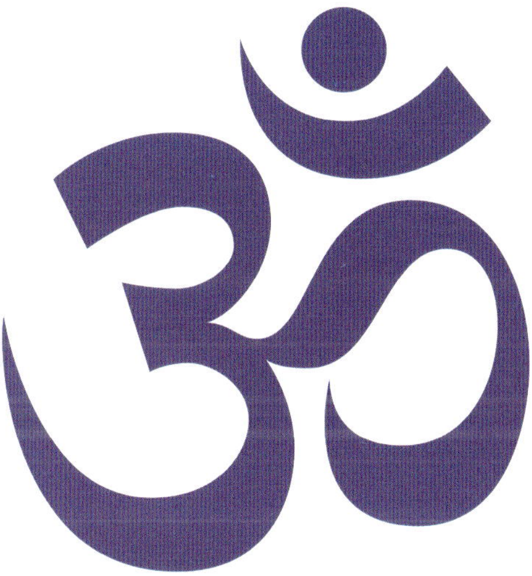

# Übungen

1) KATZEN-STRETCH

Starten Sie auf allen Vieren. Atmen Sie langsam ein während Sie Ihren Rücken wie eine Katze nach oben biegen und den Kopf senken, damit Sie in Ihren Nabel sehen. Halten Sie diese Stellung für fünf bis zehn Sekunden und dann atmen Sie aus, während Sie gleichzeitig Ihren Rücken absacken lassen und zur Decke blicken. Wiederholen Sie das zehnmal – Rücken strecken und absacken.

Führen Sie dann die gleiche Übung durch, aber jetzt dynamischer und schneller mit 20 Wiederholungen.

Bei beiden Übungen können Sie versuchen, „rückwärts" zu atmen – das heißt, Sie atmen aus, wenn Sie Ihren Rücken wölben und atmen ein, wenn er zusammenfällt.

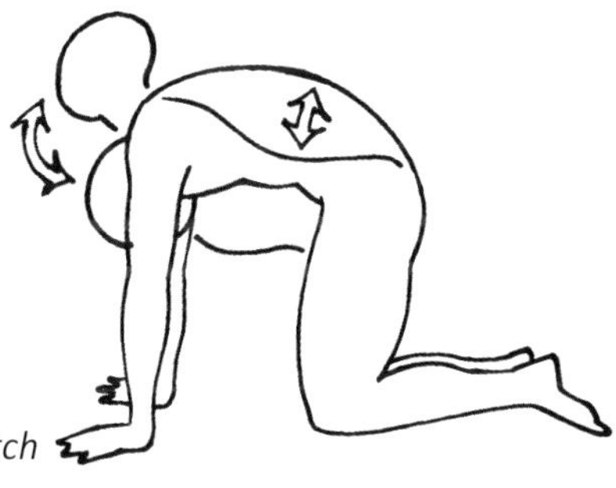

*Katzen-Stretch*

2) MIT DEM SCHWANZ WEDELN

Beginnen Sie auf allen Vieren. Halten Sie Ihre Arme gestreckt und fest auf dem Boden, sodass Ihr Körper sich nicht bewegt. Wedeln Sie langsam mit Ihrem Po zu einer Seite und nach vorne, während Sie einatmen. Halten Sie die Position für fünf bis zehn Sekunden. Dann atmen Sie langsam aus und wedeln auf der anderen Seite. Wiederholen Sie das zehnmal von jeder Seite.

Bei dieser Übung können Sie ebenfalls Ihre Atmung „umdrehen" und Sie können die Übung auch dynamischer machen.

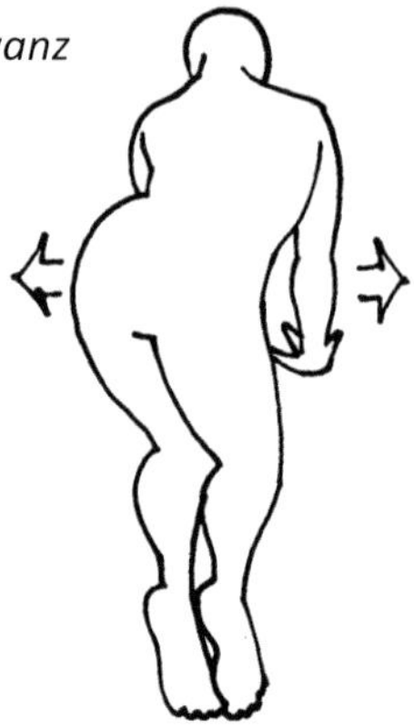

*Mit dem Schwanz wedeln*

3) RECHTER WINKEL

Legen Sie sich auf den Rücken und heben Sie Ihre Beine, sodass Sie einen rechten Winkel bilden. Sie können auch Ihre Hände unter Ihr Gesäß legen, falls Sie sich unterstützen wollen. Sie können auch die Beine im rechten Winkel an eine Wand legen. Atmen Sie ein bis zwei Minuten lang ruhig.

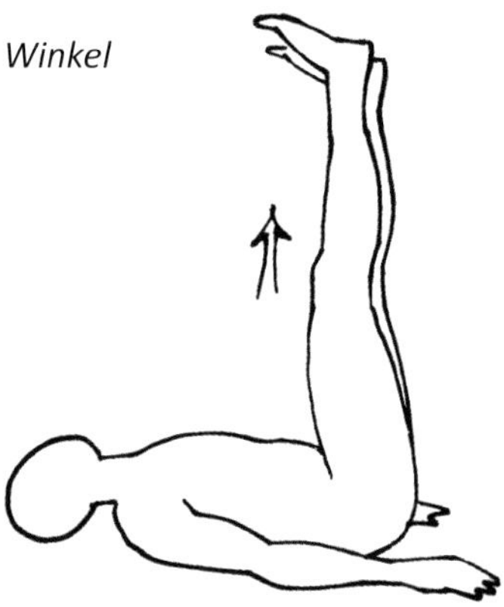

*Rechter Winkel*

4) PFLUGSTELLUNG

Legen Sie sich auf den Rücken und setzen Sie die „rechter Winkel"-Übung fort indem Sie Ihre Knie nach vorne, Richtung Körper, fallenlassen, sodass Ihre Zehen den Boden über Ihren Kopf berühren. Achten Sie allerdings immer darauf, dass der Hals während der gesamten Übung sich wohlfühlt, denn diese Übung baut eine Menge Druck auf alle Muskeln in diesem Bereich auf.

Vielleicht lassen Sie die Knie auf der Stirn ruhen. Dadurch werden Sie sich sofort ruhiger fühlen. Wenn Sie sehr biegsam sind, können Sie Ihre Knie neben den Ohren fallenlassen. Halten Sie die Position für ein bis zwei Minuten und atmen ruhig weiter.

*Pflugstellung*

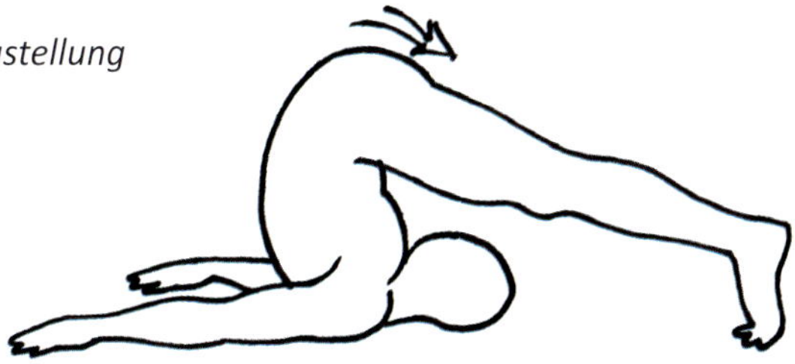

5) KINDERSTELLUNG

Gehen Sie auf die Knie und biegen Sie sich langsam nach vorn über Ihre Oberschenkel, bis Sie in einer entspannten gebeugten Haltung sind. Sie können Ihre Stirn auf dem Boden vor den Knien ablegen. Es spielt keine Rolle, wenn Sie den Boden mit der Stirn nicht erreichen. Wenn Sie möchten, können Sie Ihre Hände aufeinanderlegen wie zwei Fäuste und die Stirn auf diese legen. Das entspannt Hals und Rücken. Es ist ein angenehmes und beruhigendes Gefühl, einen leichten Druck auf der Stirn gerade über der Nase zu spüren – auf dem dritten Auge im ajna Chakra. Versuchen Sie es selbst!
Alternativ können Sie die Knie leicht auseinandernehmen und Ihren Torso zwischen den Oberschenkeln ruhen lassen. Atmen Sie so natürlich und ruhig wie möglich weiter.

*Kinderstellung*

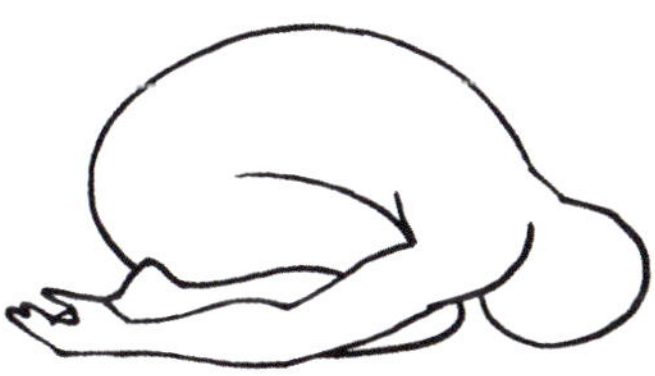

6) MAXIMALE AUSATMUNG

Legen Sie sich auf den Rücken in die entspannte Lage, aber legen Sie Ihre Hände auf der Brust mit den Handflächen nach unten. Atmen Sie durch die Nase ein und füllen Sie Ihre Lungen vollständig. Halten Sie den Atem für ein paar Sekunden an, dann atmen Sie so langsam wie möglich aus – entweder durch den Mund oder die Nase. Das Ausatmen kann zwischen 10 Sekunden und mehr als eine Minute dauern. Atmen Sie so lange aus, bis Ihre Lunge vollständig leer ist.

*Maximale Ausatmung*

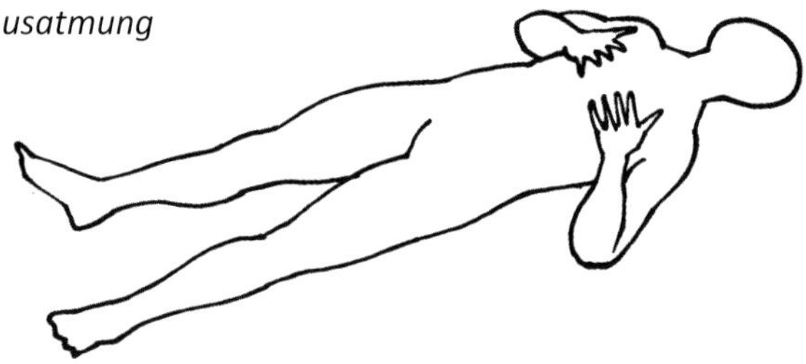

7) DIE DREI VERSCHLÜSSE

Führen Sie diese Übung erst aus, nachdem Sie sich aufgewärmt haben mit Übungen, die dehnen und die Lunge, Brust und Rücken geschmeidig machen. Führen Sie diese Körperverschlüsse (Wurzelverschluss, Abdominalverschluss, Ohrenverschluss) in sitzender Haltung durch, während Sie bei Pranayama-Übungen die Luft anhalten – zum Beispiel in Verbindung mit der siegreichen Atmung oder der Wechselatmung. Die Übungen haben eine stärkende und positive Wirkung auf den Atem und das Nervensystem. Zudem gewinnen Sie dadurch auch eine größere mentale Kontrolle.

1) *Wurzelverschluss.* Ziehen Sie die Muskeln im Rektalbereich und Perineum zusammen und halten Sie die Spannung am Anfang für ein bis zwei Sekunden. Die Übung ist ähnlich wie die Beckenbodenübungen, die viele Frauen machen. Sie können diese Übung überall ausführen – in einem Meeting, beim Fernsehen, beim Autofahren oder vor dem Computer.

2) *Abdominalverschluss*. Dieser Verschluss heißt in Sanskrit „*Uddiyana*“, was soviel bedeutet wie „hinauffliegen“ oder „gehoben werden“. Der Verschluss wird gesetzt während Sie die Luft anhalten, mit voller oder halbvoller Lunge. Ziehen Sie Bauch und Zwerchfell zusammen und nach oben. So „fliegt“ Ihr Zwerchfell und auch Ihr Prana nach oben. Die Übung ist etwas fortgeschrittener als die „Swoop“-Übung, die Sie gemacht haben als Sie mit Ihrem Zwerchfell atmeten. Sie sollten die Spannung mindestens 5 Minuten lang halten. Sobald Ihr Zwerchfell stark und flexibel ist und Ihre mentale Kontrolle verstärkt, werden Sie den Abdominalverschluss für eine oder mehrere Minuten halten können.

3) *Halsverschluss.* Wie schon beschrieben, setzen Sie den Halsverschluss, indem Sie Ihren Hals schließen während Sie gleichzeitig Ihr Kinn nach unten drücken und Ihre Brust nach oben halten. Halten Sie bei dieser Übung die Luft an, damit die Luft in Ihrer Lunge bleibt. Es ist wichtig, dass Sie den *Halsverschluss* leise „aufschließen“ bevor Sie ausatmen.

*Great Lock*

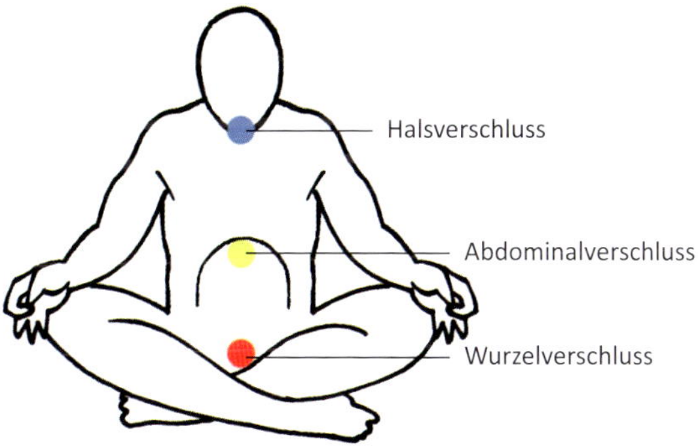


Wenn Sie diese drei Verschlüsse gemeistert haben, können Sie probieren, sie alle gleichzeitig zu setzen in dem *Great Lock*, (Maha Bandha).

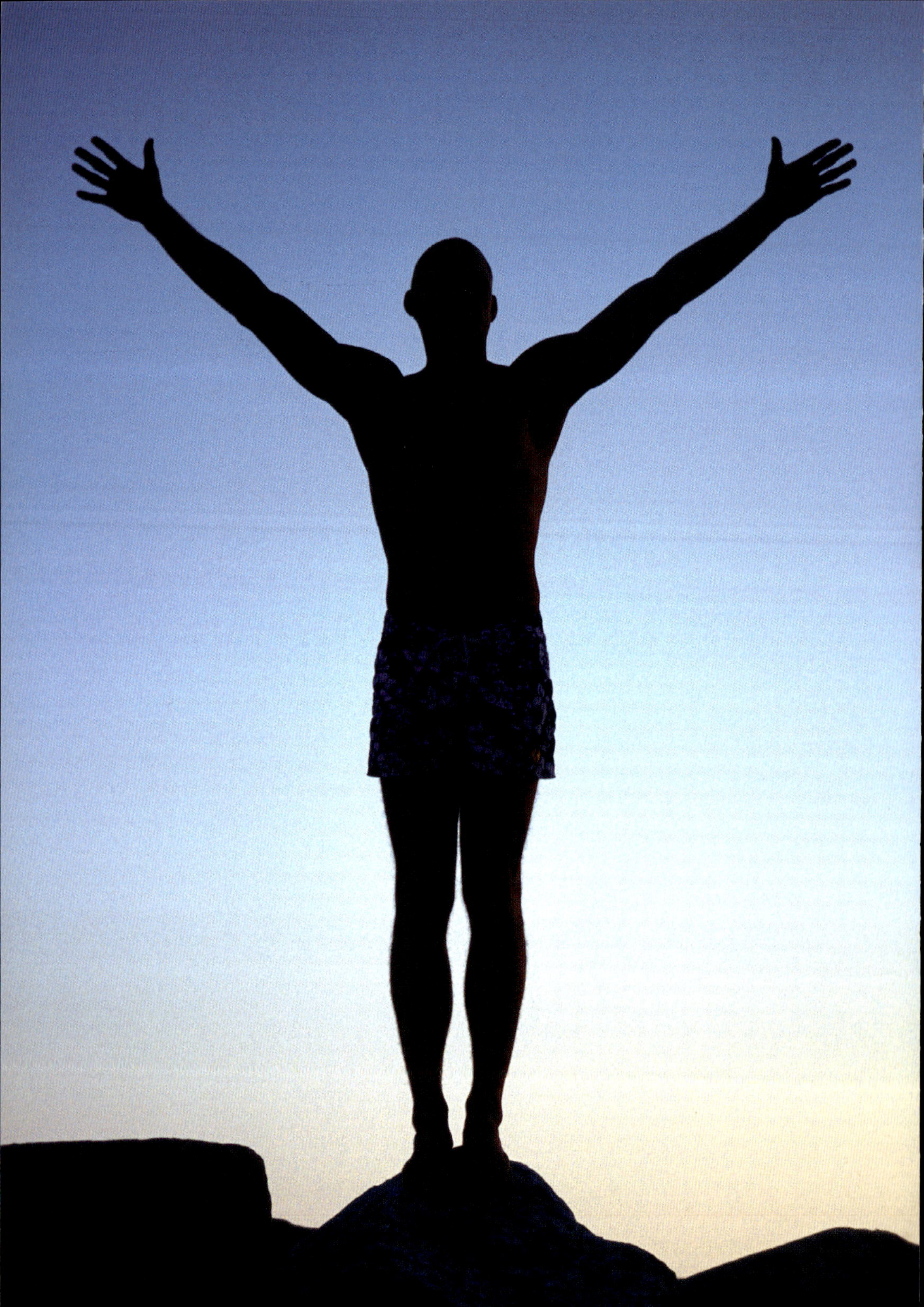

# Beruhigende Atmung

# Mehr Freude, weniger Schmerzen

## Körperliche und geistige Schmerzen

Viele Menschen leider unter chronischen oder vorübergehenden Schmerzen. Die Schmerzen können als Folge einer Krankheit auftreten, aber sie können auch durch Überlastung oder Verschleiß auftreten oder durch falsche Medikation verursacht werden. Viele Menschen werden mit Schmerzmitteln behandelt. Eine solche Behandlung lindert den Schmerz aber die Ursache bleibt.

Jüngste Studien zeigen, dass mehr als die Hälfte der erwachsenen Bevölkerung in den USA komplementäre oder alternative Medizin einsetzen, um ihre vom Arzt verordnete Behandlung zu ergänzen. Den gleichen Trend beobachten wir in Dänemark und in anderen europäischen Ländern, die offen gegenüber einem ganzheitlichen Ansatz sind. Die beliebtesten Formen der alternativen Medizin in der Körper-Geist-Kategorie werden von führenden amerikanischen Behörden wie dem nationalen Krebsinstitut (National Cancer Institute) und dem nationalen Gesundheitsinstitut (National Institute of Health) empfohlen. In den letzten Jahren kam noch die amerikanische Gesellschaft für Schmerztherapie (American Pain Association) hinzu. Das sind klare Zeichen dafür, dass sich eine Verschiebung hin zu einer ganzheitlichen Sicht des Menschen etabliert.

„Der Geist ist erfüllt mit leuchtender Freude.
Wer Pranayama praktiziert ist wahrlich glücklich."

GHERANDA SAMHITA

Körper-Geist-Therapie konzentriert sich auf die Beziehung zwischen Gehirn, Geist, Körper und unserem Verhalten und auf die kombinierte Wirkung dieser Komponenten auf unsere Gesundheit. Körper-Geist-Wahrnehmung legt großen Wert auf die Stärkung der Selbstwahrnehmung und die Fähigkeit, für sich selbst zu sorgen – beides Schlüsselelemente im Yoga und Freitauchen.

Übungen, die Entspannung und Atmung kombinieren, werden in der Körper-Geist-Therapie häufig verwendet, was sie besonders wirksam bei vielen stressbedingten Krankheiten macht. Andere angewandte Techniken sind Meditation, Yoga, Hypnose, Visualisierung, Biofeedback, Tai-Chi und Qigong. Beten und andere spirituelle Rituale gehören ebenfalls zu dieser Gruppe, aber ihre genaue Wirkung ist schwer zu bewerten.

Im Vergleich hat eine wachsende Anzahl wissenschaftlicher Studien gezeigt, dass Atemübungen und Entspannung, oft in Verbindung mit Hypnose oder geleiteten Visualisierung, Schmerzen lindern können. So wurden Körper-Geist-Therapien schon erfolgreich bei Krankheiten wie Arthritis, chronische Rücken- und Lendenschmerzen, Kopfschmerzen, Migräne, Geschwüre und Krebs angewandt.

Die Vorteile der Körper-Geist-Therapie sind vielfältig: Sie ist preiswert, ungefährlich und vor allem einfach durchzuführen. Patienten mit starken Schmerzen können Eigeninitiative ergreifen und aktiv etwas tun, um ihre Schmerzen zu lindern und das hat eine sekundäre positive Wirkung. So haben sie mehr Kontrolle über ihre frustrierende Lage und gewinnen dadurch mentale Energie und Lebenswille. Die Sonderstellung des Atmens in diesem Zusammenhang besteht darin, dass er in unterschiedlichem Ausmaß verwendet werden kann, je nach Zustand.

Schmerzen vor, während und nach einer Operation wurden nach der Anwendung von Körper-Geist-Therapien verringert, was zu einer Verringerung oder sogar gänzlichem Verzicht auf Schmerzmittel führte.

## Wie funktioniert die Körper-Geist-Therapie?

Wir verstehen immer mehr über die Mechanismen der Körper-Geist-Therapie. Wie zuvor beschrieben, können unsere Gedanken eine positive Wirkung auf das Nervensystem, die Hormonproduktion und das Immunsystem haben.

„Ein gesunder Geist in einem gesunden Körper."

JUVENAL

Dass tiefe kontrollierte Atmung eine schmerzlindernde Wirkung hat, ist offensichtlich, denn wenn wir tief atmen entspannen sich verkrampfte Muskeln und der Blutfluss im Körper wird erhöht. Dadurch erhalten die Körperzellen mehr Sauerstoff und werden von Abfallprodukten gereinigt. Darüber hinaus beruhigt sich unser Geist durch die erhöhte Aktivi-

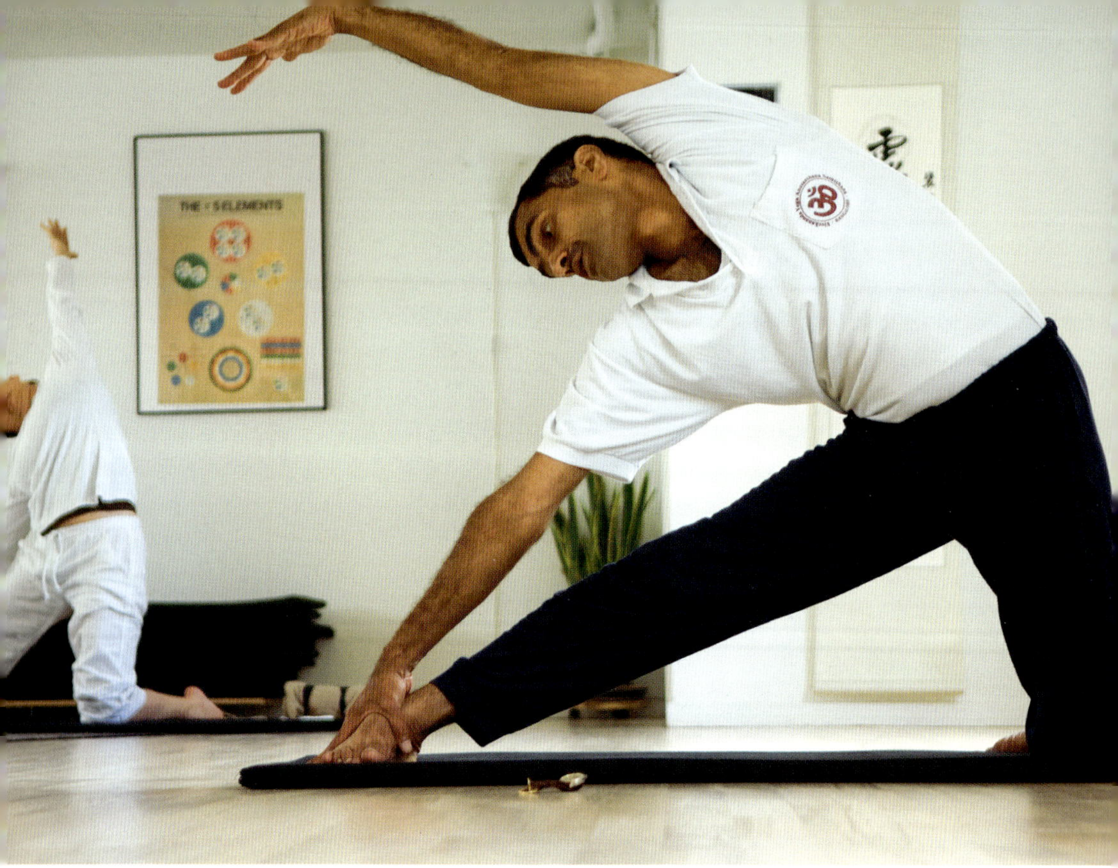

*Durch Yoga werden Schmerzen gelindert, denn durch unsere Atmung stärken wir die Verbindung zwischen Körper und Seele.*

tät von Alphawellen im Gehirn. Auch die Produktion von Endorphinen, dem körpereigenen natürlichen Schmerzmittel, wird erhöht. Wir setzten erhöhte Mengen von Endorphinen frei, wenn wir positiv und glücklich sind, wenn wir lächeln oder küssen und vor allem, wenn wir lachen. Aber sie können auch hergestellt werden, wenn wir unseren Körper (und Gehirn) hereinlegen.

Eine aktuelle Studie belegte die Wirkung von Placebos und der Kraft des Denkens durch das folgende einfache Experiment: Den Studienteilnehmern wurde das Gefühl eines leichten Brennens auf dem Unterarm verabreicht. Es wurde anschließend eine wirkungslose Salbe (ein Placebo) auf die betroffene Stelle geschmiert. Der Hälfte der Probanden wurde gesagt, dass die Salbe schmerzlindernd sei. Sofort produzierten sie natürliche Endorphine. Bei der anderen Hälfte trat die Produktion dieses schmerzlindernden Hormons nicht auf. Dieses Experiment zeigt wie wichtig es ist, woran wir glauben und nicht zuletzt was ein Therapeut Sie glauben machen kann. Ähnliche Studien über die Beziehung zwischen Therapeut und Patient belegen, dass Zuwendung und Vertrauen eine positive Auswirkung haben, was die Komplexität der Verbindung zwischen Körper und Geist, aber auch Verletzlichkeit, widerspiegelt. Kurz gesagt: Bei der Behandlung von Krankheiten ist es wichtig, ein sicheres Umfeld zu schaffen und insbesondere den Patienten davon zu überzeugen, dass eine positive Einstellung einen echten Unterschied macht.

Darüber hinaus haben einige sehr interessante Gehirn-Scans gezeigt, dass durch Hypnose anästhesierte Patienten weniger Aktivität in dem schmerzverarbeitenden Bereich des Gehirns zeigten. Mit anderen Worten, der Schmerz wurde reduziert. Das anfängliche Schmerz-Signal, das zum Beispiel von der Haut, einem Muskel oder einem Knochen übertragen wurde, bleibt dabei unverändert, was darauf hinweist, dass die analgetische Wirkung in dem Bereich des Gehirns, wo der Schmerz wahrgenommen wird, erzeugt wird.

> „Ich lege mich auf den Zahnarztstuhl hin, um eine Füllung zu bekommen. Ach, ich wollte gar nicht hierhin, und ich habe keine Lust, den Rest des Tages bei der Arbeit mit einem halbbetäubten Kiefer zu verbringen. Ja ich gehe wirklich nicht gerne zum Zahnarzt und ich habe den Besuch so lange herausgeschoben wie nur möglich. Aber jetzt bin ich hier. Meine letzte Erfahrung beim Zahnarzt war vor sechs Monaten und die Erinnerungen daran sind mit einigen Schmerzen verbunden. Jetzt bin ich mit meinem Wunschkind schwanger und ich habe eine Anästhesie während der Behandlung abgelehnt, weil ich meinem Kind nicht schaden will. Die Angst davor war größer als der Wunsch, keine Schmerzen zu haben. Also, statt den Schmerz durch ein Schmerzmittel unter Kontrolle zu bringen, nahm ich ihn sozusagen bei den Hörnern und fing an von 100 abwärts zu zählen und dabei versuchte ich, ruhig in ein Nasenloch einzuatmen und aus dem anderen Nasenloch wieder auszuatmen. Ich teilte den Countdown in Intervallen von 10, und bei 46 angekommen musste ich eine kleine Pause machen, um die Tränen wegzuwischen und mich ein wenig zu sammeln, bevor es weiterging. Natürlich wollte ich, dass der Schmerz verschwindet, aber ich dachte keine Minute daran, Schmerzmittel zu nehmen. Ich wusste, woher die Schmerzen kamen und ich wusste auch, warum ich mich dieser Qual ausgesetzt hatte. Es war, sozusagen, eine bewusste Wahl und das gab mir das Gefühl, dass ich das Ganze etwas kontrollieren konnte. Der Schmerz war kein Feind, sondern bloß ein notwendiger Begleiter für eine kurze Zeit. Jedes Mal am Ende eines Intervalls fühlte ich mich stärker und starker. Ich widmete dem Schmerz immer weniger Aufmerksamkeit und er rückte immer mehr aus meinem Bewusstsein heraus.

In den Augen meines neuen Zahnarztes war ich daher eine Person mit einer „hohen Schmerzschwelle“ und wir entschlossen uns schließlich, auf eine Betäubung zu verzichten. Das einzige Schmerzmittel blieb das laute Herunterzählen und die schon erwähnte Atemübung. Mein Fokus lag dabei auf dem Zählen, und darauf, wie stark ich mich fühlte nach jedem Intervall, weil ich die Schmerzen unter Kontrolle hatte. Nach kurzer Zeit waren die Bohrgeräusche vorbei. Meine Zähne wurde ein wenig poliert und ich konnte zur Arbeit – ohne hängendem Kiefer und ohne mich minderwertig zu fühlen, weil ich als 32-Jährige noch Füllungen brauchte!“

Sofie Ejlersen, MA in Psychologie, Prozessberaterin und Managerin
In der Demenzabteilung, Willow House, Denmark

## Mit dem Geist Schmerzen lindern

Vor über 30 Jahren startete der amerikanische Professor Jon Kabat-Zinn eine Reihe von Experimenten, bei denen Achtsamkeitsmeditation und andere Yoga-Techniken angewendet wurden, um chronische Schmerzen zu behandeln. Achtsamkeit bedeutet, dass wir unseren gegenwärtigen Zustand voll aufnehmen und akzeptieren und es kann ein einfaches Werkzeug sein, unseren Schmerz besser in den Griff zu bekommen.

Sie können auch stattdessen Ihre ganze Aufmerksamkeit auf etwas Anderes lenken – zum Beispiel durch Konzentration – und sich damit von den Schmerzen ablenken. Bei diesen Techniken ist das Konzept des „Flow“ sehr wichtig. Die Theorie des „Flow“ wurde Anfang der 1990er Jahren von dem ungarischen Psychologieprofessor Mihaly Csikszentmihalyi entwickelt. Flow ist ein Zustand der vollkommenen Konzentration und Ausgeglichenheit der zustande kommt, wenn wir uns in einem perfekten Gleichgewicht zwischen unseren Fähigkeiten und der uns gestellten Herausforderung befinden. Die Herausforderung darf daher weder zu leicht noch zu schwer sein. Wenn wir uns in einem perfekten Flow-Zustand befinden, werden unsere „normalen“ Körpersignale heruntergefahren und der Schmerz verschwindet vollständig. Sie haben vielleicht schon den englischen Begriff „in the zone“ gehört. Das ist in etwa so, wie einen Tunnelblick zu haben, aber positiv gemeint.

Nach meiner persönlichen Meinung wirkt körperliche Aktivität wie ein Katalysator für den Flow-Effekt. Geeignete Sportarten sind daher sehr wertvoll für Menschen, die unter Schmerzen leiden. Je mehr Sie in etwas eintauchen in Ihrem täglichen Leben, je besser Sie den Flow-Zustand erreichen, desto besser werden Sie Schmerzen aushalten und auch unter Kontrolle bringen können.

Ich benutze aktiv sowohl Achtsamkeit als auch Flow, vor allem in Verbindung mit Spitzenleistungen, wo der Schmerz ein manchmal unerträgliches Niveau erreicht. Bei langen Tauchgängen sammelt sich Milchsäure in den Beinen in solchen Mengen an, dass ich sie schließlich nicht bewegen kann. Zugleich pumpt das Zwerchfell kräftig auf und ab und jede Zelle in meinem Körper schreit nach Sauerstoff. Manchmal nehme ich den Schmerz an, wie er ist. Manchmal gehe ich in den Schmerz hinein und untersuche ihn. Beides fungiert als eine Art große Aufmerksamkeit, wie bei der Achtsamkeit. Es ist therapeutisch und hat Ähnlichkeit mit dem Annahmeprinzip in ACT, in dem Sinne, dass ich das Aushalten und Akzeptieren von Schmerzen während dem Luftanhalten auch auf andere Teile meines Lebens übertragen kann. In der gleichen Weise können andere von dieser Art von Strategie profitieren, wo eine akzeptierende Haltung zur Symptomlinderung bei Angst, Depressionen, Zwangsstörungen (OCD), posttraumatische Belastungsstörung (PTSD) und chronischen Schmerzen als mentales therapeutisches Werkzeug benutzt werden kann.

Wenn ich einen Zustand erreiche, bei dem ich ausreichend herausgefordert bin, beachte ich den Schmerz nicht mehr, denn ich habe „die andere Seite erreicht" und bin im Flow-Zustand. Meine ganze Aufmerksamkeit und mein Bewusstsein verschmelzen mit der Aktivität, die ich ausführe, und deshalb ist kein Platz mehr, um den Schmerz wahrzunehmen oder darüber nachzudenken. Es ist allerdings nicht immer so einfach, einen Flow-Zustand zu erreichen, denn manchmal tut es einfach zu sehr weh. Meine Versuche, mich zu konzentrieren und meine Gedanken in Schach zu halten scheitern und ich gebe mental auf. Doch wenn Sie Ihren Geist trainieren, wird der intensive Schmerz eine Art mentaler Anker oder Leuchtfeuer, sozusagen ein Signal, dass der Schmerz bald verschwinden wird. Schließlich geht es darum, die richtige Einstellung zu finden. Sobald Sie den „Berg des Schmerzes" erklommen haben, können Sie sich einfach zurücklehnen und die Fahrt nach unten genießen.

Eine dritte Strategie der Schmerzbewältigung in Körper und Geist ist durch innere Bilder. Je mehr es Ihnen gelingt, innere Bilder mit einem kontrollierten Atem zu verbinden, desto größer wird die Wirkung sein.

Wenn Sie sich zum Beispiel vorstellen, dass Ihre Körperfarbe sich von blau zu rot verändert, können Sie im ganzen Körper ein warmes Gefühl erleben. Es ist nicht nur Einbildung, denn Ihr Körper kann tatsächlich wärmer werden. Die großen Muskeln und die Muskeln unter der Haut entspannen, der Blutkreislauf öffnet sich und innere Wärme wird aus dem Körperkern zu den peripheren Teilen des Körpers transportiert.

Natürlich trägt der Blutstrom zugleich Sauerstoff und Nährstoffe zu den entfernten Ecken Ihres Körpers und mehr Abfallprodukte als üblich werden aus dem Blut entfernt. Auf die gleiche Weise beruhigen sich Ihre Nerven. All dies hilft Ihnen, sich frischer, entspannter, glücklicher und positiver zu fühlen. Ihre Schmerzen werden weniger, zum Teil aufgrund der verbesserten Durchblutung, zum Teil, weil dieser entspannte Zustand zu der Freisetzung von schmerzlindernden Endorphine in Ihrem ganzen Körper beiträgt. Schließlich hat tiefe Entspannung auch eine positive Wirkung auf die weißen Blutkörperchen – den kleinen Soldaten in unserem Immunsystem, die dann noch besser Entzündungen bekämpfen können.

Es gibt eine ganze Fülle verschiedener Entspannungsübungen und Übungen, die mit inneren Bildern arbeiten. Sie müssen herausfinden, welche davon für Sie am besten funktionieren. Sie wissen: Wenn Sie ruhig und kontrolliert atmen, werden Sie nicht nur körperlich ruhiger. Sie werden auch eine Brücke schlagen zu Ihrem Unterbewusstsein und Ihrem inneren Gleichgewicht. Mit anderen Worten, wenn Sie richtig atmen, werden Sie schneller einen schmerzfreien Zustand der Entspannung erreichen.

## Chronische Schmerzen im Alltag

Vielen Menschen leiden täglich unter Schmerzen, mal stark, mal weniger stark. Was auch immer die Ursache dieser Schmerzen ist, die Ihnen Energie und Freude rauben. Zum Glück treten Schmerzen oft nur kurzfristig auf, aber in einigen Fällen ist er chronisch. In diesem Fall kann er unseren Alltag dominieren.

Tatsächlich können chronische Schmerzen sich zu einem „natürlichen“ Teil des Lebens entwickeln, der uns wie ein kleiner Quälgeist überall hin folgt. Das wird besonders bei Kindern ein großes Problem werden, denn Kindern fällt es oft schwer, den Schmerz als solchen zu definieren. Sie betrachten ihn nicht als etwas Unnatürliches, sondern als etwas, das sich schwer anfühlt, drückt oder sticht. Der Schmerz hat viele Gesichter und kommt in vielen verschiedenen Formen. Aber um den Schmerzen zu lindern oder zu beseitigen, müssen wir die Ursachen kennen.

Schmerzen können in mehrere Kategorien unterteilt werden, je nach ihrem Ursprung. Bei Muskel- oder Knochenverletzungen nach Sport- oder Arbeitsunfällen werden in der Regel zuerst schmerzlindernde Medikamente gegeben, gefolgt von Ruhe und Rehamaßnahmen. Wenn die Ursache physischer Überlastung ist, verschwinden die Schmerzen in der

Regel von allein, sobald die Verletzung geheilt ist. Unser Atem ist ein klares und leistungsfähiges Werkzeug, das sowohl Entspannung als auch Durchblutung während einer Behandlung oder Rehamaßnahme bringt. Atemübungen können ohne Weiteres in Verbindung mit Behandlungen wie Physiotherapie oder Chiropraktik eingesetzt werden.

Die Zahl der arbeitsbedingten Verletzungen wie der „Mausarm", Verspannungen im Nacken oder Schultern und Rückenverletzungen hat in den letzten Jahren deutlich zugenommen, weshalb wir diesen Bereich wachsam beobachten müssen.

ॐ

Schmerzen, die durch schlechte Körperhaltung oder sich wiederholende Arbeitsschritte verursacht werden, haben einen bedeutenden negativen Einfluss auf unser Wohlbefinden bei der Arbeit und auch zu Hause. Diese Auswirkungen sind auf vielen Ebenen teuer. Dabei sind oft nur einige kleine Änderungen in unseren Gewohnheiten oder unserer Körperhaltung nötig, um sie zu verhindern oder ganz zu vermeiden. Wir Menschen sind nicht dafür konzipiert, sechs bis 12 Stunden am Tag vor einem Computer-Bildschirm zu sitzen, schon gar nicht nach vornübergebeugt. Es ist kein Wunder, dass so viele Menschen unter Kopfschmerzen, Migräne, Nackenverspannungen und Schmerzen in den Schultern, Rücken und Lende leiden. Das bleibt alles nicht aus, wenn der Oberkörper stundenlang ohne Pause Tag für Tag in einer festen Position beengt ist. Oft kommt dazu noch psychischer Stress aufgrund einer hektischen und sich rasch verändernden Arbeitswelt. Diese Kombination macht dann die Sache noch schlimmer.

Sie können solche ergonomisch bedingte Schmerzen lindern, wenn Sie wissen, wie Ihr Atem im Alltag funktioniert, und wenn Sie sich gerade hinsetzen und Ihre Brust aufmachen. Fragen Sie nach einem neueren und besseren Bürostuhl oder einem höhenverstellbaren Schreibtisch, damit Sie im Stehen arbeiten können. Sie können sogar Ihren eigenen Gymnastikball mitbringen und sich daraufsetzen. Ein solcher Gymnastik- oder Sitzball hat viele Vorteile: Sie trainieren damit zum Beispiel Ihre Rückenmuskeln und -nerven. Da ein Sitzball keine Unterstützung für den Rücken bietet werden Sie gezwungen, aufrechter zu sitzen, und dadurch können Sie tiefer und effizienter atmen. Ich finde diese Sitzbälle wirklich gut, und ich verschenke sie oft an meine Familie und meine Freunde. Ich habe sie auch an meine Kollegen bei meiner vorherigen Stelle an der

Universität Aarhus verschenkt. Das sind bei weitem die besten 40 Euro, die Sie als Privatperson oder Arbeitgeber für die Verbesserung der Gesundheit investieren können, und ich hoffe und glaube, dass diese Trainingsbälle sich in der Zukunft weiterverbreiten werden. Diese Spaß-Trainingsbälle sind auch ein ausgezeichnetes Werkzeug für eine Rehamaßnahme und um unsere Kraft, Ausdauer und Flexibilität zu trainieren.

Viele kleinere Schäden und Schmerzen wie der „Mausarm", Sehnenscheidenentzündungen im Unterarm oder schwerere Komplikationen in den Schultern und Lenden können auch beseitigt werden, wenn wir monotone Bewegungen verändern. Auf lange Sicht können sich wiederholende Bewegungen den Körper zermürben. Es ist daher gut, wenn wir mehr Körperbewusstsein entwickeln und auch darüber nachdenken, wie wir Lösungen finden können.

Muskelverspannungen im Nacken und Rücken können leicht behoben werden, wenn wir 10- bis 20-mal tief und ruhig ein- und ausatmen und dabei die Schultern heben und senken. Ein kurzer Spaziergang an der frischen Luft, vorzugsweise mit einigen einfachen Dehnübungen, kann auch Verspannungen und Schmerzen verschwinden lassen. Solche einfachen Dinge können auch Ihren Alltag bereichern. Wir können vieles erreichen, wenn wir unsere Gewohnheiten und unsere Einstellung ändern, und wenn auch unsere Vorgesetzten dazu bereit sind.

## Schmerzen bei schwerer Krankheit

Vorübergehende oder unheilbare Krankheiten werden oft in einem größeren oder geringeren Ausmaß von Schmerzen begleitet. Häuft wird bei starken Schmerzen eine Opioid-Therapie eingesetzt, eine medizinische Behandlung mit zum Beispiel Morphin, Methadon, Ketogan oder Codein. Diese Medikamente sind sicherlich wirksam, aber das Problem liegt in ihren möglichen negativen Nebenwirkungen wie Sucht, Stimmungsschwankungen, Lethargie und Atemwegserkrankungen.

Es gibt jedoch einige Beispiele, bei denen eine Körper-Geist-Therapie sehr effektiv ist, selbst in Fällen von schweren Erkrankungen. Bei einer Gruppe von Patienten mit chronischen Rückenschmerzen zeigte ein 12-Wochen-Yoga-Programm bessere Ergebnisse als 12 Wochen physikalische Therapie oder Unterricht. In ähnlicher Weise helfen verschiedene Atem- und Entspannungstechniken bei Rückenschmerzen. Auch ein 10-Wochen-Programm, das auf Achtsamkeitsmeditation aufgebaut ist, zeigte einen signifikanten lang- und kurzfristigen Abbau von Schmerzen. insgesamt bestätigt dies, dass es sinnvoll ist, verschiedene Körper-Geist-Therapien mit einer traditionellen medizinischen Behandlung zu kombinieren.

Was chronischen Schmerzen anbelangt, hat Achtsamkeit den Vorteil, dass Sie Ihre aktuelle Situation wertungsfrei annehmen. Sie arbeiten sozusagen mit Ihrem Schmerzen zusammen und nicht gegen sie. Wenn Sie gelernt haben, Verantwortung für Ihre eigene Situation anzunehmen, müssen Sie den Schmerz nicht mehr überwinden. Vielmehr wird er Ihr Lehrer, der Sie durch die Beziehung zwischen Ihrem Körper und Ihrem Geist führt.

Vielleicht wollen Sie die Körper-Geist-Therapie auch vor einer medizinischen Behandlung anwenden. Es wird interessant zu sehen, inwieweit Sie den Gebrauch von Schmerzmitteln reduzieren können.

Allerdings gibt es mit den meisten Körper-Geist-Behandlungen das „Problem", oder sagen wir lieber die Herausforderung, dass bei den meisten Methoden erst nach längerer Anwendung eine klare Besserung zu erkennen ist. In der heutigen Zeit wollen viele Menschen schnelle Ergebnisse. Sie wollen zum Beispiel eine magische Pille, um abzunehmen anstatt ihre Ernährung und ihre Bewegungsgewohnheiten zu ändern. Das macht es schwierig für Methoden, für die wir Engagement, Zeit und Energie aufbringen müssen.

Zum Glück merken wir die positive Auswirkung einer kontrollierten und ruhigen Atmung nicht nur langfristig. Auswirkungen wie verlangsamte Atmung, langsameren Puls und niedrigeren Blutdruck merken wir sofort. Atemübungen sind daher immer gut.

## Psychosomatische Schmerzen

Nach ganzheitlicher Philosophie entstehen Schmerzen und Krankheiten durch die Summe unserer geistigen und körperlichen Prozesse. Das heißt, dass wir den Schmerz nicht als isoliertes körperliches oder geistiges Phänomen betrachten dürfen, sondern als Ungleichgewicht im System.

Psychologen helfen Patienten mit chronischen Schmerzen, indem sie mit der Lebenssituation und Geschichte des Patienten anfangen. Die Hypothese ist, dass persönliche Interpretationen, traumatische Ereignisse und Alltagsstress bleibende Spuren im Körper hinterlassen, weil unser Körper seine eigene „Intelligenz" besitzt. Diese Spuren sind die Reaktion zu allem, was Sie durchgemacht haben, ob Sie sich daran erinnern oder nicht. Sie äußern sich als Kopfschmerzen, Muskelverspannungen, spontane oder unbewusste Atempausen, Steifheit oder beeinträchtigte Bewegung und natürlich als vorübergehende oder chronische Schmerzen.

Wenn es uns bewusst wird, wie diese Symptome als Folge unserer persönlichen Gefühle, Einstellungen, Gewohnheiten und Körpermuster entstehen und sich entwickeln, können wir damit arbeiten und schließlich gehen die Schmerzen weg. Genau von diesem Punkt gehe ich aus, wenn ich Kurse über Stressbewältigung und effiziente Atmung gebe. Allerdings geht es bei mir nicht um persönliche Geschichten, sondern um „intelligente" Körpersprache und Körpergewohnheiten. Die Teilnehmer üben sowohl Luftanhalten als auch kraftvolle Atmung, die ich beide als sehr effiziente Werkzeuge für die persönliche Entwicklung erlebt haben. In den „Unterwasser-Meditation"-Kursen halten die Teilnehmer die Luft an und lernen eine Reihe von unterschiedlichen Entspannungs-, Visualisierungs- und Konzentrationstechniken. Dadurch nehmen sie sich selber auf einer ganz neuen Art wahr, die bis hinunter auf die Zellebene dringt. Der Grund ist, dass das Atemanhalten eine gute Grundlage bildet für eine andere und intensive Art und Weise, sich selber zu erleben sowohl körperlich als auch geistig und selig.

Ich bin kein Psychologe und kann Patienten nicht heilen, indem ich einfach mit ihnen spreche. Ich kann auch niemand verändern, der es nicht will. Aber ich kann andere inspirieren, sich selbst zu helfen. Allerdings ist es nicht immer angenehm, geschweige denn leicht und schmerzlos an sich selbst zu arbeiten. Selbsteinsicht erfordert, dass Sie an Ihrer hellen und Ihrer dunklen Seite hart arbeiten. Sie müssen mutig genug sein, auch diese klappernden Skelette anzufassen, die Sie lieber ruhen lassen würden, oder die Sie sogar vergessen haben.

Mir wird oft vorgeworfen, ich würde Menschen unter Druck setzen, sie antreiben. Das ist richtig, aber ich pushe Menschen niemals jenseits der mentalen und physischen Grenzen, die ich für sicher halten. Ich mag aber hart pushen, wenn ich dadurch Menschen zur Selbstentwicklung und zum Öffnen neuer Türen helfe. Ich kann selbst keine Veränderung hervorrufen, ich kann aber die Möglichkeit zur Veränderung bieten. Und ich mache das immer auf die gleiche Art und Weise, ob ich nun mit Bankdirektoren, Eliteschwimmern, Menschen mit Behinderungen oder ganz „normalen" Menschen arbeite. Was die Menschen mit dieser Erfahrung hinterher machen, ist ihnen selbst überlassen. Wir gehen an die Grenzen, denn immer dort im Grenzbereich, finden die größten Veränderungen statt, ob im Yoga, in der Medizin, in der Wirtschaft oder sonst wo im Leben.

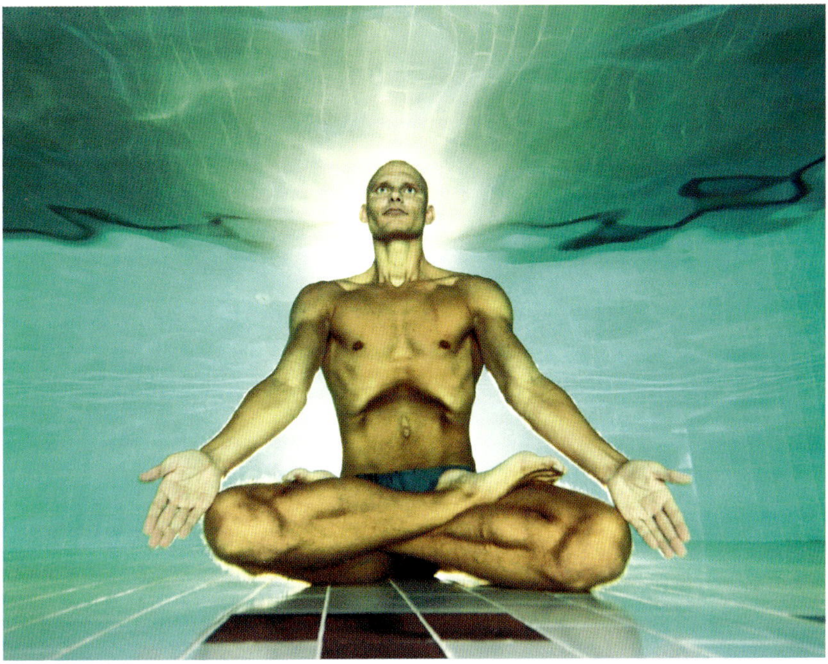

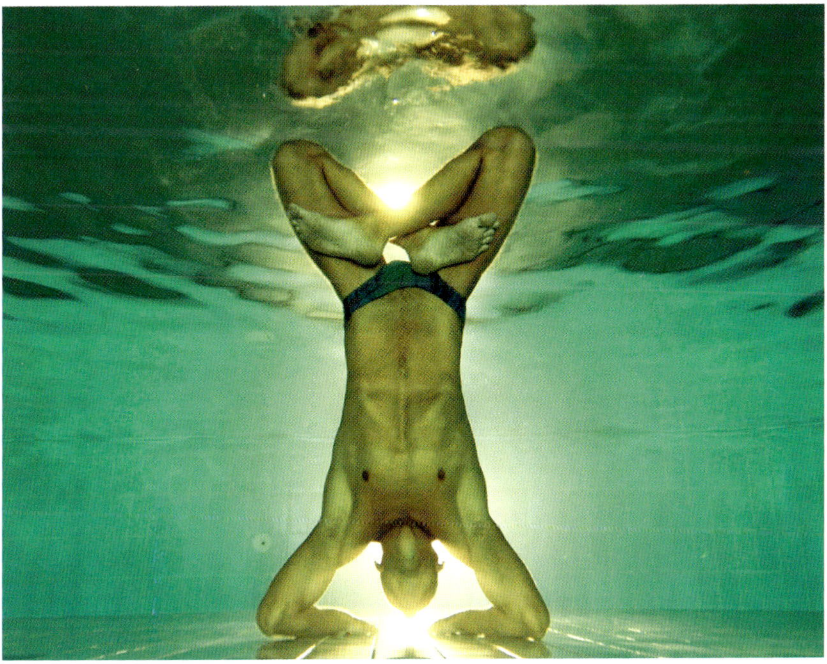

*Unser Bewusstsein ermöglicht es uns, immer dann, wenn wir Lust haben, die Luft lange anzuhalten. Dadurch beruhigen wir unser Nervensystem.*

## Bettlägerige Patienten

Bettlägerige Patienten haben viel Zeit zur Verfügung und das ist ein Privileg, das in vollem Umfang genutzt werden sollte. Natürlich kann es langweilig, sinnlos und geradezu schrecklich erscheinen, wenn Sie ständig im Bett liegen müssen, aber es gibt viele schmerzlindernde Aktivitäten, die für Ablenkung sorgen. Und Sie sollten etwas machen, denn die ganze Zeit bewegungslos zu liegen, ist für den Körper unnatürlich. Er braucht seine tägliche Dosis Bewegung.

In diesem Zusammenhang ist unser Atem ein wundervoller Begleiter, denn Sie können ihn überall und jederzeit trainieren. Wie zuvor beschrieben, helfen Ihnen verschiedene Atemübungen, Ihren Körper in guter Verfassung zu halten und das gesamte System zu reinigen. Sie haben auch immer ein beruhigendes und schmerzlinderndes Mittel zur Hand. Zum Beispiel, Patienten mit Verbrennungen, Krebs oder anderen schweren Krankheiten verwenden oft tiefe und ruhige Atemzüge in Kombination mit Entspannungsübungen. Wenn Sie mit einem gebrochenen Bein, nach einer Operation oder auch bei weniger schwierigen Verletzungen oder Krankheiten im Bett liegen, können immer noch starke Schmerzen auftreten, und es ist gut, wenn Sie sich durch Atemübungen ablenken können.

Sie sollten sich auch durch positive Psychologie inspirieren lassen, zum Beispiel durch Achtsamkeit und Flow. Beides kann eine helle und optimistische Denkweise erzeugen. Sie können den Heilungsprozess durch einen positiven inneren Dialog fördern. Gedanken-Training kann sehr hilfreich für Patienten sein, die unter extremen Schmerzen leider oder stark behindert sind, denn es lindert Schmerzen und verbessert die Beweglichkeit. Der Clou ist, dass das Gehirn nicht unterscheiden kann, ob die Bewegung tatsächlich in der realen Welt stattgefunden hat oder nur im Kopf. Der Effekt ist eine Stärkung der Muskel-Nervenverbindungen und eine Verbesserung des Allgemeinzustands des Körpers.

Durch Achtsamkeitsmeditation lernen Sie zu akzeptieren, dass Sie ans Bett gebunden sind. Ich glaube auch, dass es bettlägerigen Patienten besser geht, wenn sie in einem Flow-Zustand kommen. Dieser Zustand hilft bei schwachen und starken Schmerzen. Der Trick besteht darin, die Aktivitäten und kreativen Beschäftigungen zu finden, in denen sich der Patient oder die Patientin völlig verlieren kann – sei es zeichnen, spielen, Musik hören, puzzlen oder etwas anderes zu tun.

Typisch für den Flow ist ein Gefühl der Zeitlosigkeit, während wir eine Tätigkeit ausführen, die sinnvoll und herausfordernd ist. Dadurch können spielerische Emotionen und Stimmungen auftauchen. Hingabe,

Freude, Spaß, Ekstase, Vertiefung, das Gefühl der Leichtigkeit, volle Präsenz, Selbstvergessenheit, Begeisterung, Eigenkontrolle und Stolz sind einige der wichtigsten Konzepte, die aktiviert werden. Der Flow-Zustand stärkt unsere Identität und unser Selbstwertgefühl, und indem wir unsere Unsicherheit unterdrücken, verschwindet auch der Schmerz. Außerdem haben wir gesehen, wie ein gut ausgebildeter Atem gestärkt werden und unbewusst als mentaler Anker wirken kann, um besondere innere Gefühle zu wecken. Ich glaube auch, dass ein gut geregelter und ruhiger Atem uns hilft, den Flow-Zustand auch bei kreativen Aktivitäten zu erreichen – zunächst durch einen bewussten und kontrollierten Atem, und schließlich durch einen unbewussten Atem.

## Schmerzen älterer Menschen

Mehrere Studien haben gezeigt, dass ältere Menschen genauso gut wie (oder sogar besser als) junge Menschen auf Körper-Geist-Therapie bei Schmerzen ansprechen. Man hat früher nicht daran geglaubt, denn kognitive Therapien wurden im Allgemeinen als zu schwer für ältere Menschen angesehen. Allerdings werden diese Therapien oft bei älteren Menschen nicht angeboten und da viele Ältere keine Belastung sein wollen und nicht um Hilfe bitten, werden sie nur selten angewandt. Das ist schade.

Da ältere Menschen häufig gleichzeitig an einer Reihe von Krankheiten oder Behinderungen leiden, die ständig Schmerzen verursachen, werden ihnen oft schmerzlindernden Medikamenten verabreicht. Jedoch können ältere Menschen Medikamente nur in kleinen Dosen tolerieren, und weil sie oft für den Rest ihres Lebens unter Schmerzen leiden werden, wäre es wünschenswert, eine gute und sichere Alternative zu Schmerzmitteln zu haben. In den nordischen Ländern stirbt fast jeder Fünfte an den Folgen von Medikationsfehlern, und das ist auch ein wichtiges Argument für eine möglichst umfangreiche Reduzierung der täglichen Dosis. Außerdem wächst der Anteil älterer Menschen an der Gesamtbevölkerung ständig, weil wir heute länger leben, und es wäre gut, wenn wir diese Jahre so aktiv und schmerzfrei wie möglich Leben könnten.

Eines der größten Probleme für ältere Menschen ist, dass sie aufgrund ihrer Schmerzen oder eingeschränkter Mobilität oft an der Teilnahme an sozialen Aktivitäten verhindert sind. Sie werden isoliert und das kann zu Depressionen führen. Es ist ein Teufelskreis. Sie fühlen sich bedrückt, dadurch fokussieren sie sich mehr auf ihre Schmerzen, die werden dann schlimmer und so weiter.

Wenn ältere Menschen spüren, dass sie selbst etwas gegen den Schmerz tun können, ist das oft der erste Schritt in die richtige Richtung. Eine positive innere Einstellung, Offenheit und der Austausch mit anderen Menschen führen automatisch zu einem gesünderen und mobileren Körper. Positive Effekte, wie die Stärkung des Immunsystems und mehr Energie, werden folgen. Wenn Sie Ihr Immunsystem stärken, werden Sie nicht nur seltener krank, Sie werden auch den natürlichen Alterungsprozess ein wenig aufhalten und Wunden und Entzündungen werden schneller heilen.

Als Beispiel möchte ich meinen Vater nennen. Mit 74 Jahren leidet er an Hüftschmerzen und Schmerzen des unteren Rückens, obwohl er ansonsten sehr jugendlich, stark und aktiv ist. Jeden Morgen trainiert er 20 bis 30 Minuten lang mit dem schon erwähnten Gymnastikball, den ich ihm vor einigen Jahren schenkte. Sein Trainingsplan besteht aus einer Reihe von Übungen, mit Schwerpunkt auf Dehnung, Entspannung, Ausdauer und Atmung. Wenn er nur ein oder zwei Tage nicht trainiert, wird der Schmerz sofort schlimmer. Also, abgesehen von der Tatsache, dass er gerne fit bleibt, bietet die Schmerzlinderung einen guten Anreiz, dabeizubleiben.

Körper-Geist-Therapie kann vorteilhaft sein in der regelmäßigen Schmerzbehandlung, denn je mehr Sie darüber erfahren, wie Sie Ihre körpereigenen Heilungskräfte aktivieren können, desto weniger Medikamente werden Sie benötigen und Ihre Lebensqualität wird steigen.

Wie bereits erwähnt: Basenbildende Lebensmittel wurden schon bei der Behandlung von Arthritis und Rückenschmerzen verwendet. Wie Sie sich ernähren ist also wichtig. Denn ob Sie alt oder jung sind, die Ernährung hat einen großen Einfluss sowohl auf Ihren Körper als auch auf Ihren Geist. Sie können natürlich so leben, wie Sie wollen. Aber im Grunde ist es kein großes Opfer und kostet wenig Mühe, sich für die „stark leben – alt sterben"-Philosophie zu entscheiden. Wenn Sie gesünder essen wird Ihr Körper optimal funktionieren. Die Belohnung wird sein, dass Sie sich in Ihrem täglichen Leben besser fühlen und damit länger und gesünder leben. Sie sollten zu viele Süßigkeiten und fetthaltige Lebensmittel meiden und mehr Gemüse und basenbildende Lebensmittel essen, regelmäßig Sport treiben, Lächeln, positiv denken und nicht vergessen zu atmen.

„Nach mehreren Monaten mit mehr Stress als normal, fühlte ich etwas wie elektrische Schocks in meinem Bauch wenn alles am Siedepunkt war. Ich war mehrmals im Krankenhaus, um zur Ruhe zu kommen, aber ich wollte eine bessere Lösung als Schmerz- und

Beruhigungsmittel. Ich konsultierte Stig und erklärte ihm die Situation. Gemeinsam entwickelten wir ein Programm mit einfachen Atemübungen, die ich überall durchführen konnte – im Auto, bei der Arbeit und im Bett –, um mich besser entspannen zu können. Ich benutze die Übungen heute noch, wenn ich bei der Arbeit Druck fühle oder wenn ich irgendwo Schmerzen habe. Sie dauern nur ein paar Minuten und sofort fühle ich Entlastung. Wichtiger als alles, war allerdings der Satz: „Sie müssen nur auf Ihren Körper hören. Niemand kennt Ihren Körper besser als Sie selbst." Früher lebte ich mein Leben und mein Körper musste mir folgen. Jetzt höre ich meinen Körper zu in allem was ich mache. Und ich achte viel mehr auf eine gesunde Ernährung und auf Bewegung."

Thomas Dubosc (35)
Filialleiterleiter, Transfer International, Le Havre, France

## Stressabbau während der Schwangerschaft

Die richtige Atmung kann Schmerzen lindern und Ihnen helfen, den Fokus zu verlagern. Wenn Sie Ihre Energie verwenden, um aktiv zu atmen, werden Sie weniger Energie auf Ihre Schmerzen verwenden. Sie verlieren dann an Intensität. Das gehört zum Allgemeinwissen unter Hebammen, die schwangere Frauen anweisen, den Atem als Instrument zu nutzen, um starke Kontraktionen während der Geburt auszuhalten.
Während des Geburtsvorgangs empfindet eine Frau die wohl intensivsten Schmerzen ihres Lebens. Die meisten Erstgebärenden beschreiben die Schmerzen als sehr schwer oder unerträglich. Frauen, die mehrmals Kinder zur Welt gebracht haben, erleben die Schmerzen von Mal zu Mal weniger.
Der Geburtsschmerz ist bei Erstgebärende und Mehrfachgebärende vermutlich gleich intensiv. Aber Frauen, die den Geburtsvorgang schon mal erlebt haben, wissen, was auf sie zukommt, und sie kommen mit der Situation besser zurecht. Die Geburt geht in der Regel dann auch schneller. Dadurch werden oft schwere Schmerzen vermieden, die durch Ermüdung oder andere Komplikationen verursacht werden.
Das ist interessant denn es zeigt, dass Frauen mit der Belastung des Geburtsvorgangs besser zurechtkommen, wenn sie wissen, was auf sie zukommt und welche Werkzeuge sie einsetzen können, um mit den Schmerzen klarzukommen. In diesem Zusammenhang sollten wir der Atmung und der geistigen Haltung mehr Aufmerksamkeit widmen.

Frauen können sowohl eine geistige als auch körperliche Belastung während der Schwangerschaft und der Geburt erleben. Durch richtige Atmung können sie mit diesen Belastungen besser klarkommen, was Mutter und Kind zugutekommt.

Wie bereits erwähnt, wird Stress oft durch Unsicherheit oder gar Angst vor dem Unbekannten verursacht. Bei der psychischen Belastung ist es unbedeutend, ob die „Bedrohung" real ist oder nicht. Diese Spannung wird oft zu unerwünschten physikalischen Veränderungen im Körper führen. Dies wiederum führt zu noch mehr Angst, Lethargie oder Müdigkeit sowie zu verschiedenen Symptomen wie erhöhter Puls, Bluthochdruck, Kopfschmerzen oder Schlafstörungen.

Neben der psychischen Belastung kommt es zu einer echten körperlichen Belastung und zu Schmerzen. Das sind die natürlichen Folgen der vielen Veränderungen im Körper einer schwangeren Frau. Die Situation wird intensiver bei der eigentlichen Geburt, bei der der weibliche Körper extremen Belastungen ausgesetzt wird.

Da das ungeborene Kind den Puls der Mutter spüren kann und in direktem Kontakt mit ihrem Kreislauf steht, ist es natürlich wichtig, gesund zu essen und zu trainieren, damit das Kind die bestmöglichen Entwicklungschancen hat. Zu viel Zucker im mütterlichen Blut ist unerwünscht und eine zu hohe Konzentration kann zu Diabetes während der Schwangerschaft führen, was sich wiederum negativ auf die Entwicklung des Kindes auswirkt. Wenn die Herzfrequenz oder der Blutdruck ständig zu hoch ist, beispielsweise aufgrund von Stress, kann sich das auch negativ auf das ungeborene Kind auswirken. Es klingt eventuell ein wenig unlogisch, aber ein Zustand der Hypertonie kann den Blutfluss in der Plazenta reduzieren, was zu einem niedrigen Geburtsgewicht des Kindes führen kann.

Mehrere klinische Studien haben gezeigt, dass Stress, Nervosität und Angst während Schwangerschaft und Geburt zu den Faktoren gehören, die für Mutter und Kind am schädlichsten sind. Es wurde sogar gezeigt, dass bei Frauen, die in der Schwangerschaft unter sehr viel Stress stehen, ein höheres Risiko für eine postnatale Depression besteht.

Wie im Zusammenhang mit dem Stress-Management erwähnt, wird Stress durch zwei sehr komplexe Systeme reguliert, die einen großen Einfluss auf den Körper haben. Versuche an trächtigen Ratten haben gezeigt, dass Stress sowohl bei der Mutter als auch bei ihrem Nachkommen einen Einfluss auf die Bewältigung von Stress hat.

In der Mutter wirkt sich Stress auf das Cortisol erzeugende System und diese Wirkung wird an die Jungen weitergegeben. Sie werden mit einem System geboren, dass sich ständig verändert und folglich extrem empfindlich gegenüber Stress ist. Diese Studien sind nicht nur interessant, sondern auch beängstigend in dem Sinne, dass die Jungen Stress von der Mutter erben – nicht genetisch, sondern soziophysiologisch. Mit anderen Worten, weibliche Nachkommen werden in Zukunft dazu tendieren, gestresste Nachkommen zur Welt zu bringen.

Worüber wir hier reden ist eine negative Umweltspirale, die sich sehr schnell nach unten dreht, und das teilweise eine Erklärung sein könnte für die dramatische Zunahme an Stress, die wir heut bei Kindern und Jugendlichen beobachten. Wenn Sie als werdende Mutter diese Spirale durchbrechen wollen, können Sie nichts Besseres tun, als bewusst und kontrolliert zu atmen. Denn dadurch werden nicht nur die Stress-System der Mutter abgeschwächt, sondern auch das System, das von dem Kind geerbt wird. Einer der wichtigsten Aufgaben für eine schwangere Frau ist an Entspannung und Stressmanagement zu arbeiten. Hierbei können verschiedene Körper-Geist-Stategien eine nützliche Ergänzung der üblichen Geburtsvorbereitung sein. Trotz des gut dokumentierten Zusammenhangs zwischen mütterlichem Stress und der Entwicklung von Kindern zeigen nur wenige Studien das Potenzial von verschiedenen Formen von Körper-Geist-Therapie für Schwangere und Gebärende. Yoga und Meditation können während der Schwangerschaft und der Geburt äußerst nützlich sein. Beide können auch zu einem höheren Geburtsgewicht und zu einem kürzeren und unkomplizierteren Geburtsvorgang führen.

## Geburtsvorbereitung

Beweglichkeitsübungen für den Oberkörper und ständige Nasenatmung sind wichtig für eine werdende Mutter. Dadurch wird sie gut mit Sauerstoff versorgt, und ihr Körper sowie der Körper ihres Kindes werden dadurch gereinigt. Symptome für schlechte Atmung sind Schwindel, Müdigkeit oder Kopfschmerzen, während gute und kontrollierte Atmung zur Ruhe und zu einem tieferen, gesunden Schlaf führt.

Wenn Sie tiefe und kontrollierte Atmung mit positiven Bildern kombinieren, können Sie Ihr Selbstwertgefühl erhöhen und mehr Freude verspüren. Dadurch erhöhen Sie Ihren Endorphinspiegel und verringern Schwangerschafts- und Geburtsschmerzen. Auch Beckenbodenübungen (zum Beispiel der Wurzelverschuss) sind von wesentlicher Bedeutung bei der Geburtsvorbereitung da sie den Beckenboden stärken. Der Verschluss kann auch nach der Geburt zur Erholung verwendet werden.

Im Laufe der letzten drei Jahrzehnten hat sich die die offizielle Gesundheitspolitik in mehreren skandinavischen Ländern dorthin entwickelt, dass jeder schwangeren Frau das Recht auf effektives Schmerzmanagement zusteht. So gab es eine Zunahme an Lokalanästhetikum, Distickstoffoxid oder Periduralanästhesien, während natürliche Schmerzmittel wie Akupunktur, Bäder, subkutane Wasserinjektionen, Massage, etc. vernachlässigt wurden.

Gleichzeitig wurden Kurse zur traditionellen und natürlichen Schwangerschaft, die in den 1970er und 1980er Jahren sehr weit verbreitet waren, beiseitegeschoben, oft um Kosten einzusparen. Auch Umstrukturierungen und Personalentlassungen in vielen Krankenhäusern haben dazu geführt, dass schwangere Frauen nicht immer die richtigen Informationen erhalten oder praktische Kenntnisse erfahren, die sie während der Schwangerschaft und dem Geburtsvorgang benötigen.

Es ist wichtig, dass eine schwangere Frau Selbstbewusstsein entwickelt in Bezug auf Geburt. So kann sie sich rational und ruhig verhalten und eine akzeptierende und achtsame Einstellung zu Schmerzen entwickeln.

ॐ

Zum Glück entsteht gerade ein größeres Interesse an den alten ganzheitlichen asiatischen Techniken. Ich hoffe, dass es ein Fokus auf die Bedürfnisse von schwangeren Frauen geben wird. Heute können Sie von einer Doula, einer professionellen Schwangerschafts- und Geburtsbegleiterin, betreut werden. Der Begriff „Doula“ kommt aus dem Griechischen und bedeutet „eine Frau, die dient“. Der Trend kommt aus den USA. Seit vielen Jahren können auch Frauen in den skandinavischen Ländern wie Norwegen und Schweden eine Doula beauftragen. In Dänemark wurde im Jahre 2005 mit der Ausbildung von Doulas begonnen.

Jede Doula hat selbst mindestens ein Kind geboren. Sie hilft während der Schwangerschaft und bei der Geburt und kann auch nach der Geburt hilfreich sein. Ein wesentlicher Vorteil einer Doula ist, dass sie sich nicht dem medizinischen Aspekt der Geburt widmet. Dafür sind Hebamme, Arzt und Krankenschwestern zuständig. So kann die Doula sich auf die Begleitung und Betreuung der Gebärenden und vielleicht auch ihrem Partner konzentrieren. Sie bietet emotionale Unterstützung, hilft der Frau, vorteilhafte Körperstellungen einzunehmen, massiert sie oder gibt Anweisungen, einfache Atemübungen durchführen – und sie ist einfach da.

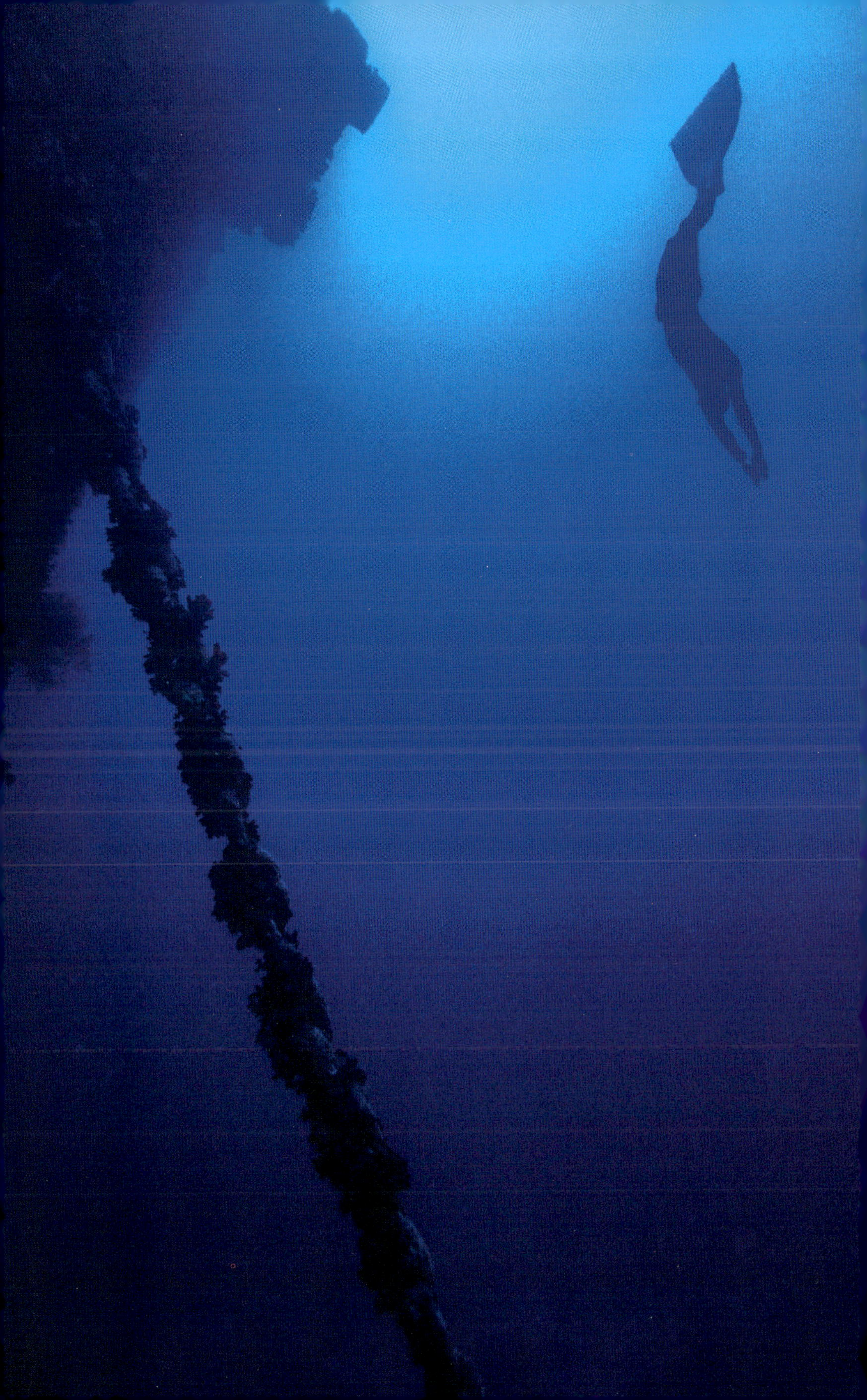

Es ist eine großartige Idee, eine professionelle und kompetente Person zugewiesen zu bekommen, die Ihnen während des gesamten Schwangerschaftsprozesses Sicherheit und Frieden bietet. Es wurde dokumentiert, dass die Anwesenheit einer Doula zu einem kürzeren Geburtsvorgang, wenigen Schmerzen und wenigen Eingriffen bei der Geburt führt, was insgesamt „Doula-Effekt" benannt wird. In konkreten Zahlen: Die Anzahl der Kaiserschnitte hat sich um fast 50 % reduziert, und der Bedarf an schmerzlindernden Medikamenten und Geburtseinleitungen wurden um 30 % bzw. 40 % reduziert.

Es ist keine Überraschung, dass eine gründliche Geburtsvorbereitung zu glücklichen Geburtserfahrungen führt, und es wird klar, wie wichtige eine körperliche und seelische Vorbereitung ist. Da nicht jede Frau die Möglichkeit hat, für private Hilfe zu zahlen, und da nicht jede eine fremde Person während der Geburt dabeihaben möchte, gibt es andere Möglichkeiten. Es wäre genau so wirkungsvoll für eine schwangere Frau, Ihre Bauch- und Zwerchfellmuskeln bei einem Yoga-Kurs zu trainieren, und an einem Entspannungstraining, Geburtsgruppe oder andere Aktivitäten teilzunehmen. Oft ist es eine gute Idee, wenn der Partner ebenfalls an einigen dieser Übungen teilnimmt.

## Während der Geburt

Ob eine schwangere Frau Yoga oder Atemübungen verwendet oder nicht, bei dem Geburtsvorgang wird die Hebamme auf die Atmung der Gebärenden genau achten. In manchen Ländern, in denen eine schmerzlindernde Behandlung nicht ohne weiteres verfügbar ist oder angeboten wird, ist der Atem oft der stärkste Weg zur erfolgreichen und möglichst schmerzarmen Geburt.

Gut regulierte und ruhige Atmung kann das Erlebnis der Geburt friedlicher machen. Sie kann auch das Gefühl verleihen, dass die Gebärende mehr Kontrolle hat, und damit werden Schmerzen deutlich verringert. Die Gebärende wird die Schmerzen während den Wehen als weniger stark erleben, wenn sie weder besorgt noch angespannt ist. Die Wehen werden auch weiter da sein, auch bei guter Atmung, genauso wie meine Zwerchfellkontraktionen bestehen bleiben, wenn ich für fünf bis sechs Minuten die Luft anhalte. Aber sie werden weicher und weniger schmerzhaft sein, wenn man sie beobachtet und akzeptiert und mit der Atmung kontrolliert.

Es ist wichtig, dass die Gebärende durch die Nase atmen. Wie wir zuvor gesehen haben, wird das Blut auf dieser Weise signifikant mit Sauerstoff angereichert. Ob sie die Luft durch die Nase oder den Mund ausatmet ist von geringer Bedeutung. Nasenatmung kann auch von zentraler Bedeutung sein bei Änderungen in dem kindlichen Herzschlag oder wenn eine zusätzliche Sauerstoffmaske benötigt wird.

Mehrere verschiedene Atemtechniken werden während einer Geburt eingesetzt. Eine Methode ist, nach dem Einatmen die Luft für einen Moment anzuhalten, bevor Sie wieder ausatmen. Auf diese Weise vermeiden Sie Hyperventilation, das Blut wird besser mit Sauerstoff angereichert und Ihnen wird nicht schwindelig.

Eine andere Technik wird verwendet, wenn die Frau einen Pressdrang unterdrücken soll, kurz bevor der Kopf des Kindes erscheint. Das kann erforderlich sein, um Mutter und Kind nicht zu verletzen. Die Technik besteht entweder aus „keuchenden" Atemzügen, wo die Frau in kleinen schnellen Intervallen atmet, oder aus einer langsamen und kontrollierten Ausatmung. Beide Arten von Atmung verhindern, dass die Frau mit voller Kraft presst.

Im Gegensatz dazu kann sie viel kraftvoller drücken, wenn ihre Lungen voll sind, weil ihre Lende, Bauch und Zwerchfell einen viel größeren Druck ausüben können, ähnlich wie wenn Sie etwas Schweres heben oder bewegen müssen. Man könnte sagen, dass diese Art von verhaltener Atem, Hook-Atmung, den Körper maximal mit Sauerstoff versorgt, und gleichzeitig Unterstützung und Kraft verleiht.

Bei den Hebammen ist diese Technik als Valsalva-Methode bekannt. Die Gebärende wird angewiesen, einen tiefen Atemzug zu nehmen, wenn die Wehen beginnen und die Luft so lange wie möglich anzuhalten, während sie presst. Dann soll sie ausatmen und schnell wieder einatmen, damit sie erneut pressen kann. Wenn die Wehen schmerzhaft sind, soll sie zwei- bis dreimal pressen. Da dies die effektivste Methode ist, wird sie gerne bei Erstgebärenden eingesetzt, wo die Wehen länger dauern können, was auf verspannte Muskeln im Beckenboden zurückgeführt werden kann. Das Verfahren ist auch hervorragend geeignet für Frauen, die nicht gut pressen können, oder wenn das Kind schnell auf die Welt kommen soll wegen einem schlechten Herzschlag.

Eine etwas andere Methode ist das sogenannte „spontane Pressen" bei der die Frau pressen kann, wenn es sich für sie richtig anfühlt. Mit anderen Worten: sie atmet natürlich und presst dann so lange, wie sie den Drang dazu spürt. Hierbei presst die Frau oft kürzer und häufiger. Die Methode kann von Vorteil sein, weil die Gebärende für einen kürzeren Zeitraum ihren Atem anhält, wodurch die Herztöne des Kindes weniger beeinflusst werden. Einige Frauen finden diese Methode bequemer, aber sie ist leider nicht so effektiv und sie wird fast ausschließlich von erfahrenen Müttern verwendet, bei denen die Geburt einfacher und schneller ist.

Wenn wir alle Vorteile bedenken ist es klar, dass der Atem während der Schwangerschaft und bei der Geburt ein eindeutiges und leistungsfähiges Werkzeug ist, um eine gesunde Entwicklung des ungeborenen Kindes zu gewährleisten.

In diesem Kontext spielt der Atem heute eine zentrale Rolle. Doch ihr enormes Potenzial sollte weiter erforscht und in einem größeren Ausmaß in der Zukunft genutzt werden. Unsere Atmung ist nicht nur kostenlos, einfach und für jedermann zugänglich; sie bietet auch die besten Chancen für eine erfolgreiche Geburt mit wenigen, oder in einigen Fällen keinen Schmerzmitteln. Das sind gute Nachrichten für zukünftige Mütter, die so natürlich wie möglich gebären wollen.

Wenn es möglich ist, einer Frau während dem Geburtsvorgang keine Schmerzmittel zu geben, wird das Risiko für Mutter und Kind verringert. Die schwangere Frau kann sich frei und natürlich bewegen, und zugleich gewinnt sie einen enormen persönlichen Sieg. Dieses Gefühl kann zu mehr Selbstvertrauen und mehr Energie führen, sodass sie mit ihrer neuen Rolle als Mutter besser klarkommt.

Atem- und Entspannungsübungen im Wasser sollten auch häufiger eingesetzt werden. In diesem wunderbaren Element kann die schwangere Frau aufgrund der Schwerelosigkeit leichter und tiefer entspannen als auf dem Land. Im Wasser ist es auch einfacher, eine bequeme Ruheposition zu finden, die beruhigend und lindernd wirken kann. In der Tat sollten den „magischen" Eigenschaften von Wasser viel mehr Aufmerksamkeit gewidmet werden für jede Art von Entspannung, Stressabbau und Schmerzlinderung.

ॐ

# Übungen

Wenn Sie Schmerzen haben, können die folgenden Übungen eine beruhigende Wirkung haben. Sie helfen zum Beispiel bei Kopf- oder Muskelschmerzen oder wenn Sie eine ernste Krankheit haben. Denken Sie daran, nach innen (und wenn möglich auch nach außen) zu lächeln, und lachen Sie so oft Sie können – auch über Ihre Schmerzen!

Atmen Sie durch die Nase ein und atmen Sie durch die Nase oder durch den Mund aus, was Ihnen lieber ist.

Es kann sein, dass Sie beim ersten Mal keine Besserung spüren. Aber geben Sie bitte nicht auf. Versuchen Sie es einfach wieder an einem anderen Tag. Je mehr Sie üben, desto mehr werden Sie die Verbindung zwischen Körper und Seele festigen.

1) Atmen Sie sanft aus und konzentrieren Sie sich dabei auf die wunde oder schmerzhafte Stelle während Sie (oder jemand anders) die betroffene Stelle berühren. So erreichen Sie einen optimalen Bewusstseinszustand und können die Stelle (zum Beispiel verkrampfte Muskeln im Nacken oder in den Schultern) lockern. Wenn Sie den Bereich bewusst „loslassen“ durch Nervenimpulse von Ihrem Gehirn, entspannen sich Ihre Muskeln. Sie fühlen förmlich wie die Muskeln „loslassen“. Das ist wie, wenn Sie lange gelaufen sind und Ihre Unterschenkel spannen (Stretching).

2) Atmen Sie sanft aus und konzentrieren Sie sich auf Ihren Atem. Pressen Sie Ihre Lippen zusammen oder halten Sie mit der Zunge die Luft zurück, um beim Ausatmen ein „pseeeee“ zu erzeugen. Jetzt visualisieren Sie die schmerzhafte Körperstelle und stellen sich vor, dass der Schmerz bei jedem Ausatmen weniger wird. Spüren Sie, wie die Wärme sich ausbreitet in genau den Bereich, auf den Sie sich konzentrieren. Diese Übung kann 5 bis 10 Minuten dauern.

3) Versuchen Sie energisch mit 10 bis 20 Atemzügen zu hyperventilieren. Dieses Atemmuster tritt oft spontan in den Wehen auf und bei Menschen, die plötzlich auftretende Schmerzen erleben. Erzeugen Sie einen hörbaren Ton und konzentrieren Sie sich ausschließlich auf Ihren Atemmechanismus. Intensive Hyperventilation wird zu vielen vorübergehenden Veränderungen in Ihrem Körper führen; Ihr Blutdruck steigt, Ihr Herz arbeitet schneller, der Säuregehalt Ihres Blutes verändert sich

und Sie werden eine Menge Adrenalin freisetzen, das Sie „für den Kampf vorbereitet". Mit diesen ganzen Ablenkungen bleibt Ihnen nichts anders übrig, als sich auf etwas anders als Ihre Schmerzen zu konzentrieren. Das spielt jetzt nur eine Nebenrolle verglichen mit den vielen anderen Änderungen, die in Ihrem Körper auftreten.

4) Machen Sie 10-mal die „Hook-Atmung" indem Sie voll einatmen und anschließend Ihre Brust und Ihr Zwerchfell nach unten drücken. Sie haben wahrscheinlich schon spontan Hook-Atmung gemacht, wenn Sie etwas Schweres heben mussten. Gebärende Frauen machen sie auch während den Wehen. Durch diese Art zu atmen, schaffen Sie eine höhere Sauerstoffspannung in der Lunge und das führt zu einer höheren Sauerstoffkonzentration im Blut. Neben der vorübergehenden Veränderung von Sauerstoffspannung und Blutdruck, stimuliert Hook-Atmung Ihre Nerven, sodass Sie hinterher entspannt sind.

5) Machen Sie einen Waldspaziergang. Finden Sie einen leeren Strand, oder legen Sie sich unter Ihre Bettdecke. Schreien Sie so laut Sie können. Schreien Sie 5- bis 10-mal. Damit lösen Sie körperliche und physische Spannung, Frust und Schmerzen. Sie befreien sich und stimulieren Ihre Lunge, Zwerchfell und den Rest des Nervensystems. Es entsteht ein beruhigendes und erfrischendes Gefühl im ganzen Körper. Die Übung ist hervorragend geeignet, wenn Sie unter Stress leiden.

6) Atmen Sie ruhig. Wenn Sie wollen, können sie *Siegreiche Atmung* machen. Machen Sie Ihre Ausatmungsphase zweimal so lang wie Ihre Einatmungsphase, wie in den einfachen Pranayama-Übungen. Diese Übung wird eine kräftige Auswirkung auf Ihren Vagusnerv haben und damit auf den gesamten beruhigenden Teil Ihres Nervensystems. Stellen Sie sich vor, dass Sie in den Schmerz hineingehen, ihn betrachten und akzeptieren. Mit der Zeit werden Sie so erpicht darauf sein, Ihren Schmerz zu „untersuchen", dass er völlig verschwindet.

7) Machen Sie *Siegreiche Atmung* und atmen Sie dabei ganz ruhig. Lassen Sie sich beim Ausatmen so viel Zeit wie möglich. Atmen Sie durch den Mund aus und erzeugen Sie dabei ein tiefes und weiches „hmmmmmmmm"-Geräusch. Wenn Sie wollen, können Sie auch ein scharfes und hohes „heeeeeee"-Geräusch machen. Das Geräusch sollte so glatt und melodisch wie möglich sein. Dies ist eine Pranayama-Übung und sie heißt Bhramari. In Sanskrit bedeutet Bhramara „Hummel", und Sie sollten versuchen, das Geräusch der Hummel zu imitieren. Die Übung

bringt eine Menge Schwingungen in Ihren Körper und belebt Ihre Körperzellen durch eine Art Mikromassage. Abgesehen von der reinigenden Funktion Ihrer Zellen und Nervensystem ist Bhramari auch eine kraftvolle Entspannungs- und Konzentrationsübung, die gut gegen Schlaflosigkeit wirkt. Wenn Sie wollen, können Sie bei dieser Übung auch das heilige Mantra Om (ausgesprochen „AAAAUUUMMMMMM“) verwenden. Bei diesem Mantra werden Sie mit Sicherheit vitalisierende Schwingungen im ganzen Körper fühlen, in Ihrer Brust und dann in Hals, Kiefer und Kopf. Neben der Versorgung der Lunge mit Sauerstoff und der entsprechenden Anti-Stress-Wirkung, wird die Übung Sie mental darauf vorbereiten, Ihren Schmerz zu akzeptieren und zu bewältigen.

8) Machen Sie die „Paradies“-Übung und setzten Sie dabei all Ihre Sinne ein, um Ihre Umgebung so intensiv wie möglich wahrzunehmen. Sie können die Übung ausweiten indem Sie sich selbst beobachten, während Sie sich in Ihrem eigenen Paradies bewegen, leicht wie ein Feder und ohne Spannung oder Schmerzen. Achten Sie darauf, dass Ihre Atmung genauso glatt und mühelos ist wie Ihr schwereloser Gang. Mit der Zeit wird es Ihnen gelingen, den Schmerz verarbeitenden Bereich Ihres Gehirns unempfindlicher zu machen und Sie werden weniger Schmerz empfinden.

# Anhang

# Lebensrettende Erste Hilfe

# Herz-Lungen-Wiederbelebung (HLW)

## Lebensrettende Atmung

Wenn wir einatmen, ziehen wir Luft in unsere Lunge. Kurz danach pumpt das Herz Sauerstoff in jede Zelle unseres Körpers. Unser Gehirn ist das Organ, das am meisten Sauerstoff benötigt. Während Sie sitzen und diese Zeilen lesen, wird 20 % des Sauerstoffs in Ihrem Körper von Ihrem Gehirn gebraucht. Und das, obwohl das Gehirn nur 2 % unseres Körpergewichts ausmacht. Das Gehirn ist nicht nur der größte Sauerstoffkonsument – es ist auch das Körperteil, der am empfindlichsten auf Unterschiede in der Sauerstoffmenge des Körpers reagiert. Wenn Sie aus irgendeinem Grund an Sauerstoffmangel leiden, wird Ihr Gehirn als erster einen Schaden tragen.

Nun stellen Sie sich das folgende Szenario vor: Es war ein schöner aber anstrengender Tag, und nach der Arbeit gehen Sie zum Supermarkt, um Lebensmittel einzukaufen. Plötzlich fällt die ältere Dame vor Ihnen in der Kassenschlange zu Boden. Was machen Sie? Auch wenn es Ihnen unangenehm ist, stellen Sie sich vor, das wäre Ihre beste Freundin oder ein Familienmitglied. Ja, es könnten sogar Sie selbst sein. In den Vereinigten Staaten gibt es ca. 164.000 Fälle von Herzstillständen jährlich. Nur 27,4 % der Opfer werden von Passanten mittels HLW behandelt. Die Überlebensrate bei einem Herzstillstand (außerhalb vom Krankenhaus) beträgt ungefähr 5 %. Das ist zu wenig. Viele Opfer überleben nicht, weil sie nicht rechtzeitig oder nicht richtig HLW bekommen. Das ist sehr traurig, denn lebensrettende Maßnahmen durchzuführen, ist nicht besonders schwer und sie können die Überlebenschance verdoppeln.

Ich frage mich immer, warum HLW nicht ein Pflichtfach in der Schule ist. Auch verstehe ich nicht, warum nicht mehr Menschen an einem Abend oder an einem Wochenende an einem HLW-Kurs teilnehmen. Denn wir brauchen erstaunlich wenig, um andere Menschen zu retten. HLW ist nicht hochkompliziert.

Im Laufe der Jahre habe ich an einigen Tauch- und Rettungsschwimmerkursen teilgenommen bei denen HLW unterrichtet wurde. Ich habe auch im Internet recherchiert, an Kursen an der dänischen Emergency Management Agency teilgenommen und in Schweden einen Kurs über die neuesten Richtlinien belegt. Außerdem habe ich mit Ärzten und Rettungsschwimmern gesprochen, die sich auf dem Gebiet sehr gut auskannten.

Einen solchen Kurs zu bestehen, ist einfach und die Kurse sind nicht teuer. HLW-Kurse werden überall angeboten. In der Regel helfen Sie Ihnen, Notfallsituation gut zu bewältigen. Es ist schön zu wissen, dass Sie einen Unterschied machen können. Beachten Sie aber, dass Sie sich niemals selbst in Gefahr bringen sollten, zum Beispiel indem Sie vor ein fahrendes Auto laufen, kopfüber in flaches Wasser springen oder bei starkem Wellengang oder Strömungen schwimmen.

## Tun Sie etwas!

Ich habe schon einige Situation erlebt, wo Menschen entweder zu ertrinken drohten oder durch einen schweren Autounfall verletzt waren und ich war froh, dass ich in Kursen so viel gelernt hatte. Dadurch konnte ich auf „Autopilot" schalten und schnell, effektiv und ohne zu zögern helfen. Denn das Wichtigste bei HLW ist, dass Sie etwas unternehmen.

„Etwas weniger Konversation – etwas mehr Aktion, bitte."

ELVIS PRESLEY

Es folgt eine Zusammenfassung der neuesten HLW-Richtlinien zusammen mit einigen persönlichen Vorschlägen von mir. Das ist alles kein Ersatz für einen HLW-Kurs, denn es fehlen einige Details. Außerdem kann Lesen allein nie praktische Übung ersetzen, zum Beispiel Herzmassage und Mund-zu-Mund-Beatmung. Aber die wichtigsten Punkte werden in einer einfachen und deutlichen Form präsentiert. Und glauben Sie mir: Diese Maßnahmen können Leben retten. Es geht darum, Wichtiges zu tun!

# Gute Erste-Hilfe-Ratschläge

## Bewusstsein prüfen und Rettungskräfte rufen

Der erste Schritt bei der Rettung von verunglückten Personen ist festzustellen, ob sie bei Bewusstsein sind. Dafür sprechen Sie die Person mit normaler Stimme an. Sagen Sie zum Beispiel, „Hallo, sind Sie wach?“, „Hallo, alles in Ordnung bei Ihnen?“ oder „Hallo, geht es Ihnen gut?“ Bleiben Sie ruhig und schreien Sie die Person keinesfalls an, da dies im schlimmsten Fall zu einem Schock führen kann. Sie können auch versuchen, die Person zu wecken, indem Sie sanft ihre Schulter rütteln.
Wenn die Person nicht reagiert, holen Sie sofort Hilfe. Bitten Sie jemand anderen, den Rettungsdienst (911 oder 112, je nachdem, wo Sie sich befinden) anzurufen. Wenn niemand anderer da ist, benutzen Sie Ihr Mobiltelefon und lassen Sie den Lautsprecher an. Dann haben Sie die Hände frei und können sofort mit lebensrettenden Maßnahmen beginnen.

## Machen Sie die Atemwege frei

Legen Sie die Person auf den Rücken, kippen Sie den Kopf leicht nach hinten und heben Sie das Kinn an, damit die Atemwege frei sind. Dies ist sehr wichtig, da viele Menschen an ihrem eigenen Erbrochenen, Blut oder an der eigenen Zunge ersticken. Entfernen Sie Erbrochenes oder anderes Fremdmaterial aus dem Mund. Falls die Person nicht atmet, beginnen Sie mit Wiederbelebungsmaßnahmen.

## Beginnen Sie mit der Wiederbelegung (30:2)

Legen Sie Ihre Hände mit der Handfläche nach unten aufeinander mitten auf die Brust der wiederzubelebenden Person. Lassen Sie dabei die Arme gerade. Ihre Schultern sind direkt über Ihren Händen. Benutzen Sie Ihr Körpergewicht, um die Brust der Person kräftig nach unten (ungefähr 4 bis 5 cm) zu drücken. Drücken Sie 30-mal schnell, fast zweimal pro

Sekunde oder 100-mal pro Minute. Auf 30 solchen Kompressionen folgen zwei Atemspenden, die jeweils zwei Sekunden dauern. Hierfür können Sie entweder in die Nase oder in den Mund des Patienten hineinatmen. Dabei halten Sie immer die andere der beiden Körperöffnungen geschlossen, damit die Luft direkt in die Lunge gelangt. Pusten Sie nicht zu stark. Die Person könnte sich sonst übergeben. Aber pusten sie stark genug, dass sich die Brust der Person erhebt. Falls mehrere Helfer anwesend sind, wechseln Sie sich ab, sodass eine oder mehrere Personen auf die Kompressionen und andere auf die Atemspenden achten.

Dieses Muster (HLW mit 30 Kompressionen gefolgt von zwei Atemspenden, also ein Rhythmus von 30:2) bietet die beste Blutzirkulation und die beste Verteilung von Sauerstoff an die ohnmächtige Person. Dieser Technik wird zwar Herz-Lungen-Wiederbelebung (HLW) benannt, aber in erster Linie versuchen Sie damit, das Gehirn zu retten. Und genau das passiert, wenn Sie das Herz drücken und Luft in die Lunge des Patienten blasen. Sie atmen einfach für die bewusstlose Person. Denken Sie daran, dass wir nur etwa ein Viertel des Sauerstoffs aufnehmen, den wir einatmen. Daher ist die Luft, die Sie in den Patienten hineinpusten zwar „gebraucht", aber sie enthält genug Sauerstoff, um das Blut für eine kurze Zeit mit Sauerstoff zu versorgen.

Machen Sie solange HLW bis die Person anfängt, selbständig zu atmen, der Krankenwagen kommt und die Mediziner die Behandlung übernehmen, oder bis Sie nicht mehr können.

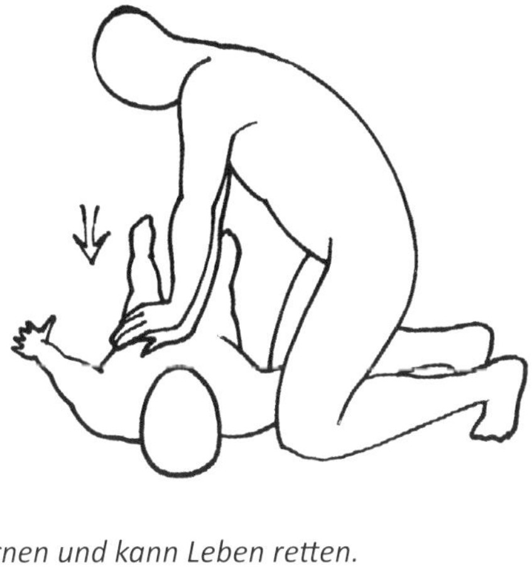

*HLW ist leicht zu lernen und kann Leben retten.*

## Psychologische Erste Hilfe

Wie schon erwähnt, es ist wichtig, dass Sie nicht schreien oder in Panik geraten. Auch wenn die Person nicht reagiert, kann es sein, dass sie Sie hört, denn das Gehör bleibt lange aktiv, auch wenn die anderen Sinne nicht mehr reagieren. Dies gilt auch für Menschen, die im Koma liegen. Es ist wichtig, dass Sie immer mit einer deutlichen und beruhigenden Stimme reden. Dies gilt auch, wenn Sie mit dem Rettungsdienst telefonieren oder mit anderen anwesenden Personen sprechen. Alle, die an der Rettungsaktion beteiligt sind, oder die in der Nähe des Patienten stehen, sollten ruhig sprechen und ausschließlich positive Bemerkungen machen.

Einmal hielt ich ein junges Mädchen im Arm, das von einem Taxi angefahren wurde und sehr schwer verletzt war. Ich sprach beruhigend auf sie ein, während wir auf den Krankenwagen warteten. Ein Passant fing an zu schreien und sagte, das Mädchen würde sterben, wenn der Krankenwagen nicht bald käme. Ein solches Verhalten macht alles viel schlimmer. Bleiben Sie ruhig, oder – wenn Sie nicht helfen wollen – entfernen Sie sich.

Benutzen Sie positive Wörter und seien Sie zuversichtlich. Beispiele sind „Ich bleibe bei Ihnen“, „Hilfe ist unterwegs“, „Es ist okay“ und so weiter. Sagen Sie nicht „Sie werden nicht sterben“, „Es ist nicht so schlimm“ oder „Es besteht kein Grund zur Panik“, denn die Person wird automatisch in erster Linie „sterben“, „schlimm“ oder „Panik“ hören.

Wenn die Person atmet, bringen Sie sie in die stabile Seitenlage.

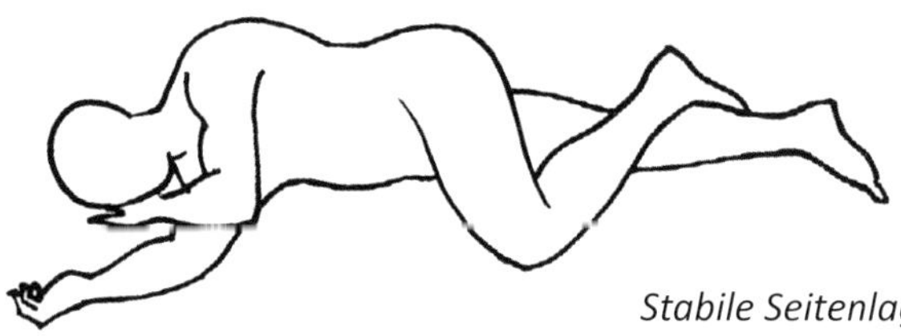

*Stabile Seitenlage*

*Drehen Sie die Person vorsichtig auf die rechte Seite. Hüfte und Knie des oben liegenden Beines sind rechtwinklig. Die linke Hand liegt unter der rechten Wange.*

### Ihre beruhigende Atmung

Benutzen Sie Ihre Atmung um Frieden, Klarheit und mentale Ressourcen zu schaffen. Atmen Sie während der ganzen Prozedur tief und langsam und versuchen Sie wo möglich Ihren Körper zu entspannen, sodass Sie keine unnötigen Muskeln anspannen. Sie werden dadurch effektiver arbeiten und können auch länger dranbleiben. Einen Menschen wiederzubeleben kann sehr anstrengend und ermüdend sein, zum Beispiel, wenn Sie 5–10 Minuten ohne Pause arbeiten. Das werden Sie selbst sehen, wenn Sie Ihren nächsten HLW-Kurs machen.

ॐ

# Ihr persönliches Trainingsprogramm

Es ist Ihnen sicherlich während der Lektüre dieses Buches aufgefallen: Ich bin der Meinung, dass Sie etwas unternehmen sollten, wenn Sie gesund bleiben oder wieder gesundwerden wollen. Alles wird einfacher, wenn Sie positiv, freudvoll und neugierig sind. Hier sind einige Ideen, wie Sie Ihr eigenes Trainingsprogramm entwickeln können. Sie können die Übungen machen, wann und wo immer Sie wollen.

Wie viel Zeit Sie investieren bleibt Ihnen selbst überlassen. Am Anfang reichen 10 bis 20 Minuten täglich völlig aus. Wenn Sie total begeistert sind und schnell die vielen positiven Veränderungen spüren, können Sie Ihr Programm auf 30 bis 40 Minuten oder sogar eine ganze Stunde ausweiten. Dadurch haben Sie ein sehr entspanntes und ganz belebendes Training.

Ich gebe Ihnen jetzt einige Vorschläge, wie Sie die Übungen dieses Buchs in vier Grundphasen kombinieren können. Ob Sie das so machen, bleibt Ihnen aber überlassen. Sie können es auch ganz anders machen. Sie können bei den Übungen hin und her springen, ganz wie Sie möchten. Und Sie können andere Übungen mit in Ihr Programm aufnehmen.

Ihr Trainingsprogramm besteht aus einigen Seiten, die in vier Phasen unterteilt sind, sodass Sie Ihre Lieblingsübungen eintragen können. So haben Sie Ihr persönliches Trainingsprogramm und Sie haben es immer parat. Benutzen Sie dafür einen Bleistift, dann können Sie neue Trainingsprogramme eintragen, wenn Sie neue Ideen haben.

### Phase 1: Mentale und körperliche Aufwärmphase

Es kann sein, dass Sie einen langen Arbeitstag hinter sich haben, bevor Sie mit den Übungen beginnen. Wenn das der Fall ist, dann legen Sie sich zuerst in der entspannten Position hin und atmen Sie für einige Minuten ruhig ein und aus (Seite 59). So werden Ihre Gedanken und Ihr Körper zur Ruhe kommen und Sie markieren den Übergang zu Ihrem beruhigenden und belebenden Trainingsprogramm. Wenn zu viele Gedanken in Ihrem Kopf kreisen, machen Sie Konzentrations- oder Vorstellungs-Übungen, zum Beispiel: *Schwerkraft, Klangbild, Blauroter Körper,*

*Ekstatische Freude* oder *Das Paradies* (Seiten 52–54). Damit lenken Sie Ihren Geist in eine positive Richtung und es wird für Sie einfacher, die negativen Gedanken des vergangenen Tages zu vergessen.

Wenn Sie die Übungen ausgeruht am Morgen machen oder wenn Sie richtig gut gelaunt sind, sodass Sie direkt loslegen wollen, dann fangen Sie einfach an. Wärmen Sie Ihren Körper und Ihre Lungen mit einer oder mehreren der folgenden Übungen auf.

*Brust und Schulter-Stretch* (Seite 181)
*Albatros* (Seite 182)
*Himmel-Stretch* (Seite 183)
*Stoffpuppe* (Seite 183)
*Katze* (Seite 239)
*Mit dem Schwanz wedeln* (Seite 239)
*Rechter Winkel* (Seite 240)
*Der Pflug* (Seite 240)
*Kinderhaltung* (Seite 241)
*Maximale Ausatmung* (Seite 242)

## Phase 2: Atemübungen

Wählen Sie eine oder mehrere der folgenden Übungen aus, um Ihre Atmung zu trainieren:

1) Allgemeine Atemübungen: *Neutrale Atmung, Aufmerksamkeit, Rhythmus und Puls, Ihr natürlicher Rhythmus* (Seiten 75–77).
2) Yoga Atmung: *Yoga Atmung, Yoga Atmung mit Bauchspannung,* das Zwerchfell trainieren (Seiten 107–111).
3) Beruhigendes Pranayama – eventuell in Verbindung mit Luftanhalten: Siegreicher Atmung, Wechselatmung (Seiten 149–150).

Fangen Sie bei den Atemübungen mit einem Verhältnis von 1:1 zwischen dem Ein- und Ausatmen an.

Anschließend atmen Sie zweimal so lange aus, wie Sie eingeatmet haben (1:2).

Nach einer Weile nehmen Sie noch das Luftanhalten dazu – sowohl mit leeren als auch mit gefüllten Lungen. Atmen Sie ein, halten Sie die Luft an, atmen Sie aus, halten Sie an – im Verhältnis 1:1:1:1. Nach einigen Wochen oder Monaten können Sie dieses Verhältnis ändern oder Sie halten die Luft nur mit gefüllten Lungen an, wie bei der klassischen

Wechselatmung, mit einem Verhältnis von 1:4:2 (Siehe hierzu das Pranayama Bild auf Seite 151).

Es ist ganz wichtig, dass Sie beim Atmen und Luftanhalten nicht übertreiben, Sie sollten nicht nach Luft schnappen müssen.

1) Power-Training der Atemmuskeln (Pranayama aktivieren): *Gehirnreinigung (Seite 152), Blasebalg-Atmung (Seite 153), Natürliche Brust-Presse (Tarzan, Seite 184), Künstliche Brust-Presse (Schlange Seite 184).*
2) Setzen Sie die drei Körperverschlüsse während des Trainings ein: *Wurzelverschluss, Abdominalverschluss, Halsverschluss* (Seite 242–243) Zusammen bilden Sie den großen Verschluss (*Maha Bandha*, Seite 243).

## Phase 3: Meditation und Entspannung

Die beste Körperhaltung für Meditation ist eine Yogastellung, die Ihren Rücken gerade lässt (Seiten 146–147). Sie sollten aber auf jeden Fall eine Haltung wählen, bei der Sie sich wohlfühlen. Es gibt viele Arten der Meditation. Wir konzentrieren uns hier auf zwei Typen: Meditation, bei der Sie sich auf eine bestimmte Sache konzentrieren, zum Beispiel, Ihren Puls, Ihre Atemgeräusche, einen Gedanken oder ein Objekt; und Meditation bei der Sie Ihre Umgebung passiv wahrnehmen und registrieren, also eine Art Achtsamkeits-Meditation.

Wenn Sie zu Ende meditiert haben und Ihre Gedanken zum Training zurückkehren, legen Sie sich entspannt auf den Rücken in der *Entspannten Position*. Schließen Sie Ihre Augen und machen Sie eine kurze Visualisierungs- oder Konzentrationsübung, bei der Sie sich vollkommen auf Ihre Entspannung konzentrieren, zum Beispiel – *Spüren Sie Ihr Herz* oder *Schönes Selbstbild* (Seiten 73-74). Lassen Sie sich Zeit, wenn Sie „zurückkehren" – bewegen Sie Ihre Finger und Zehen hin und her und öffnen Sie Ihre Augen langsam.

## Phase 4: Gebet

Schließen Sie Ihr Training mit einem kurzen Gebet. Vielleicht falten Sie hierfür Ihre Hände vor Ihrer Brust. Sie können auch anschließend drei Mal lang Om (AAAUUUMMMMM) sagen.

# Index

ॐ